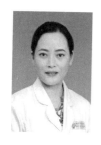

金静，副主任医师，医学硕士。现就职于四川省人民医院老年心内科，四川省老年医学会心血管专委会委员，四川省康复医学会心血管病专委会委员，电子科技大学临床医学院双聘教师、副教授，承担《舒缓医学》课程讲授。从事老年疾病及心血管疾病临床诊治工作20年，曾赴德国明斯特大学附属医院访问学习。擅长老年心血管疾病及常见老年内科疾病的诊治。主持及参研多项省厅级科研课题，发表论文30余篇。2010年获四川省科技进步二等奖，2016年被评为四川省卫生计生委老年医学学术技术带头人后备人选。

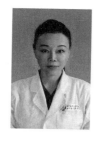

王文艳，主任医师。电子科技大学硕士研究生导师，美国犹他大学心衰访问学者，中国医师协会精准医疗与罕见病学组委员，中国老年医学会心电与心功能学会委员，中国抗癌协会肿瘤心脏病学组委员，四川省老年重症委员会常委，四川省罕见病专委会心血管病专委会委员，四川省中西医结合心衰学组委员。2005年毕业于浙江大学，获得博士学位。擅长急慢性心力衰竭、各种原发性和获得性心肌病、心脏瓣膜病、心律失常、原发性及继发性高血压、肺动脉高压、心肌淀粉样变性等心脏疾病的诊断和治疗，从事晚期心衰心脏移植及机械循环支持治疗。2013年前往美国犹他大学心脏中心访问，主要研修进展期心力衰竭项目，承担国家级、省级以及国际合作多项科研课题，包括临床GCP项目和科技厅港澳台科技项目，电子科大医工结合项目，国家心脏代谢基金科研项目。在国内外发表论文30多篇。曾获四川省医学科技进步二等奖。

舒缓医学现状与临床实践

主编　金　静　王文艳

中国纺织出版社有限公司

图书在版编目（CIP）数据

舒缓医学现状与临床实践 / 金静，王文艳主编 .--
北京 : 中国纺织出版社有限公司，2022.12
ISBN 978-7-5229-0305-7

Ⅰ . ①舒⋯　Ⅱ . ①金⋯ ②王⋯　Ⅲ . ①临床医学—研
究　Ⅳ . ① R4

中国国家版本馆 CIP 数据核字（2023）第 021419 号

责任编辑：樊雅莉　　责任校对：高　涵　　责任印制：王艳丽

中国纺织出版社有限公司出版发行
地址：北京市朝阳区百子湾东里 A407 号楼　邮政编码：100124
销售电话：010—67004422　传真：010—87155801
http://www.c-textilep.com
中国纺织出版社天猫旗舰店
官方微博 http://weibo.com/2119887771
三河市宏盛印务有限公司　各地新华书店经销
2022 年 12 月第 1 版第 1 次印刷
开本：787×1092　1/16　印张：16.25
字数：405 千字　定价：98.00 元

编委会

主 编

金 静 王文艳

副主编

张新星 陈 果

编 委

金 静 四川省人民医院
王文艳 四川省人民医院
张新星 四川省人民医院
陈 果 四川省人民医院
杨秀梅 四川省人民医院
陈 爽 四川省人民医院
夏玉兰 四川省人民医院
任 敏 四川省人民医院

前　言

进入 21 世纪以来，随着我国社会对舒缓治疗服务需求的不断增加，许多医疗机构和医护人员进行了大量的实践和探索，将我国的舒缓治疗工作推向了一个新阶段。舒缓治疗是基于现代医学模式从单一的生物医学模式向生物、心理、社会三维一体医疗模式的观念改变，广义地讲，每一个人在生命的某个阶段都可能产生对舒缓医疗的需求。应该说舒缓医疗（palliative care）起源于临终关怀（hospice care/end-of-life-care），但随着其发展，1986 年 WHO 首次明确地给出舒缓医疗的定义，使其具有外延更广的含义，具有覆盖全病程，涉及身体、心理、社会、心灵四个方面对所有患者的整体性照护理念。而临终关怀主要指向各种疾病在医学难以控制的终末阶段，对生命末期患者的一种综合性的医疗与照护服务，包括对症处理、缓解疼痛、心理疏导和死亡教育等内容，是老年医疗卫生服务与养老服务中的一个重要环节，是缓和医疗的重要组成部分。

本书在编写过程中，参考了国内外舒缓治疗有关专著和文献，比较全面系统地介绍了舒缓治疗的基本理论和具体实用技术，重点阐述了舒缓医疗的基本思想、观点、理论以及临床技能。内容涉及主要临床治疗理念，阐述老年人心血管系统、神经系统及呼吸系统的衰老变化、疾病特点与诊治预后，突出以常见症状的预防与处理为导向的照顾，同时讨论了患者疾病终末期所面临的若干实际且极具挑战性的议题。本书内容丰富，理论性和实用性兼备，希望不仅为从事老年医疗服务与养老服务的医护人员或普通照护者提供帮助，也为其他从事临床工作的医护人员提供重要的信息支持和指导。

在本书编写过程中，编者广泛收集资料、认真编写，投入了大量的精力，力求内容科学准确。但由于时间所限，书中难免有不尽完美之处，敬请读者予以谅解，不吝指正。

编　者
2022 年 11 月

目　录

第一章　舒缓治疗概述

一、舒缓治疗的概念

舒缓医疗，英文为 palliative care，虽然随着其发展，其含义在不断延伸，但主要是指包括医生、护理人员、社工、志愿者在内的多功能的执业团队，对患有疾病，处于不能治愈且不断进展、威胁生命时期的患者及其亲属提供积极的全方位照料和人文关怀的临床科学，其倡导人人享有高水平生命周期的健康服务。palliative care 在中国香港被译为"纾缓医学"，在中国台湾被译为"安宁疗护"，在中国大陆一直被翻译成"姑息治疗"。

依据世界卫生组织（WHO）的定义，舒缓治疗是指为无治疗希望的末期疾病患者提供积极、人性化的服务，主要通过控制疼痛、缓解躯体上的其他不适症状和提供心理、社会和心灵上的支持，为患者及其家属赢得尽可能好的生活质量。舒缓治疗体现了人类对生命的尊重与珍惜，让人生的最后一段旅程过得舒适、平静、有尊严和少痛苦。

舒缓治疗的主要服务对象之一是癌症晚期患者，服务的重点是改善癌症晚期患者的生活质量，减轻其躯体的痛苦与情绪的困扰。从患者确诊为癌症晚期的那一刻开始，医护人员应根据患者的病情和患者家属的意见，结合患者躯体、精神心理和社会等多方面的需求，提供缓解痛苦、身体护理、情绪和心理支持等综合性的服务。另外，舒缓治疗的服务对象不限于癌症患者，还包括多种非癌性疾患导致器官衰竭的疾病，例如慢性阻塞性肺病终末期、终末期心力衰竭、终末期肾脏疾病、艾滋病终末期等。

舒缓治疗肯定生命的重要性，尊重生命；同时认同与接纳死亡，既不刻意缩短生命，也不有意拖延死亡，尊重患者的自主权利，希望患者享有较高的生活质量，支持患者家属得到较好的心理调适。

舒缓治疗目前在我国主要有以下 3 种服务模式。

1. 医院肿瘤中心的姑息关怀病房

患者一经确诊为患有终末期恶性肿瘤并进入生命末期，会转入肿瘤中心的姑息病房接受治疗。提供舒缓治疗的医护人员应与患者及其家属讨论和确定各种治疗方案，全面照顾患者在身体、情绪、心理、社会和经济等各方面的需求，并兼顾家属的抚慰。

2. 舒缓治疗中心

部分医院设有舒缓治疗中心，病房设计仿照家居环境，为患者提供不同的支持治疗，让患者在此复诊和接受照护服务。中心除舒缓患者的临床症状外，还为患者及其家属提供心理、心灵辅导，举办群体性的社交活动，搭建相互支持的网络。

3. 居家照护

为照顾部分希望在生命最后的日子留在家中的癌症晚期或其他疾病终末期衰竭患者的意愿，医院和社区卫生服务机构可以提供居家照护或者日间服务，舒缓治疗团队定期进行居家探访，及时指导或调整患者的治疗与照顾方案，确保患者及其家属得到适当的照护服务。

二、舒缓治疗的发展历史

姑息关怀与临终关怀（hospice care）早期是同义的，并且主要起源于19世纪中后期尼姑/修女对于濒死穷人的关怀。20世纪50年代，现代姑息关怀的缔造者Cicely Saunders女士在对濒死的癌症患者的研究过程中提出了"充满爱的关怀"理念，并且在1967年创建了St. Christopher's Hospice安宁疗护院。1987年英国规定《舒缓医学》成为临床专业学科，每家医院及社区卫生服务中心都能获得姑息关怀的专家服务。2014年世界卫生大会表决决议强调姑息关怀应该成为卫生与医疗的一项伦理学责任，应该在全球范围内改善姑息关怀医疗的服务。现在越来越多的国家和地区将舒缓医疗纳入了社保体系。

舒缓治疗的思想和实践活动在我国有着悠久的历史，现代舒缓治疗理念中所包含的"尊重生命、提高临终患者生命质量和接纳死亡"等社会伦理价值观和唯物主义的生死观，可在我国5000多年传统文化中找到根源。佛学、道教、儒家以及各种医学流派的理论著作中都能找到相关理念和实践的印记。中医学的"为人治病……其不可为者，必实告之，不复为治"，体现了类似今日舒缓治疗中不做无谓救治的思想。现代舒缓治疗事业在我国起步较晚，最早是从对国外的舒缓治疗理念的引进开始的。首先是中国台湾学者谢美娥在1982年撰文介绍了舒缓治疗。中国香港九龙圣母医院也在1982年首先提出善终服务，为癌症患者提供适当的善终照顾。1986年中国台湾马偕医院主办了第一次舒缓治疗的学术研讨会。大陆学者张燮泉1986年首先刊登译文介绍国外的垂危患者医院，文中介绍了舒缓治疗的理念。天津医科大学临终关怀研究中心的孟宪武医师在其《临终关怀》一书中介绍了具有舒缓治疗含义的终末护理的概念。这些理论的引进和探讨，对我国现代舒缓治疗的产生和发展起了积极的推动作用。四川大学华西第四医院的李金祥教授于2017年翻译了Robert Twycross和Andrew Wilcock两位世界姑息医学的缔造者和先驱者主编的 introducing palliative care，中文书名为《引领姑息关怀》，成为国内舒缓医学学习最重要的参考文献之一。

由于起步早，发展较快，舒缓治疗在我国台湾地区已深入人心，1990年通过的《安宁疗护法案》规定，所有医疗机构必须有一定数量的专有病床。医生根据其规定的疾病范围决定患者是否有资格进入这些病床，所有费用由全民健保支付。不管是医院、医生还是普通群众都非常接受和认可缓和医疗；缓和医疗的理念不仅仅存在于医院的病房之中，更是作为一种照顾的态度和理念深入人心，落实在各个有需求的地方。目前，我国台湾的照护模式共有四种：住院安宁、居家安宁、安宁共同照护和社区安宁。台湾的安宁缓和医疗将这门学科融入现代医疗，有自身的学术研究，是一门高人性、高品质、高价值的医学领域。如赵可式教授用"三三四四"总结安宁疗护。三善：病人善终，家属善别，活着的人善生；三平安：身平安，心平安，灵平安之身心灵三平安；四全照顾：全人照顾，全家照顾，全程照顾，全队照顾；四道人生：道歉，道谢，道爱，道别。经过长达30年的努力，我国台湾成为亚洲安宁缓和医疗发展最好的地区之一。

我国香港的医保制度来源于英国，由特区政府从税收中统筹建立，供居民使用。同时，也鼓励有能力的人参加商业医疗保险。因香港特区医院病房资源极度缺乏，特区政府曾大力推广缓和医疗中的居家照顾模式。香港地区的舒缓治疗的实践兴起于20世纪80年代。1982年建立第一个舒缓治疗小组，当时有6张舒缓治疗病床。1983年舒缓治疗机构开始了家庭舒缓治疗服务，其中还包括为患者家属提供居丧服务。1986年成立了善终服务促进会，随之开展了有关舒缓治疗知识和信息的普及与传播，主要工作就是到医学或护理院校讲授舒缓治疗的知识，帮助医院建立舒缓治疗小组或病房，并对其医护人员进行培训。1986年以后，在善终服务促进会的推进下，缓和医疗机构发展迅速。现中国香港44家公立医院中已有一半设立了缓和医疗病床。

内地的舒缓医学发展起步较晚，1988年中国内地首家临终关怀机构——天津临终关怀研究中心，由天津医科大学崔以泰教授主持建立。崔以泰教授被誉为"中国临终关怀之父"。1988年上海南汇护理院成为我国第一家机构性临终关怀院，1990年北京成立我国第一所民办临终关怀医院——松堂医院。2016年我国发布的《"健康中国2030"规划纲要》提出建立从胎儿到生命终点的全程健康服务保障，切实改善人民的生命质量。2017年国家卫计委颁布了《安宁疗护中心基本标准和管理规范》，进一步对安宁疗护行为进行规范。2020年11月，北京生前预嘱推广协会组织编写并发表了《中国缓和医疗发展蓝皮书》，内容涵盖了缓和医疗在全球的发展、我国老年人的离世状况、国内安宁缓和医疗的供需情况、缓和医疗发展的可能途径以及来自临床一线的实践经验和反思。

亚洲国家中舒缓治疗在日本发展比较迅速，2007年日本《癌症控制法案》的通过对舒缓治疗的发展起到了非常重要的作用，舒缓治疗医疗单位和医院舒缓治疗团队是两种主要的专业服务团队。日本的舒缓治疗发展大致经历3个阶段：①舒缓治疗单位有资格从医疗保险制度中报销费用阶段；②医院舒缓治疗团队有资格从医疗保险制度中报销费用阶段；③政府舒缓治疗相关政策推出阶段，其中包括《癌症控制法案》的通过，促进了癌症控制基本计划的制订和为癌症患者治疗和护理的相关人力资源发展平台的建立。

三、舒缓治疗的展望

1. 舒缓治疗将走向制度化

早在1992年"首届东西方舒缓治疗国际研讨会"上，时任卫生部部长的陈敏章就对舒缓治疗事业给予了充分肯定，并将其纳入中国医疗卫生工作发展规划之中。随着社会的发展，国家和政府将会进一步完善舒缓治疗的各项规章制度，逐步建立规范的舒缓治疗诊疗流程和临床实施路径，舒缓治疗将逐步走上规范化和制度化发展的道路。

2. 舒缓治疗将被更多的人所接受

随着我国经济的发展和人民生活水平的提高，人们不仅希望身体健康、生活幸福，也希望离世有尊严、安详、没有痛苦，这是舒缓治疗发展的方向和目标。国外多项研究表明，舒缓治疗不仅可以提高晚期癌症患者的生存价值和生命质量，还可以减少不必要的临终治疗措施，延长患者生存期，使患者享受生命所赋予的幸福与乐趣。因此，贯穿整个常规抗肿瘤治疗过程中的舒缓治疗必将深入人心，越来越被更多的人接受、采纳和应用。

3. 舒缓治疗将成为普遍的社会需求

我国的人口老龄化现象日趋严重，有研究表明，人口老龄化是恶性肿瘤发病率和病死率上升的主导因素，恶性肿瘤的高发病率及高病死率会带来舒缓治疗需求量的急剧增长；50% 伴有中度或重度疼痛的癌症患者、众多垂危老人和其他疾病导致的生命终末期患者都需要舒缓治疗服务，舒缓治疗将成为普遍的社会需求。

4. 舒缓治疗将成为节约医疗资源的重要途径

对舒缓治疗医疗费用方面的研究发现，平均每位接受舒缓治疗患者的治疗费、药费、护理费、住院费等全部费用与未接受舒缓医疗的相同住院天数老年患者全部费用相比节省了几乎 1/3，这充分体现了舒缓治疗在节约医疗资源方面的优越性。可以预见，随着舒缓治疗服务模式的进一步推广和应用，它将成为节约医疗卫生服务资源、降低医疗服务费用的一条重要途径。

5. 舒缓治疗将走上多学科整合管理的道路

接受舒缓治疗的患者往往情况比较复杂，除存在较多的躯体疾病问题外，还存在营养、精神心理、社会、经济和居家等多方面的问题，需要由专业医师、老年病医师、营养师、心理咨询师或心理治疗师、临床药师、康复师、社会工作者、律师、宗教工作者和志愿者等组成的多学科团队，共同对患者实施全面的身心照护。舒缓治疗是一个社会化的系统工程，科学化、法制化、专业化、规范化和综合化是发展的必由之路。

（金　静）

参考文献

［1］白琴. 舒缓疗护 [M]. 北京：人民卫生出版社，2013.

［2］宋岳涛，刘运湖. 临终关怀与舒缓治疗 [M]. 北京：中国协和医科大学出版社，2014.

［3］姑息治疗与安宁疗护基本用药指南 [J]. 中国全科医学，2021，24（14）：1717–1734.

［4］周泽文，陶丽华，唐霄. 生命哲学视角下姑息治疗的追问与反思 [J]. 医学与哲学，2020，41（11）：21–23.

［5］张秋杰，邱文生. 恶性肿瘤姑息治疗的现状与展望 [J]. 齐鲁医学杂志，2017，32（1）：124–126.

第二章 舒缓治疗的要点与方法

第一节 舒缓治疗的原则

舒缓治疗是指对治愈性治疗无反应的生命终末期患者提供的积极的和"以人为本"的治疗与护理，目的是维护患者及其家属最佳的生命品质，主要方法包括实施整体症状的控制，缓解患者躯体的痛苦，排解患者及其家属在心理、社会和心灵等方面的困扰。

舒缓治疗服务应用原则具体如下。

一、舒缓治疗原则

对治愈性治疗无反应的患者进行全面、积极的治疗和护理，控制疼痛及有关症状，并对心理、社会和精神问题予以重视。其目的是争取为患者及其家属创造更好的生活质量。姑息治疗的基本原则包括：维护和尊重生命；同时将濒死看作是一个正常的过程，既不故意加速也不故意拖延死亡；提供一个支持系统提高患者在临终前的生活质量，维护患者的尊严与价值。

二、整体照护原则

对治愈性治疗无反应疾病终末期患者的身体疾病、心理心灵感受、社会支持和环境等方面提供全面的整体性积极的照护与关心。为患者家属提供帮助应对患者疾病过程的服务，并帮助患者家属度过哀伤的过程。

三、人道主义原则

对治愈性治疗无反应的疾病终末期患者提供更多的爱心、同情与理解，尊重他们做人的权利与尊严，同时遵守伦理学基本原则，包括尊重他们的生命、人格尊严、自主权、隐私，尽量保证医疗行为的有利，减少伤害，同时兼顾社会公平。

（金　静）

参考文献

［1］唐钧. 老年照护体系的整体效应 [J]. 甘肃社会科学，2022（4）：94–104.

［2］宫芳芳，李亚男，孙喜琢. 我国整合照护服务体系的构成与问题研究 [J]. 卫生经济研究，2020，37（12）：9–11.

［3］张程，尹梅，金琳雅. 晚期肿瘤患者姑息治疗问题的伦理研究 [J]. 中华结直肠疾病电子杂志，2019，8（4）：420–423.

［4］陈杨，蒋建军. 老年糖尿病病人的姑息治疗原则 [J]. 实用老年医学，2017，31（3）：211–215.

[5] Knight S M. Holistic Care. Psychiatric Services(Washington, D.C.)[J]. 2022 Nov; 73 (11): 1302-1303.

第二节　肿瘤患者的舒缓治疗

一、概述

（一）肿瘤的舒缓治疗

对诊断已进入中晚期、无治愈可能的肿瘤患者，可以采用姑息性手术治疗、放疗、化疗、多途径的介入治疗、中西医结合治疗以及心理支持治疗等来缓解肿瘤造成的各种症状及疼痛，最大程度地延长无症状生存期，缓解疼痛，提高其生活质量。当疾病进展且不能再接受常规的放疗、化疗及手术治疗时，在舒缓治疗专业团队的指导下，可对患者的症状进行全面评估，如癌痛的程度和性质，是否伴有焦虑和抑郁情绪及其他症状等，制订舒缓治疗方案。尽管疾病进入晚期，也应尽力帮助患者缓解疼痛，并根据病情及其家属需要安排善终服务。晚期癌症患者的舒缓治疗，并不限于一般概念的临床医疗，还应包括帮助指导患者及其家属一系列心理的、情感的、精神的、社会的需要等问题，使患者在身体上、精神上和心理上均得到充分的关怀及精心的护理和安慰。晚期癌症患者的舒缓治疗，需要心理学家和社会工作者以及一大批志愿者的共同努力。总之，晚期癌症患者的姑息治疗旨在改善临终患者生活质量，尽可能减少其在人生最后一程的痛苦。

（二）肿瘤的综合治疗

1. 肿瘤的综合治疗概念

尽管肿瘤发生的确切病因还不清楚，但并不意味着在肿瘤面前，人们无所作为。国际抗癌联盟认为 1/3 的恶性肿瘤是可以预防的，1/3 的恶性肿瘤如能早期诊断是可以治愈的，1/3 的恶性肿瘤通过治疗可以减轻痛苦、延长寿命。目前，肿瘤综合治疗的水平已逐步提高，患者存活几年、十几年甚至更长时间已不少见，并且可使患者的生活质量显著改善。许多肿瘤患者长期生存的事实告诉人们，肿瘤是可治之症。

肿瘤的治疗包括两项主要内容，二者缺一不可。一是抗肿瘤治疗，主要通过手术、放疗、化疗、内分泌治疗及分子靶向治疗等手段实现治愈肿瘤或获得长期生存的目的；二是辅助治疗，也称对症治疗、支持治疗，目的是缓解患者的各种躯体症状和心理痛苦，尽量让患者感觉舒适，保持良好的生活质量。

近半个世纪以来，恶性肿瘤的治疗取得了很大进展，但是还不能治愈所有肿瘤。目前，对肿瘤的治疗一般采取综合治疗手段。综合治疗，即根据患者的机体状况和肿瘤的病理类型、侵犯范围、发展趋势，有计划地、合理地应用现有的治疗手段，以期达到提高患者治愈率的目的。综合治疗是当今肿瘤治疗的基本原则，它体现了多学科的协作与补充，也是提高恶性肿瘤治疗效果的有效措施，代表了当今肿瘤治疗的合理模式和未来发展方向。

2. 肿瘤综合治疗的原则

（1）目的明确：肿瘤治疗的顺序要符合肿瘤细胞的生物学规律。肿瘤治疗失败的主要原因有 3 个方面：一是局部治疗不彻底；二是远处转移；三是机体免疫功能降低给肿瘤复发转移创造了有利条件。进行综合治疗时应首先明确以下 4 点：①患者的机体状况；②肿瘤的局限情况与播散情况；③肿瘤的病理类型、分化程度、受体情况和基因的表达情况；④治疗给患者带来的益处和负担。

（2）方案合理。

1）肿瘤的综合治疗不是手术治疗、化疗、放疗、生物学治疗和中医药治疗等多种治疗方法的简单组合，而是一个有计划、有步骤、有顺序的个体化治疗集合体，是一个系统的治疗过程，需要手术、放疗和化疗等多学科有效地协作才能顺利完成。虽然综合治疗方案制订后不是一个机械不变的固定治疗模式，在具体诊治过程中可能会随着诊断的逐步完善和疗效的差异等予以适当调整，如术前制订的综合治疗方案可能会根据手术情况和术后病理检查结果予以适当调整，但每次治疗方案的调整都应有循证医学的科学依据。

2）并不是所有的肿瘤都需要综合治疗，有些没有播散的早期肿瘤和转移率很低的局限期肿瘤，单一治疗方法就能取得很好的治疗效果，一般就不需要进行综合治疗。如皮肤基底细胞癌的转移率很低，单一手术或放疗常能治愈，就不必选用化疗等进行综合治疗。胃黏膜内癌单纯手术切除的 5 年生存率接近 100%，手术后也不必选用化疗和放疗等进行综合治疗。

3）肿瘤综合治疗有根治性治疗和姑息性治疗两类。一旦确诊为肿瘤后，需要进行系统而全面的辅助检查来明确分期。如果肿瘤分期较早，就应以根治为目的，采用各种有效治疗方法予以综合性治疗，争取达到治愈。如肿瘤患者在就诊时已属于晚期，已经丧失根治性治疗的机会，其治疗属于姑息性治疗，目的是延长患者的生存时间、提高生活质量。因此，在制订综合治疗方案时不仅要重视患者的近期疗效，还要重视患者的远期疗效和生活质量。

4）在肿瘤综合治疗的同时要重视患者的全身情况和肿瘤的具体特征，才能避免片面性，减少决策失误。大量的临床研究和医疗实践已经证实了肿瘤的个体化特征，不同个体之间即使是同一部位、相同病理类型和相同病期的肿瘤，其生物学行为也存在着很大的差异。因此，对每例肿瘤患者，都必须根据具体情况，包括临床因素，肿瘤的分子病理学特点，甚至基因特征等，制订出科学、合理的个体化治疗方案，以期获得最佳的治疗效果。如果在选择和制订综合治疗模式时只注重取得杀灭肿瘤细胞、缩小肿瘤体积的近期疗效，而不重视患者的全身情况和远期疗效，不注意保护患者的免疫功能和脏器功能进行辨证论治，则可能会出现肿瘤是"小了"或"没有了"，而患者的身体也"垮了"或"残废了"的不良后果。如果在肿瘤的治疗过程中，过分考虑和恐惧肿瘤治疗的不良反应，而不重视肿瘤的种类、发展趋势和生物学行为等特点，不敢及时采取正确的治疗方法有效地杀灭肿瘤细胞以祛邪，也不会取得最佳的治疗效果，甚至可能会使本来有可能治愈的肿瘤丧失治愈的机会。

（三）肿瘤的根治性治疗

肿瘤的根治性治疗，是指以根治肿瘤为目的的方案。较早期的肿瘤，或者还没有发生远处转移的肿瘤，且一般情况好且无严重合并症，就有根治机会。手术治疗、放疗和化疗是肿瘤的三大治疗手段。

1. 根治性手术治疗

根治性手术目的是力求达到根除疾病。手术属局部性治疗，能够治愈病变局限于原发组织及所属区域淋巴结的肿瘤。根治性手术包括：①广泛切除原发肿瘤及其直接侵犯的组织；②根据病情，须清除原发肿瘤区域淋巴结。但应当指出的是，外科"根治性"手术，并非真正意义上的根除肿瘤，要取得好的疗效，还是要通过多学科的综合治疗，才能提高肿瘤的长期生存率。

2. 根治性的放疗

部分患者在癌症治疗的过程中需要运用放疗，约有40%的癌症可以用放疗根治。放疗在肿瘤治疗中的作用和地位日益突出。根治性放疗指应用放疗方法全部而永久地消灭恶性肿瘤的原发和转移病灶，而放疗所给的放射剂量需要达到根治剂量。对放射线敏感及中度敏感的肿瘤可以用放疗根治，在这类肿瘤的综合治疗方案中，放疗也起到主要作用。

3. 根治性的化疗

其含义是指某些恶性肿瘤的典型人群在接受化疗后，能起到根治性效果。

（四）肿瘤的辅助性治疗

癌症不仅威胁着患者的生命，还给患者带来各种不适症状和痛苦，医学界在缓解这些痛苦方面已经达成共识，一致认为协助患者缓解疼痛是医师的基本义务，也是患者的基本权利。因此，对于癌症患者而言，随时和医师沟通、主动告知自己的症状将有助于医师及时开展治疗，不提倡患者忍受疼痛和其他不适症状。

辅助治疗的主要目的是减轻常规治疗的不良反应，帮助缓解患者的各种不适症状，尽量让患者舒适，以积极的心态面对疾病和生活。辅助治疗应尽早开始，接受辅助治疗越早，患者的获益就越大。对处于不同阶段和分期的肿瘤患者，辅助治疗的主要任务和内容不尽相同。按肿瘤的不同分期，辅助治疗主要包括两个阶段：一是最佳辅助治疗阶段；二是舒缓治疗阶段。

早期肿瘤患者可以通过手术和术后辅助治疗等综合治疗手段获得治愈性疗效，医师常把这一阶段的辅助治疗称为最佳辅助治疗。其目的是帮助患者顺利地接受抗肿瘤治疗，最终治愈癌症。

最佳辅助治疗的主要内容包括肿瘤相关症状的控制、抗肿瘤治疗不良反应的处理、整体治疗结束后的康复治疗。如早期肿瘤患者在手术后几天内不能正常进食，会出现术后疼痛，卧床期间可能合并咳嗽、便秘等症状；接受术后辅助化疗的患者常合并食欲缺乏、恶心呕吐、白细胞降低、贫血和疲乏等。因此，积极给予必要的营养支持、有效的止痛治疗，防止感染，缓解便秘，纠正贫血和白细胞减低等就成为这一时期辅助治疗的主要内容。癌症诊断和治疗给患者带来的负面心理影响也应受到高度重视，贯穿整体治疗过程中的心理辅导也是辅助治疗的内容。由此可见，辅助治疗不仅包括症状的控制，还包括对患者的心理辅导和精神需求的满足。

二、肿瘤的化疗

目前已有80多种常用的有效化疗药物应用于临床，实际临床应用的药物并不是很多。由于多种原因的影响，新的化疗药物研发非常缓慢。因此，要最大限度地从化疗中获益，必须有合理的治疗方案，包括用药的时机、药物的选择与配伍、药物剂量、疗程、用药间隔时间等。合理使用化疗药物，牵涉到药物的药理作用及代谢动力学、肿瘤生物学特征、肿瘤在体内分布的情况、肿瘤细胞增生动力学（增生周期时间的长短、增生比率的大小）以及患者病情程度与机体状况等。在实际临床工作中，患者是否适合化疗，应该选择单药化疗还是联合化疗，具体选用什么药物，应用多大剂量，疗程应多长，都是十分实际的问题。虽然不同的肿瘤专家有不同的临床经验，但一般均应遵循下列原则。

（一）患者的全面评估

1. 诊断的确立

（1）病理学诊断。原则上，肿瘤的诊断必须获得细胞学或组织病理学依据，而且影像学的发现应该与临床相符合。只有经病理组织学或细胞学确诊的患者，才能考虑给予化疗。病理学诊断首先是明确肿瘤的诊断，其次明确肿瘤的类型，组织学分型对于决定化疗药物的选择、化疗方案的制订及治疗效果都具有决定性意义。例如，肺癌中的小细胞肺癌及非小细胞肺癌，具有完全不同的生物学规律及治疗选择；在睾丸生殖细胞瘤中，精原细胞瘤及非精原细胞瘤，对治疗的反应也不同；恶性淋巴瘤的不同组织类型，更有着完全不同的临床经过及治疗选择。

（2）病理学诊断必须与临床诊断一致。与临床诊断一样，病理学诊断也受主观因素影响，所以病理学诊断一旦确立，临床医师应该考虑是否与临床资料相符合。如果不相符，必须进一步获取更多的临床或病理学资料。

（3）缺乏病理学诊断情况下的治疗问题。某些少数情况下，患者未获得病理学诊断即开始治疗，这种特殊情况占所有肿瘤患者的1%。这种情况必须满足：①当延迟治疗或为获取病理学诊断所进行的操作会使患者并发症发生率或死亡的风险大大增加；②诊断为良性病变的可能性极小；③必须取得患者及其家属书面的知情同意并上报医务科；④经过多学科综合讨论（MDT）认为有化疗的指征。例如支气管内镜未见病变，考虑纵隔镜检查出血的危险性比对不明性质病变进行化疗的危险性更大；受肿瘤生长位置的影响，获取肿瘤组织活检困难等。

2. 分期

当肿瘤确诊以后，进一步根据临床表现、体检、影像学检查等手段来了解病变的范围和分期非常重要，有时为了达到准确分期的目的需要借助外科手段探查淋巴结转移范围，如纵隔镜检查活检等。了解及判断肿瘤侵犯的范围，对决定有无化疗的必要、判断局部治疗手段（手术或放疗）是否能治愈等治疗决策有着决定性的意义。有时肿瘤在体内已有播散形成了微小转移灶，现有的诊断方法尚无法确证，需要医师具有丰富的知识和经验，综合各种肿瘤的发展规律及生物学特性来加以判断。例如，小细胞肺癌，不论临床检查发现的病变范围如何，均应视为全身性的病变进行系统治疗。又如乳腺癌，如腋窝淋巴结超过4个以上转移时，应考虑有50%～80%的机会已存在远处转移灶，提示全面的基础评估疾病范围是肿瘤治疗的前提和基本要求。

对于绝大部分肿瘤，根据肿瘤的生长及转移规律，已有不同的分期系统。美国癌症协会（AJCC）与国际抗癌协会（UICC）的实体瘤TNM分期系统是目前使用最广泛的分期方法。

3. 患者的一般健康状况

患者的一般健康状况包括两个方面：一是患者是否同时患有其他全身性疾病，如糖尿病、冠心病、高血压、结核病等；二是患者的心、肝、肾、肺等主要脏器功能有无受损。如合并有其他全身性疾患，或重要脏器功能不全者，应认真权衡化疗的必要性、化疗可能取得的疗效及化疗可能造成的不良反应或不良后果，决定是否适宜化疗，或是否需要减低化疗药物的剂量，或在选用药物时是否需要避免使用某种药物。在骨髓抑制或肾功能不全时，可考虑减低化疗药的用量。当然，非足量化疗会影响对肿瘤的疗效。

（二）确定治疗目标

抗肿瘤治疗应根据患者的一般情况、疾病诊断、肿瘤分期以及分子分型，确定不同的治疗目的并制订相应的策略与具体方案。根据治疗目的的不同可将化疗分为根治性化疗、姑息性化疗、辅助化疗、新辅助化疗、转化性化疗、维持化疗和研究性化疗。

1. 根治性化疗

根治性化疗指必须杀灭所有的恶性细胞，即所谓"完全杀灭"的概念，此概念是目前根治性化疗的重要理论基础。其基本理论认为，要治愈一例癌症患者，必须清除其体内所有的恶性细胞。如体内有残存的活的恶性细胞，即使是一个，也将经若干次的增生而使肿瘤复发。一个体细胞恶变后，一般经 30 次倍增（分裂增生细胞数达 10^9），可形成直径约 1cm 的肿块，成为临床可诊断的肿瘤病灶。这一过程需数月至数年，视不同肿瘤细胞增生的速度（倍增时间的长短）不同而定。当然，有些类型的肿瘤，在很早期，肿瘤细胞就在体内播散分布，于临床出现可见的肿瘤病灶时，其体内的肿瘤细胞负荷已远超过 10^9。若早期经有效的根治性化疗，将所有恶性细胞清除，则肿瘤治愈。如不经治疗，约再经 10^3 次倍增，肿瘤细胞负荷可达 10^{12}，约相当于 1kg 重量的肿瘤组织，往往可以致死。若经非根治性治疗，肿瘤细胞被杀灭 99.99%，即达 5 个对数杀灭，体内仍残留 10^4 肿瘤细胞。此时临床并不能查出任何肿瘤病灶，可称为"完全缓解"或"临床治愈"。但停止治疗后，残留的 10^4 肿瘤细胞又开始增生倍增，经若干时间后，终将超出 10^9，达到临床复发。因此，有效的根治性化疗可分为两个阶段：①诱导缓解化疗，使肿瘤细胞数降至 10^9 以下，以达到临床完全缓解；②缓解后的巩固治疗，使肿瘤细胞继续受到杀伤，直至全部消灭，方达到真正的治愈。当然，也有些学者相信，化学药物将恶性细胞大量杀灭后，最后残存的少量恶性细胞（至多不超过 $10^4 \sim 10^5$）也有可能通过机体本身的免疫机制被清除而达到治愈。因此，在化疗疗效达完全缓解并经巩固治疗后，再加用促进免疫的药物，可能有助于提高治愈率。

认识上述规律对临床治疗十分重要，必须充分认识到，临床上的完全缓解（所有肿瘤病灶消失）并不等于真正的治愈，只是完成了化疗的第一阶段，必须继续给予充分的巩固治疗，才有可能达到真正的治愈。因为化疗药物杀灭肿瘤细胞遵循"一级动力学"的规律，即一定量的化疗药物杀灭一定比率，而非固定数量的恶性细胞，且经反复给药后，肿瘤细胞往往产生耐药性，使治疗敏感性降低。因此，虽然诱导缓解化疗已杀灭了99% 以上的恶性细胞，但巩固治疗常常更为困难，往往需要反复强烈的多疗程化疗，有时需换用或加用与原诱导方案无交叉耐药性、新的有效治疗方案才有希望取得成功。根治性化疗的疗效评价标准一般采用 WHO 或 RECIST 疗效评价标准，包括完全缓解（CR）、部分缓解（PR）、稳定（SD）、进展（PD）、总有效率（ORR）、生活质量（QoL）和安全性或长期疗效评价标准总生存期（OS）、无病生存期（DFS）、无复发生存（RFS）等。

2. 姑息性化疗

对于晚期患者如术后复发 / 转移或就诊时不能切除的Ⅳ期患者，化疗的目标是使肿瘤缩小或争取长期维持稳定状态，消除或减轻肿瘤引起的相关临床表现，达到提高生活质量、延长患者寿命的目的，这时的化疗称作"姑息性化疗"。与根治性化疗相反，有不少肿瘤，目前的化疗水平并不能达到治愈的目的，有些甚至也不一定能达到延长存活期的目的。此时，应认真权衡化疗可能带来的好处与其不良反应可能给患者造成的痛苦与危险，决定治疗策略。目前，临床最常见的恶性肿瘤，如非小细胞肺癌、肝癌、胃癌、大肠癌、胰腺癌、宫颈癌、食管癌、头颈癌的化疗效果不满意，特别是晚期患者，失去手术治疗价值，化疗仅为姑息性治疗的一种选择。因此，临床上对肿瘤的治疗提倡人性化的治疗理念，既要治疗疾病，更要治疗患者，把姑息性化疗贯穿整个肿瘤的治疗过程当中，使肿瘤患者获得最好的生活质量，不必过分追求治疗的彻底性。化疗方案选择应以简单、有效、不良反应可以耐受、提高无进展生存期（PFS）或延长总生存期（OS）为目的，避免治疗中过分追求近期疗效而使患者生活质量下降。姑息性化疗的评价指标包括近期疗效指标（CR、PR、SP、PD）和远期疗效指标如 OS、PFS、疾病进展时间（TTP）、疾病控制率（DCR）、临床获益率（CBR）、无复发生存（RFS）、生活质量（QoL）和安全性等，有时也使用 2 年、3 年或 5 年生存率的概念。

3. 辅助化疗

根据 Shipper 和 Golden 提出的直接针对较小肿瘤负荷极可能获得治愈的化疗原则，在手术或放疗后，针对残存的肿瘤或可能存在的微转移灶进行的化疗，称为辅助化疗。事实上许多肿瘤在手术前已经存在亚临床的微转移灶，原发肿瘤切除后，残留的肿瘤细胞包括静止期细胞进入增生周期，生长加速，生长比率增高。此时，肿瘤体积尚小，处于活跃增生期的细胞对药物的敏感性明显增加，更易被药物杀灭。例如Ⅰ期乳腺癌，做"根治性"切除后，10 年内远处出现转移者可高达 50% ～ 80%。骨肉瘤在截肢治疗后，1 年内约有 85% 的患者出现肺转移。手术后加以系统辅助化疗，对于乳腺癌、非小细胞肺癌（具有高危因素的ⅠB ～Ⅲ）、结直肠癌（具有高危因素的ⅡB ～Ⅲ）、卵巢癌、骨肉瘤以及软组织肉瘤、小儿 Wilm 瘤等均已取得肯定的效果，可减少复发或转移率，提高 DFS，减少病死率，提高 OS。对胃癌、胆管系统癌、胰腺癌、膀胱癌、前列腺癌等术后辅助化疗也有一定效果。但并非所有肿瘤的循证医学证据均已证明术后辅助化疗可以改善预后，也没有标准辅助化疗方案。即使是辅助化疗疗效肯定且有标准辅助化疗方案的肿瘤也要充分认识到由于肿瘤分期的不同、是否存在高危因素等影响预后的因素及患者的意愿等，确定其适合的个体化治疗方案。评价辅助化疗疗效的主要观察指标是DFS、OS、QoL 和安全性，也有将 5 年或 10 年生存率作为评价指标的。

4. 新辅助化疗

新辅助化疗指对临床表现为局限性肿瘤、肿块较大或已有区域性转移即局部晚期肿瘤，可用局部治疗手段（手术或放疗）治疗者，在手术或放疗前首先给予化疗，主要目的是达到降期，为局部治疗创造条件或提高病灶切除率，从而提高长期生存；另外也可以达到杀灭微转移病灶和评估化疗有效性等目的。1982 年 Frei 提出新辅助化疗的概念，认为某些癌症患者在手术前先给予化疗可以提高治疗效果和预后效果。近年来，随着前瞻性随机对照研究的开展，新辅助化疗显示出良好的应用前景，越来越受到重视，已成为各种恶性肿瘤多学科综合治疗中的重要组成部分。新辅助化疗被看作是肿瘤细胞减瘤治疗，即通过术前化疗减小肿瘤负荷，从而提高肿瘤的手术完全切除率，延长患者生存期。其有以下优点：①可以避免体内潜伏的继发灶在原发灶切除后1～7天由于体内肿瘤总数减少而加速生长；②可避免体内残留的肿瘤在手术后因凝血机制加强及免疫抑制而容易转移；③使手术时肿瘤细胞活力减低，不易播散入血；④可从切除肿瘤标本了解化疗敏感性；⑤早期消灭肿瘤可避免耐药性；⑥肿瘤缩小有利手术切除；⑦化疗若能消灭免疫抑制细胞，反而加强机体免疫力，即使化疗使机体免疫机制受抑制，手术2周后，仍可因反跳现象而恢复；⑧早期化疗可防止远处转移。现已证实新辅助化疗在肛管癌、膀胱癌、乳腺癌、喉癌、骨肉瘤及软组织肉瘤能减少手术范围，其在非小细胞肺癌、食管癌、食管胃结合部癌、直肠癌及头颈癌等的治疗意义已被大多数学者认可。评价新辅助化疗疗效的主要观察指标是近期疗效评价指标、病理完全缓解率（pCR）、手术切除率（SRR）、OS、QoL和安全性。

5. 转化性化疗

转化性化疗主要是针对同时性或异时性结直肠癌肝转移状况，不能同期手术切除肝转移病灶或具有潜在可切除肝转移病灶的患者，使用标准化疗方案联合或不联合西妥昔单抗或贝伐珠单抗治疗2～3个月，使转移病灶缩小或数量减少达到可完全切除的标准，再进行转移病灶切除，这种化疗模式称为转化性化疗。手术后继续给予辅助化疗3～4个月，共6个月化疗。目前，这一概念尚未被任何教科书认可，在NCCN和ESMO结直肠癌治疗指南中已经明确提出，并得到临床医师的公认和采纳。评价转化性化疗效果的主要观察指标是近期疗效评价指标有SRR、DFS、OS、QoL和安全性。

6. 维持化疗

这一概念的正式提出和被公认见于NCCN非小细胞肺癌治疗指南，认为一般情况下，晚期非小细胞肺癌经过含铂剂一线治疗方案2～3个周期后疗效最明显，而后续3～4个周期的化疗只能起到巩固治疗的作用，继续化疗患者并不能从中获益，却常常会因不良反应的增加影响生活质量。因此，建议晚期非小细胞肺癌经过含铂剂一线治疗方案4～6周期后，达到疾病控制（CR+PR+SD）者使用有效、不良反应耐受性良好的单一药物继续治疗的模式。维持化疗分为持续性维持化疗即选择一线化疗方案中的一种药物继续治疗，直至疾病进展，再使用标准二线化疗方案治疗的方式，如JMEN试验证实培美曲塞是非鳞癌的有效维持治疗药物；或转化性维持化疗即选择非一线化疗方案中的药物继续治疗，直至疾病进展的治疗方式，如SATURN和INFORM试验分别证实厄洛替尼和吉非替尼是非常有效的换药维持。实际上，维持化疗也被应用于发展比较缓慢的晚期结直肠癌的治疗，如OPTIMOX、CAIR03等研究。大量的循证医学证据证明了这种治疗策略明显提高晚期非小细胞肺癌和晚期结直肠癌的DFS，甚至OS。但是，在临床实践中需要个体化应用，目的是尽最大可能延长生存期，如有学者认为对于一般状态评分0～1的EGFR突变型晚期非小细胞肺癌患者先给予标准含铂二药化疗方案以取得最佳疗效，再给予小分子酪氨酸激酶受体抑制剂转化性维持化疗直至进展，继之以二线化疗或二线序贯化疗小分子酪氨酸激酶受体抑制剂治疗等，期望患者的PFS得以最大化。维持化疗的主要观察指标是PFS（PFS1/2）、OS、QoL和安全性。

7. 研究性化疗

研究性化疗是一门发展中的年轻学科，目前仍在不断进行临床研究，以求提高疗效。特别对目前治疗效果仍不满意的肿瘤，探索新的治疗方案，不断创造新的治疗经验，是一项十分重要的任务。研究性化疗应符合公认的医疗道德准则，通常应取得受试者或监护人的知情同意并努力保障受试者的安全，应有严密设计的研究方案，符合临床药物试验的 GCP，使试用的结果确能达到科学的目的。目前，多个治疗指南的治疗推荐中都有针对疗效不佳或无药物或方案选择的晚期肿瘤患者参加临床试验，使这部分患者有可能从新的治疗中获益。评价研究性化疗的指标依据试验预设的目的不同可以是优效性或非劣效性试验等，主要终点和次要终点可以是 OS、DFS、PFS、TTP、DCR、CBR、RFS、ORR、QoL 和安全性等。

（三）药物选择

联合化疗方案的选择主要考虑患者、肿瘤和药物三者的相互作用和影响而确定。化疗药物的选择主要是需要考虑：①单一药物的作用机制、作用靶点、有效率和毒性反应；②肿瘤的临床特点、病理类型、分化程度和临床病理分期；③患者的一般状态、重要脏器功能、耐受性、既往抗肿瘤治疗疗效及其不良反应、伴随基础疾病和意愿等。同时也应考虑应用增效剂和降低毒性反应的药物，如 De Granmount 方案中的 5-FU 增效剂亚叶酸钙可以用于预防环磷酰胺的泌尿道刺激症状。

在选择药物时要考虑以下 4 点。①抗肿瘤药物的作用机制不同使得其对各种恶性肿瘤的敏感性也不同，不同的化疗药物作用于 DNA、RNA 及蛋白质合成过程中一定环节阻断其生物合成，通过与酶的竞争性或使之失活的作用或破坏大分子作用，最终达到一定的抗肿瘤作用。因此，选择具有不同作用机制的化疗药物联合可能具有协同作用。②抗肿瘤药物分别作用于细胞周期的不同阶段，理论上选择对 M 期和 S 期有效的药物，以及细胞周期非特异性药物的联合应用最为理想。但是，很多药物在增生周期中作用并不固定于某一阶段。③结合肿瘤的组织类型、生长特点选用适当的药物，例如氟尿嘧啶选择性作用于肠黏膜细胞，因此对肠癌的疗效比其他药物为优；博来霉素或平阳霉素对鳞状上皮细胞较具亲和力，适用于治疗鳞癌；喜树碱对腺癌特别是圆柱形腺癌较为敏感；氮芥对精原细胞特别敏感，适于治疗精原细胞癌；长春新碱与长春碱二者的结构虽相类似，但长春碱对霍奇金病，特别是组织细胞型更为有效。④考虑化疗药物的毒性反应，目前常用的各种抗肿瘤药物的毒性反应，临床医师已比较熟悉，根据肿瘤病理性质选用毒性反应不同的药物联合化疗，易为临床所接受，其疗效也较确定，毒性反应也能预知，易于及时采取防治毒性反应的措施。

关于恶性肿瘤化疗，已经总结出一些药物对某些肿瘤的有效率。把对某一肿瘤有效的药物，结合细胞动力学知识，选择作用点不同、毒性不同的药物合理的联合应用，其可靠性比动物实验资料较强而确实，临床上也容易掌握。

三、肿瘤的放疗

放疗是恶性肿瘤最常用的治疗方法之一。中国肿瘤患者中约有 70% 接受过放疗，日本新发肿瘤患者 50% 接受过放疗，美国新发肿瘤的 50% ～ 60% 接受过放疗。

总体而言，放疗有两个目的：一是以根治为目的，以治愈肿瘤为目的，辅助或以放疗为主要治疗消灭肿瘤细胞，如部分早期喉癌、扁桃体癌、前列腺癌、宫颈癌、非小细胞肺癌以及霍奇金淋巴瘤等；二是以缓解症状为目的的姑息性治疗，为尽快缓解肿瘤导致的疼痛、梗阻、压迫和出血等症状，如上腔静脉压迫综合征、贲门梗阻、梗阻性黄疸、骨转移、脑转移、肿瘤压迫脊髓等的治疗。现代肿瘤的治疗，强调手术、放疗、化疗、靶向基因治疗的联合应用，根据患者的机体状况、肿瘤病理、分期和发展趋势，按照一定计划、步骤，合理进行多学科的肿瘤治疗。

（一）放疗的临床应用

放疗主要分为以下 3 种治疗方式。①根治性放疗：以放疗为主要手段达到彻底杀灭肿瘤细胞，治愈肿瘤的目的。②姑息性放疗：以缓解症状、减轻痛苦、延缓肿瘤发展为目标的放疗。③放疗与其他治疗方式联合应用，进行综合治疗，包括术前、术中和术后放疗，以及放、化疗等综合治疗。患者接受的放疗类型取决于以下因素：肿瘤的类型，肿瘤的大小，肿瘤的位置，肿瘤距对放射线敏感正常组织的远近，放射线在体内穿越的距离，患者的一般情况和治疗史，患者是否还要接受其他治疗等。肿瘤放疗的时机取决于肿瘤的类型以及肿瘤治疗的目标（根治性或姑息性治疗）。

（二）放疗的方法

1. 根治性放疗

是希望通过放疗彻底杀灭肿瘤，患者可生存较长时间且无严重后遗症。放疗量与周围正常组织的耐受量相近，常采用常规和非常规分割放疗。

（1）适应证：根治性放疗的适应证为不能手术，对放疗敏感的Ⅰ期、Ⅱ期、部分Ⅲ期，以及术后补充放疗的患者。经过患者一般状况评价，卡氏评分必须大于 60 分，能耐受放疗的患者才能选择根治性放疗。

（2）以放疗为首选根治疗法的肿瘤。

1）头面部皮肤癌：皮肤癌的治疗可用手术、冷冻、激光、电灼等，这些方法常遗留瘢痕，影响美容，选用放疗可保持较好的头面部外观。

2）鼻咽癌：鼻咽位于重要部位，周围有许多重要的血管和神经，手术治疗难以达到根治效果。加之 70% ～ 80% 的患者有颈部淋巴结转移，手术已不能解决。鼻咽癌多为低分化鳞癌，对放射线中等程度敏感，所在周围正常组织对放射线耐受性好，因此鼻咽癌即使有脑神经损伤、颅底骨质破坏，或者颈部淋巴结转移，放疗也能使患者长期生存。

3）扁桃体癌、口咽癌：常见的肿瘤有鳞状细胞癌、恶性淋巴瘤、未分化癌等。由于解剖部位的特点，手术切除不彻底，而放疗的效果较好，并且有保留局部功能的特点。

（3）通过根治性放疗获得满意疗效的肿瘤：对口腔癌、喉癌、精原细胞癌、乳腺癌、霍奇金淋巴瘤、宫颈癌、食管癌、肺癌，放疗已作为主要的治疗手段。

2. 姑息性放疗

姑息性放疗是指对一些无法治愈的晚期患者，经过给予适当剂量的放疗，达到缓解患者某些症状和解除患者痛苦的目的。

（1）适应证：已有远处转移的肿瘤，对放射线敏感的原发病灶给予姑息性放疗；因肿瘤引起的出血、神经症状、疼痛、梗阻、咳嗽气急等可用姑息性放疗解除或预防上述症状的发生；因肿瘤转移而出现的脑转移、骨转移或其他部位的转移灶的放疗。

（2）特点：一般采用单次剂量较大、次数较少的分割照射方式，总剂量一般是肿瘤根治量的 1/3 ～ 2/3。姑息性放疗不是简单地延长寿命，而是以改善生活质量为主要目的。由于患者的全身状况差，在进行姑息性放疗的同时，还需全身支持疗法。有时姑息性放疗效果显著，再通过支持治疗及其他治疗方法的作用可使病情好转，进而可转为根治性放疗。

3. 辅助性放疗

为了提高肿瘤的治疗效果，目前采用辅助性放疗的方法。辅助性放疗即根据患者的机体状况，肿瘤的病理类型、侵犯范围和发展趋势，合理地、有计划地辅助配合应用其他治疗手段，以尽量减少单一治疗的不良反应，提升治疗效果，较大幅度地提高生存率和生活质量。有时一种疾病的治疗会采用手术、放疗、化疗等多种治疗手段，关键在于目的明确、手段合理、安排有序和因人而异。

（1）放疗与手术的联合应用。

1）术后放疗：术后放疗在恶性肿瘤治疗中相当普遍，部分肿瘤手术后，如有亚临床灶残留或肉眼残留均可接受术后放疗。对于生长局限、无远处转移、术后残留少（如镜下残留），且周围组织可耐受高剂量照射的恶性肿瘤，术后放疗既可明显提高肿瘤的局部控制率，又能明显提高患者的生存率。但对于恶性程度高、早期易发生远处转移的恶性肿瘤，可能还需术后放疗和化疗联合使用，有望进一步提高肿瘤的局部控制率和患者的生存率。如肺癌、乳腺癌、直肠癌、胰腺癌等通过术后放疗和化疗联合应用，可降低肿瘤局部复发率，从而改善患者的生存率。

2）术前放疗：术前放疗是肿瘤手术治疗的辅助手段，通过术前放疗，使一部分肿瘤缩小，达到降低分期的效果，使这部分不能手术切除的肿瘤变得可以手术切除。术前放疗需要考虑患者病情、术前放疗的剂量、放疗和手术的间隔时间，以及放疗及手术并发症的增加等因素。目前，应用较多的是术前放疗与化疗联合使用（称为新诱导治疗），这样可增加肿瘤的退缩率，从而增加手术的切除率，达到提高肿瘤局部控制率和患者生存率的目的。如食管癌、肺癌、宫颈癌、直肠癌及胰腺癌等，通过术前放疗及化疗联合应用，提高肿瘤的切除率。

3）术中放疗：术中放疗是利用术中直视的机会，尽可能避开正常组织和器官，对未切除肿瘤或残留肿瘤、肿瘤床和淋巴引流区，进行直接外放射。其目的是最大限度杀死肿瘤和最大程度地保护正常组织。术中放疗主要适用于腹部胃肠道肿瘤，近年来术中放疗已开始应用于头、颈、胸腹和四肢等部位肿瘤。然而，术中放疗需要外科医师的参与，过程较复杂，还涉及手术室区域的放射防护问题，因此术中放疗多作为外照射剂量增加的补充。

（2）放疗与化疗的联合应用。

1）目的。①提高肿瘤局部控制：肿瘤局部控制是治愈肿瘤的重要因素之一，几乎全部脑胶质瘤、绝大部分头颈部及妇科肿瘤、大多数肺癌、消化道和泌尿道肿瘤致死的主要原因之一是肿瘤的局部控制率问题。提高肿瘤局部和区域性控制将会显著提高患者的生存率。②降低远处转移：根据不同肿瘤的生物学特性，在化疗前、中、后不同时期使用放疗能消灭患者体内的亚临床病灶，进而降低远处转移率。对于一些被认为可能是全身性疾病局部表现的肿瘤，如淋巴瘤、小细胞肺癌、急性淋巴细胞白血病等，人们使用放疗对一些特殊部位，如化疗药物难以到达的区域、中枢神经系统等进行照射时降低该特殊部位肿瘤的出现，进而延长患者生存率。另外，对临床可见的肿瘤局部放疗可消灭耐药的细胞亚群，进而降低远处转移率。③保存器官结构和功能：应用放、化疗综合治疗，可使部分患者避免手术和因此所致的器官缺如、功能显著降低或丧失。如同步应用以连续静脉滴注氟尿嘧啶为基础的化疗加上放疗，可使 75% ～ 80% 无远处转移的肛管癌患者避免手术和因此所致的肛门功能的丧失。

2）放疗与化疗联合应用的理论基础。①空间联合作用：放疗与化疗分别作用于同一疾病的不同病变部位，两种治疗方法间无相互作用。如化、放疗综合治疗儿童淋巴细胞白血病，化疗用于消灭全身病灶，放疗作用于药物所难以到达的脑等部位亚临床灶。再如放疗后辅助化疗，放疗控制肿瘤的局部病灶，化疗来消灭放射野外的亚临床灶。②化疗与放疗独立的肿瘤杀灭效应：这是最基本的化、放疗综合治疗模式，即化、放疗间肿瘤杀灭效应无交互作用，也无治疗不良反应，使用全量化疗和放疗能产生肿瘤杀灭效应优于其中单一治疗方法。③提高杀灭肿瘤的效力：这是化、放疗综合治疗的最主要目的。化、放疗综合治疗产生的疗效要高于两种治疗方法独立应用所产生的疗效相加之和。化疗药起着类似放射增敏剂的作用。例如，化疗药如紫杉醇改变了肿瘤中各细胞群的分布，使肿瘤细胞聚集在放射敏感期内即 G_2/M 期；化疗药如顺铂能改变缺氧肿瘤细胞的代谢；化疗药如丝裂霉素直接作用于乏氧细胞；化疗药抑制肿瘤细胞放疗后的修复，如顺铂等。④对正常组织的保护作用：放疗前应用诱导化疗，可使瘤体缩小，进而根据化疗后瘤体大小再给予较小范围放疗，可有效保护正常组织或器官。⑤降低耐药肿瘤细胞亚群出现概率：相当多肿瘤细胞可表现出对某一治疗方式耐受时对另一治疗方式仍保持一定敏感的特征。⑥降低放疗剂量：这是最常用的预防正常组织和器官急性和后期放射损伤的方法。

3）放疗与化疗联合应用方法。①序贯治疗：即一种疗程完成后再给予另一种疗程的治疗。具体形式是全程化疗→全程放疗，或全程放疗→全程化疗，优点是避开了两种治疗方法同步应用时的不良反应增加，但治疗强度小，肿瘤杀灭效应可能较低。②同步治疗：即化疗的当日同步应用放疗。如放化疗→放疗→放化疗→放疗→放化疗，或放化疗→放化疗→放化疗。化疗与放疗同步治疗缩短了总疗程，减少了肿瘤治疗过程中加速再增生可能性及肿瘤细胞亚群出现的概率，肿瘤的杀灭效应较强，但这也增加了正常组织治疗的不良反应。③交替治疗：将根治性放疗疗程分段，在每段期间穿插化疗，如化疗→放疗→化疗→放疗，或放疗→化疗→放疗→化疗。这种方法较同步治疗能降低治疗的不良反应，但对治疗效果是否影响要进一步研究。

（3）放疗与热疗联合应用：对一些较大的表浅病灶，估计单纯通过放疗效果较差时，临床上常采用加热辅助治疗的方法。热疗可以杀灭对放射线不敏感的 S 期肿瘤细胞和乏氧细胞，并能降低肿瘤细胞对放射线的损伤修复，因此热疗能提高放疗的敏感性。

适宜的加热温度是 41.5 ～ 43℃。由于肿瘤细胞存在热耐受现象，实验结果又提示，每周 3 次加热并没有增加放射线对肿瘤的杀灭，相反却明显增加了对正常组织的损伤，所以国内外比较一致的意见是每周加热 1 ～ 2 次。目前，临床上一般是 41.5 ～ 43℃局部加热 30 分钟，加热后 30 分钟内给予放疗。

肿瘤加热有局部加热和全身加热两大类，局部加热的方法有电磁波加热如微波、射频，以及非电磁波加热如超声波。由于全身加热目前还没有理想的治疗机，同时各组织的温度无法控制和监测，并且局部加热和全身加热一样能有效抑制肿瘤的生长，所以局部加热较全身加热应用更广泛。临床应用证明放疗与热疗联合应用可以提高软组织肉瘤、浅表淋巴结转移癌、胸腹壁转移癌等治疗的疗效。

（4）放射保护剂：对照射体积较大而正常组织无法很好保护时，临床上采用放射保护剂。它能选择性地对正常组织起保护作用，提高正常组织的耐受剂量而不影响对肿瘤的控制率。

目前最知名的是氨磷汀，氨磷汀在正常组织中具有较高的浓度，而在肿瘤中浓度很低，因而能对正常组织起到选择性保护作用。氨磷汀的保护作用几乎可以保护除了中枢神经系统以外的全部正常组织，却不保护肿瘤组织。临床研究表明，氨磷汀能提高正常组织对放射性损伤的耐受性。对头颈部肿瘤放疗的黏膜炎和口干，肺部放疗的放射性肺炎和食管炎，直肠癌放疗的直肠黏膜急性反应等，氨磷汀的保护作用已被临床证实。氨磷汀主要通过静脉滴注，由于氨磷汀用药后 15 分钟达到最高组织浓度，其分布和清除半衰期很短，所以药液需 15 分钟滴完，并必须在用药后 30 分钟内照射。但氨磷汀的主要不良反应是低血压，因此氨磷汀在临床上尚没有广泛使用。

（三）放疗的流程

1. 临床诊断

（1）完善治疗前的临床检查及诊断：除病史、检验报告和身体评分外，制订更精确的治疗计划，要确实了解肿瘤原发灶和淋巴结侵犯的范围，行骨骼扫描（ECT）、计算机扫描（CT）、磁共振（MRI）及阳离子放射性断层摄影（PET）等是必要的。

（2）放疗前的准备：放疗前做好充足准备，减少放疗不良反应，如头颈部放疗患者，放疗前需清洁牙齿，治疗口腔炎症，常规拔除深度龋齿和残根，去除金属冠齿等，待伤口愈合后方可进行放疗。纠正贫血、恶病质或化疗后的骨髓抑制后行放疗。

2. 制订放疗计划

（1）确定放疗目的：根据肿瘤类别、位置、大小、侵犯部位、恶性程度和患者的状况，制订治疗计划，再依据治疗计划是根治放疗、姑息放疗或综合治疗来设计适合患者的治疗方案，选择放疗的机器、方法，照射野的大小，照射距离、方向、深度、次数、分次量、总剂量等。

（2）制订具体的放疗计划：通过模拟定位机、放疗计划系统（TPS）使医师能更精确地计划治疗范围及剂量，辅以多叶片准直器、外模（是以纤维聚酯制成，在常温为硬网板，遇热软化，软化后套在头部、颈部或胸部，医师可在外模上做标记，其优点为使照射野固定不易偏移，无须在患者皮肤上标记）以获得较佳的疗效及较小的不良反应。

3. 实施放疗

放疗一般以分段、分次治疗法为主，外照射通常是每天治疗 1 次，每周 5 次（周一～周五），每次照射约数分钟，全部疗程 4～8 周。超分割放疗是每天 2 次，上、下午照射，至少间隔 6 小时。体外照射由放疗技师执行，第一次放疗医师参与放疗执行与摆位，拍验证片，使治疗严格按治疗计划要求执行。以后在治疗期间，医师每周为治疗中患者检查 1 次，核对放射治疗单，统计剂量，或拍摄验证片，观察患者反应以及肿瘤消退的程度（必要时更改治疗计划）。

（四）各种放疗技术

1. 三维适形放疗和调强放疗

肿瘤放疗追寻的目标是不断提高其治疗的适形性。适形放疗技术包括三维适形放疗（3DCRT）、调强放疗（IMRT）和生物适形放疗（BCRT）等技术，代表了现代肿瘤放疗技术发展的方向。

3DCRT 为初级的适形放疗技术，是通过对肿瘤靶区采用多角度、多野共面和非共面的照射，而每个照射角度对应肿瘤大小而设计照射范围，从而达到几何形状与肿瘤靶区形状相接近，产生相对优越的物理剂量分布的优势。IMRT 在肿瘤靶区内可产生 0～100% 不同剂量强度的独立区域，通过调整靶区内剂量强度的分布，可以产生几乎所有形状的剂量分布，能更好达到肿瘤靶区内高剂量而周边正常组织和器官低剂量的优越剂量分布。可以看出，从 3DCRT 到 IMRT，再进一步到 BCRT，放疗的适形性进一步提高，适形水平也从几何适形向生物适形发展。

2. 立体定向放疗

立体定向治疗包括立体定向放射手术（SRS）和立体定向放疗（SRT）两类，两者均是借助于立体定向技术而发展起来的。所谓立体定向技术是应用先进的影像学技术（如 CT、MRI、DSA、X 线等）确定病变和邻近重要组织、器官的准确位置和范围的一项技术。SRS 是应用立体定向技术进行病变的定位，用小野集束照射靶区，给单次大剂量照射导致病变组织破坏的一种治疗技术。所谓的 X 线和放射性核素产生的 γ 射线是进行 SRS 治疗的商品名。SRT 是应用立体定向技术进行病变的定位，用小野分次照射技术而达到使病变组织破坏的一种技术。

（1）立体定向放疗的剂量分布特点：SRS 和 SRT 治疗过程类似，均需要经过病变定位、计划设计和治疗实施 3 个过程。SRS 和 SRT 剂量分布的共同特点：小野集束照射，剂量分布集中；靶区周边剂量变化梯度较大；靶区内及靶区附近的剂量分布不均匀；靶区周边的正常组织剂量很小。正是由于立体定向治疗的计量学特点，因此这种治疗模式对靶区位置和体积的要求相对于剂量学的要求更高，否则会造成严重的靶区遗漏和正常组织遭受意外照射的现象。

（2）立体定向放疗的临床应用指征。

1）SRS（也称 γ 刀治疗）的临床应用指征：颅内小的深部动静脉畸形；颅内小的（直径 ≤ 3cm）良性肿瘤，并与视神经、丘脑下部、脑干等重要结构有间隙；单发脑转移，直径 < 3cm；与全脑联合放疗后失败，病灶小，为缓解临床症状。

2）SRT（也称 X 刀治疗）的临床应用指征：靶区界限明确，肿瘤范围 ≤ 5cm；作为外照射补充进行剂量递增试验；作为放疗后失败者的姑息性对症治疗；对部分区域可作为根治性治疗措施。

3. 赛博刀

赛博刀是一种新型立体定向放疗机，赛博刀又名射波刀，它整合了影像引导系统，高准确性机器人跟踪瞄准系统和射线释放照射系统，可完成任何部位病变的治疗，是现代肿瘤精准放疗的一种。射波刀拥有灵活的机器手臂，可以 360° 旋转，还可以做到多个病灶同时治疗，最大的特点就是可以做到呼吸追踪，尤其是治疗肺部、肝部、胰腺、前列腺、颅内肿瘤等。

（1）赛博刀治疗的特点：由于人体的呼吸造成肿瘤也会跟随运动，造成照射治疗的偏差，但是赛博刀治疗不必担心这个，赛博刀完全可以做到跟随治疗，时刻紧跟肿瘤的移动而移动，使肿瘤时刻接受足量的剂量，所以可更有效地杀死癌细胞，治疗效果比其他治疗更好。它的另外一个优点就是对肿瘤周围的正常组织起到保护作用，不良反应更小，几乎没有。赛博刀（射波刀）的诞生，意味着肿瘤患者在治疗效果上会有更大的提升，为肿瘤患者开创了完全无创伤的肿瘤治疗方法，尤其是年迈的患者，不能手术、不愿意手术、有其他心脑血管疾病的患者，赛博刀（射波刀）治疗是他们的最佳选择。

（2）赛博刀（射波刀）治疗的优势。

1）治疗精准：准确的射波刀是一种可以治疗全身肿瘤的高精确影像引导放疗设备，根据部位的特殊结构，选取不同的追踪方式，在影像引导下轻松实现肿瘤的高精确照射治疗。射波刀的呼吸追踪系统可以与肺癌患者的肺部运动同步进行，治疗精准，临床总误差＜（1.3±0.2）mm。

2）无痛无创，非侵入性治：疗射波刀治疗无须开刀手术和安装头架，减少了患者在手术过程中存在的风险和更少的术后并发症，同时免除了患者在治疗中的疼痛。

3）治疗时间短：射波刀治疗肿瘤只需要1～5次的照射，不需要住院，患者可以快速恢复正常生活，而传统放疗和外科手术则需要几个月，甚至一年以上才能完全恢复。

4）射波刀不良反应小：射波刀能最大限度地保护肿瘤附近的正常组织，将放射线精准投射到肿瘤上，保证肿瘤周围正常组织细胞及重要器官不受辐射损伤。

4. 陀螺刀

陀螺刀全称为"陀螺旋转式 ^{60}Co 立体定向放射外科治疗系统"，陀螺旋转式 ^{60}Co 立体定向放射外科治疗系统是目前世界上最先进的精确放疗设备之一，它采用了航天陀螺仪的旋转原理，将 ^{60}Co 聚焦放射源安装在两个垂直方向同步旋转的陀螺结构上。其陀螺旋转三次聚焦形成特有的"陀螺峰"剂量场，超越了质子和重离子的"布拉格峰"形成的剂量场，高精度的自动化控制达到了国际领先水平。该放疗系统性能超越售价近亿美元的质子治疗系统，具备强有力的市场竞争力。最新研制的陀螺刀的升级产品，又将最先进的医学影像自动跟踪技术、热增敏技术、弹珠填充调强技术巧妙地结合起来，该产品已经取得中国食品药品监督管理局的 SFDA 认证。

（1）陀螺刀治疗肿瘤的原理：陀螺刀放疗是目前世界上最先进的精确放疗方法，它采用航天陀螺仪的旋转原理，将 ^{60}Co 聚焦放射源安装在两个垂直方向同步旋转的陀螺结构上，利用放射线杀伤、杀死肿瘤细胞，具有无创伤、非全麻、不开刀、不出血、不感染等优点，是目前恶性肿瘤的主要治疗手段之一。

（2）陀螺刀的主要特点。

1）图像数据输入：支持 DICOM 3.0 标准和多种图像数据输入方法，包括网络连接电子数据传输、磁递质传输、视频采集和扫描输入等；支持电子数据图像和扫描图像并存；图像数据处理和三维显示，即图像的灰度、直线距离、体积的测量和显示；不同断层图像序列间的交互重建和解剖切面显示；外形、靶区和重要器官等多目标的三维重建以及原始图像数据的融合显示。

2）照射计划设计：提供焦点的使用设计功能，采用快速和精确计算剂量分布的物理方法，使得设计更加快捷、准确；支持重要器官遮挡方案的自动设计和三维显示评估；支持患者的多计划设计和计划数据的相互拷贝。

3）剂量评估和输出治疗报告：支持多种剂量评估方法，如 Profile、DVH 等；可打印输出所有的治疗计划数据，评估图形和图像，输出治疗控制文件。

5. 重粒子治疗

深部 X 线、^{60}Co-γ 射线、加速器的 X 线均为电磁辐射粒子，称为光子。光子和电子因其质量较小，称为轻粒子。快中子、质子、π 负介子以及氦、碳、氧、氖离子等，因其质量较大，称为重粒子。这些重粒子一般在回旋加速器中产生。重粒子放疗被普遍认为是迄今最理想的放疗技术。质子线不同于发射的 γ 射线和高能 X 线的物理学特征。^{60}Co 的 γ 射线和高能 X 线等 LET 射线进入人体内后的剂量是逐渐衰减的。而质子线进入体内后剂量的释放不多，在到达它的射程终末时能量全部释放，形成所谓的 Bragg 峰，而在其深部的剂量近于 0。这种物理剂量分布的特点，非常有利于肿瘤治疗。把 Bragg 峰置于肿瘤，则在肿瘤的前部正常组织所受的剂量是肿瘤的 1/4，而肿瘤后方的正常组织没有受到照射。Bragg 峰较狭，一般只有数厘米，而治疗的肿瘤前后径（厚度）较大，因此必须根据肿瘤的厚度来扩展 Bragg 峰（SOBP）。现代的质子放疗融合了光子放疗的 3DCRT 和 IMRT 技术，能达到高度的肿瘤放疗的适形性。最高级的照射是笔形束扫描技术，能达到理想的适形照射。

（1）重粒子治疗的特点。

1）以质子束和氦离子束为代表，在组织内形成 Bragg 峰型百分深度剂量分布，以物理方式改善了靶区与正常组织间的剂量比例。

2）以快中子为代表，由于其传能线密度（LET）值高，以生物方式改善了肿瘤组织与正常组织的射线效应。

3）以重离子为代表，它们既具有 Bragg 峰型剂量分布，LET 值又高，兼备物理和生物的双重优势。除质子外，所有重粒子的 LET 值都较高，故重粒子又称高 LET 射线。除快中子不带电以外，所有其他粒子都带电。带电粒子的物理特点之一就是在组织中、水中或其他递质中具有一定的射程。当粒子束射入递质时，在递质表面，能量损失较慢，随着深度增加，粒子运动速度逐渐减低，粒子能量损失率突然增加，形成电离吸收峰，即 Bragg 峰，然后当粒子最后静止时，能量损失率急剧降为 0。

（2）重离子治疗的特征：在肿瘤放疗中涉及的重离子有氦离子、碳离子、氖离子、氮离子、硅离子等。重离子线既具有质子线的物理学特征，又具有比质子更强的杀灭抵抗放射肿瘤细胞的能力。

1）重离子线有 5 个物理学特征：①重离子线是高 LET 射线，在其穿越物质时，在每单位射程上损失的能量较大，如 430MeV 的碳离子（^{12}C）的 LET 是 245～280keV/μm，所以 ^{12}C 射线是致密电离辐射；②重离子线进入人体后的深部剂量分布和质子类似，但重离子线在 Bragg 峰后有一个"尾巴"，即存在一定的剂量；③重离子线的横向散射较少；④重离子带有电荷；⑤重离子线照射后可进行 PET。

2）重离子线有 3 个放射生物学特征：①重离子线的 RBE 较大，重离子线在其射程 Bragg 峰处造成 DNA 双链断裂的比例高，但是 Bragg 峰前的坪区，其 RBE 近似于 1.0；②重离子杀灭肿瘤细胞时对氧依赖小，重离子在 Bragg 峰处射线杀伤肿瘤或对正常细胞的损伤并不依赖氧的存在，因此氧增强比（OER）小；③细胞周期各时相对重离子线的敏感性相差很小，在 Bragg 峰区射线的细胞致死效应几乎不受细胞周期时相的影响，S 期细胞的放射抵抗性消失。

6. 质子放疗

（1）质子放疗的特点：质子线属于低 LET 射线，它的生物学特性基本和光子放疗相同，对细胞 DNA 的损害绝大部分是 DNA 的单链断裂，因此存在亚致死放射损伤和潜在放射损伤的修复。放射生物学的研究表明，它的生物学效应略高于 ^{60}Co 和高能 X 线。若以 ^{60}Co 质子线的生物学效应为标准，则质子线的坪区和 Bragg 峰区的 RBE 基本相同。由于质子线属于低 LET 射线，所以该射线杀灭肿瘤乃依赖于氧的效应，对缺氧细胞的杀灭效应差，氧增强比（OER）为 2.5～3.0。

（2）质子放疗临床适应证。

1）不适合手术的 I～III 期肺癌。

2）颅底肿瘤如脊索瘤、软骨肉瘤。

3）消化道肿瘤如原发性肝癌、食管癌。

4）眼部肿瘤和良性疾病。

5）中枢神经系统肿瘤如星形胶质细胞瘤、孤立的脑转移灶、垂体瘤、脑动静脉畸形、脑膜瘤、听神经瘤。

6）头颈部肿瘤如鼻咽癌、局部晚期的口咽癌。

7）盆腔肿瘤如前列腺癌、子宫肿瘤及其他不能切除的盆腔肿瘤。

7. 放射性粒子组织间近距离治疗肿瘤

放射性粒子植入治疗技术简称"粒子植入"，是一种将放射源植入肿瘤内部，让其持续释放出射线以摧毁肿瘤的治疗手段。粒子植入治疗技术涉及放射源，其核心是放射粒子。现在临床运用的是一种被称为 ^{125}I 的物质，每个 ^{125}I 粒子就像一个小太阳，其中心附近的射线最强，可最大限度降低对正常组织的损伤。放射性粒子植入治疗技术主要依靠立体定向系统将放射性粒子准确植入瘤体内，通过微型放射源发出持续、短距离的放射线，使肿瘤组织遭受最大限度杀伤，而正常组织不损伤或只有微小损伤。专家认为，相比其他肿瘤治疗技术，放射性粒子植入治疗技术本身技术含量并不高、难度并不大，但由于直接植入人体内，而且是放射源，所以要严格把握适应证。

粒子植入治疗可以追溯到 20 世纪初。早在 1909 年，法国巴黎镭放射生物实验室就利用导管，将带有包壳的镭置入前列腺，完成了第一例近距离治疗前列腺癌。但早期技术由于剂量掌握不当，会造成患者直肠严重损伤，所以运用并不广泛。直到 1931 年，瑞典研究人员提出了近距离治疗的概念，并发明了剂量表格计算方法，才减低了并发症发生风险。20 世纪 70 年代，美国纽约纪念医院开创了经耻骨后组织间碘粒子种植治疗前列腺癌的先河，形成了今天前列腺癌近距离治疗的基础。放射性粒子植入治疗早期前列腺癌在美国等国家已成为标准治疗手段，在国内该治疗理念也渐渐得到认可。

（1）放射性粒子组织间近距离治疗肿瘤基本方法：^{125}I 粒子植入治疗肿瘤是近年来新推出的一种先进的活体内照射放疗新技术，它将低能量放射性核素研制成微小粒子，采用现代先进的 TPS 系统，在术中 B 超、CT 或内镜引导下将"粒子"植入肿瘤及其浸润或转移的病灶，通过电离辐射生物效应作用，最大程度抑制、破坏并杀灭肿瘤细胞。

^{125}I 粒子植入治疗首先是将放射性粒子装进植入枪，通过 CT 及专用穿刺架引导，将穿刺针穿入瘤体所需位置。然后将针芯取出，用推进器将粒子推进瘤体，重复上述过程，使植入体内的放射性粒子均匀地立体分布在肿瘤体内。

（2）放射性粒子组织间近距离治疗肿瘤的优势。

1）不管肿瘤长成什么样子、什么形状，都可以将粒子非常均匀地、立体地分布在整个肿瘤里面，根据不同的肿瘤采取最恰当的植入方法，这样使全部肿瘤都得到应该有的根治放射剂量。

2）保护了周围的健康组织。外照射的时候，放射线要穿过皮肤，通过一定的正常组织到达肿瘤，除了肿瘤以外的那些正常组织仍然有一部分放射线照射，这样不管涉及多少放射线数，都会有一部分正常组织受到一些损伤。粒子植入可减少皮肤反应。

（3）放射性粒子组织间近距离治疗肿瘤的基本原则。

1）严格掌握临床适应证和禁忌证。

2）粒子植入前应通过近期 CT、MRI 或 B 超了解病灶与周围重要器官的关系。

3）治疗前应对 10% 放射性粒子进行测定，允许测量结果偏差在 ±5% 以内。

4）应有放射粒子植入计划设计及剂量分布。

5）治疗后应拍 CT 片进行验证，了解粒子重建和剂量分布情况，如发现有稀疏或遗漏应拟订计划择期补种，以保证与植入前治疗计划相符。

6）放射性粒子植入之后，如果需要配合外照射或化疗，应在第一个半衰期内给予外照射的相应生物学剂量或化疗方案，并告知患者或其亲属。

（4）放射性粒子组织间近距离治疗肿瘤的基本程序。

1）常用粒子植入治疗有 3 种方式：①模板种植；②超声和 CT 引导下种植；③外科手术中种植。

2）放射性粒子组织间近距离治疗肿瘤的基本程序：对各种不同肿瘤的粒子植入治疗有不同的具体方法，首先要明确肿瘤的形态，位置，大小及与邻近器官、血管的关系。因此，植入治疗前或术中应用 CT、MRI、超声或 PET/CT 影像学技术确定靶区；由于粒子种植在三维空间进行，每种放射性粒子物理特性不同，对每种核素需要特定的三维治疗计划系统进行治疗计划设计，进行模拟粒子种植的空间分布。应用治疗计划系统（TPS）制订治疗前计划，确定植入导针数、导针的位置和粒子数；选择粒子种类及单个粒子活度，计算靶区总活度，预期靶区剂量分布，包括肿瘤及周围危险器官的剂量分布，指导临床粒子种植。

（五）肿瘤放疗不良反应

在临床放疗过程中，放射线对肿瘤邻近的人体正常组织必然会产生一定的影响，从而造成不同程度的放射反应与损伤。但是，肿瘤放疗医师首先考虑的是在尽量避免并减少对正常组织损伤的同时，如何彻底消灭肿瘤，从而达到治愈肿瘤、保护功能、提高生存质量和延长生命的目的。肿瘤放疗的常见不良反应可以大体分为两大类：早期或急性并发症和晚期或慢性并发症。并发症的发生和类型取决于照射的面积、每天照射的剂量和照射总剂量、患者的一般情况以及是否同时给予其他治疗等。

早期或急性并发症通常在治疗中或治疗后 1 ～ 3 个月内出现，主要是由于治疗区域分裂迅速的正常细胞发生损伤引起的，程度往往与照射的面积和大小有关。例如，肠道对放疗敏感，通常会出现恶心、食欲缺乏等症状，这种症状可以在治疗后 1～2 小时就出现。在放疗的过程中，皮肤会出现发红、发痒，甚至脱皮等症状。口腔和咽喉的照射会导致疼痛（黏膜炎），通常在治疗当中出现，在治疗近结束的时候症状最为严重，而且会在放疗后持续一段时间。放疗会使治疗区域的毛发脱落，通常在放疗的 2～3 周毛发开始脱落，治疗后几周头发开始生长，绝大多数的脱发是暂时的，但有时可能造成永久性脱发。急性放射反应在治疗中不可避免，但积极采用有效的保护性药物进行治疗，均可以减轻反应程度，使治疗顺利进行。

晚期或慢性并发症可能在放疗后数月或者数年之后发生，这是放疗医师最担心和关注的问题。患者是否出现晚期并发症取决于多种因素，除了放疗外，还包括化疗、遗传因素以及生活方式因素等。并发症的类型和被照射区域有关。例如，唾液腺被照射后，在放疗后几个月后可能出现口干，这种症状可能是永久性的。其他的晚期并发症并不常见，但一旦出现，可能会对患者产生严重的影响，包括皮肤和皮下组织变厚、神经损伤、肠道损伤、心肺损害。预防放疗晚期并发症发生的最有效办法，一是改善和发展新的放疗技术，如现代三维适形、调强、立体定向等技术，大大提高对正常组织器官保护的能力；二是严格掌握组织器官的体积—剂量限制，通过正确的治疗方案设计，以不发生晚期严重并发症为根本。

放疗后出现第二恶性肿瘤比较少见，20 年或更长时间第二肿瘤的发生概率只有 1%～5%，但是要引起足够的重视。发生的第二肿瘤取决于被照射的部位。一般情况下生长发育中的儿童或青少年发生的概率较高，因此，要严格掌握儿童和青少年放疗的适应证。一般情况下，患者死于原发疾病的风险要远远大于死于第二肿瘤的风险。生殖腺的放疗增加了基因异常突变的风险。通常情况下，染色体的损伤会导致不孕而不是异常胎儿的产生。即使双方父母都接受过放疗，生产异常胎儿的风险也很小，甚至可以忽略不计。

由于放疗是可控的人工放射线照射过程，放射并发症多为一过性疾患，并不影响放疗的进程，大多数患者只要给予对症治疗即可。但个别时候，某些患者也会发生严重并发症，使得放疗不得不终止。因此，积极预防和治疗并发症，在整个放疗过程中是非常重要的。

下面将分别阐述不同部位的并发症以及处理方法。

1. 一般的全身并发症

（1）疲乏：不管哪个部位接受照射，疲乏都是放疗常见的不良反应。治疗几周后，患者常感到疲乏，这通常是由于机体正在修复受损的正常组织细胞，或是由于贫血等原因的影响。治疗后几个月疲乏仍可能存在。脑肿瘤的患者更易出现疲乏，尤其是服用类固醇药物时更加明显。疲乏通常在治疗后的 1～2 周最为明显，小部分脑肿瘤患者在脑放疗之后可能还会出现嗜睡综合征。

处理方法：疲乏时适当的锻炼是有益的，每天散步有较好的效果。

（2）血液系统受损：放疗可以使白细胞降低，对红细胞影响较少，较大面积照射可以引起血小板减少。当骨髓有受照射的风险时，应在治疗当中监测血常规。当白细胞减低时，可能会增加感染的风险。

处理方法：红细胞低导致贫血时，常常需要输血。不接受输血的患者可以注射促红细胞生成素。白细胞减低时需要给予升白细胞药或需要暂时休息一段时间，等待白细胞恢复正常再继续治疗。

（3）皮肤反应：在放疗的过程中，皮肤会出现发红，甚至发黑、发痒、疼痛等症状，和晒伤的症状类似。有时，在治疗区域的对侧皮肤也可能发生发红变黯的现象，例如前胸照射时，后背皮肤可能出现反应。皮肤反应通常在治疗结束后 2～4 周停止。有时患者会出现永久的皮肤反应，例如毛细血管扩张等。有些患者可能会出现较严重的皮肤反应，例如皮肤破溃等，但这种情况比较罕见。

处理方法：皮肤反应出现时，每天以温水和温和无香料的肥皂清洗皮肤。避免涂抹乳霜和覆盖敷料，不要使用滑石粉。避免日晒。过度冲洗和抓挠。穿着宽松舒适的天然纤维衣物。如皮肤出现破溃等严重反应，应中断治疗，等皮肤修复后再行治疗。放疗期间如在局部皮肤用药，应征得放射专业医师的许可，由于某些药物可能在放射线照射下发生激发射线，应当谨慎选用。

（4）生殖系统改变：对于女性而言，下腹部的放疗可以使未绝经的妇女绝经，卵巢停止排卵和产生雌激素。放疗也会影响子宫，使患者日后不能生育。骨盆照射后几周，患者就会出现绝经期的症状，包括发热、出汗、情绪变化等。对于男性而言，放疗通常不会影响其生育能力，但是最好在骨盆照射后半年至 2 年内采取避孕措施。双侧的睾丸照射可能会导致暂时或者永久的不育。

处理方法：出现绝经期的症状可以利用激素替代疗法来改善症状。放疗期间是不宜怀孕的，但是小孩和孕妇接触放疗患者对身体没有伤害。

2. 脑放射的并发症

（1）疲乏：脑放射引起的疲乏参见一般的全身并发症相关内容。

（2）脱发：脑放射的患者通常会发生一定程度的脱发，脱发只出现在照射的部位。不过有时脱发也发生在照射位置的对侧，也就是射线穿出的部位。放疗结束后，头发会逐渐长出来，但是可能不如从前浓密。接受的射线越多，头发长出来的时间也就越长。新长出来的头发颜色可能和以前有差别或者原来的直发变得弯曲。

处理方法：护理头发方面，可以使用温水和温和的洗发水清洗头发，不要使用吹热风的吹风机以及用毛巾用力摩擦头发。

（3）脑肿瘤症状的加重：在脑部放疗的过程中，一部分患者感到脑肿瘤的症状有所加重。这是由于放疗可以引起治疗区域短暂的肿胀，增加了颅内压的原因，也就是水肿，可以使患者的症状在短时间内加剧，包括头痛、恶心、癫痫发作等。如果肿胀没有消失的话，上述症状还会再次出现。

处理方法：放疗的同时可以给予类固醇激素来减轻水肿，在治疗结束后，类固醇激素的量要逐渐减少。

3. 头颈部放射的并发症

（1）口腔和牙齿并发症。

1）口腔疼痛：口腔里面的细胞对放疗很敏感。疼痛通常在放疗中出现，并在放疗后持续几周。干燥、溃烂的口腔有时容易并发感染。

处理方法：这种情况下很难承受口味重和辛辣的食物、烈酒以及香烟等。宜摄入松软易消化的食物，干硬和太热的食物会刺激口腔引起疼痛。保持口腔卫生很关键，利用软毛牙刷刷牙，使用牙线，经常漱口。一旦出现口腔黏膜炎，就要进行预防真菌感染的治疗。注意加强营养，避免烟酒。有时口腔黏膜出现溃烂，需要用止痛药处理，必要的时候要放置鼻饲管以缓解口腔疼痛。

2）口干：放疗可能会损伤唾液腺，造成唾液分泌减少而引起口干，给咀嚼和吞咽带来困难。治疗后6个月，甚至更长时间唾液分泌才有可能恢复正常。如果放疗就是针对唾液腺的，那么可能会出现永久的口干。

处理方法：用小苏打水清洁舌，多饮水；吃含水分丰富的食物，咀嚼口香糖促进唾液分泌，服用促进唾液分泌的药物，不要食用使口腔更干燥的巧克力等；夜间利用橄榄油湿润口腔，使用唇膏等。

3）味觉改变：放疗可能对味蕾有影响。患者可能会感到食物有金属味或不能辨别食物的味道。味觉要等口腔状况好转后逐渐恢复。

处理方法：味觉改变时，应该试着利用一些辅料，如草药和香料等来增加食物的口感。

4）牙齿异常：口腔放疗可以损伤牙齿，因唾液少而黏稠，酸度增加，细菌便于繁殖，易形成放射性龋齿、牙龈红肿、齿槽溢脓。如果在放疗后1～2年内拔牙，上述症状会诱发颌骨骨髓炎或骨坏死。若病情加重，可穿破皮肤，形成瘘管，最后导致脓毒血症。

处理方法：放疗前患者一定要做牙齿处理，包括拔除龋齿和残根，摘除金属牙套。在拔牙后2周或积极消炎的同时方可进行放疗，在放疗中、放疗后保持良好的口腔习惯，含氟牙膏可在牙齿表面形成保护层以保护牙冠。可以用含氟漱口水每天漱口两次。患者在接受放疗后就诊于牙科时要告知放疗史。

（2）体重减轻：头颈部放疗可以使体重减轻，原因包括口腔干燥疼痛、食欲差、味觉改变、咽喉肿痛导致吞咽困难等。这些症状都是暂时的，在治疗结束后会逐渐恢复。

处理方法：可以口服一些高能量的营养液，戒烟禁酒等。

（3）吞咽困难：放疗可以使咽喉肿痛，进一步引起吞咽困难。如果同时进行化疗的话，吞咽困难可能会加重且持续的时间更长。

处理方法：需要进食松软的食物，给予止痛的药物或含有阿司匹林的漱口水，如果较严重需要肠外营养和鼻饲营养等。

（4）声音嘶哑：放疗过程中或放疗结束后几周，声音可能会出现微小的改变，但是一段时间后，声音即可恢复正常。喉癌的患者放疗后声音可能会更加嘶哑，放疗结束后很快即可恢复。

处理方法：避免用嗓，多饮水和食用清淡食物。

（5）脱发：见前述。

4.胸部放疗的并发症

（1）放射性食管炎：放射性食管炎典型的症状为下咽部疼痛或胸骨后疼痛。常于放疗后1周或数周内出现，一般症状较轻。严重者可出现胸部剧痛、发热、呛咳、呼吸困难、呕吐、呕血等，应警惕食管穿孔或食管气管瘘的发生。

处理方法：放射性食管炎需要专科进行对症治疗。

（2）恶心、呕吐和体重下降：照射区域离胃部近时，会出现恶心、呕吐，恶心、呕吐会导致体重下降。

处理方法：放疗前 1 小时服用止吐药可能有效。

（3）呼吸系统表现：胸部放射会使肺脏出现炎症反应，可能会出现干咳或者气喘等，但是这种症状很快就会好转。有时需要给予抗生素和吸氧对症治疗。但是，放疗可能会对呼吸产生一个长期的不良反应，约 10% 的患者可能会出现放射性肺炎，会导致长期的咳嗽，有时会有气喘。这些症状可能在治疗后的数月后不会出现，但是几年后，患者会逐渐出现气促等症状。继发感染时发热，实验室检查可有白细胞总数增高等。X 线检查可发现患侧肺纹理增粗，严重者可有淡片状阴影。少数病例可转化成肺纤维化。

处理方法：放射性肺炎需要专科进行对症治疗。

5. 腹部或盆腔放疗后并发症

（1）腹泻：放疗后几天后可能会出现腹泻、腹痛、里急后重等，随着治疗进展，腹泻可能逐渐加重。放疗结束后，腹泻在几周后也会逐渐消失。但是一些患者治疗后会持续腹泻一段时间，排便的时候可能出血。

处理方法：需要服用止泻、解痉药物，进行盆底肌肉的锻炼，同时要保证饮水，以防脱水。

（2）恶心及呕吐：见前述内容。

（3）膀胱症状。

1）膀胱炎症状：放疗可能会出现膀胱炎症状，包括小便次数增多、烧灼样疼痛、尿不尽等。

处理方法：膀胱出现感染时，需要抗生素治疗。

2）血尿：盆腔照射可能会使膀胱血管脆性增加，出现血尿。

处理方法：血尿出现后需要进行膀胱镜检查，如果膀胱损伤轻微，可以暂不治疗。血尿严重时需要泌尿外科进行止血、介入等治疗。

3）尿失禁：尿失禁的发生与照射的肿瘤类型以及照射剂量有关。放疗可能损伤膀胱括约肌导致尿失禁，这在盆腔术后的患者中出现的概率较大。

处理方法：需要进行盆底肌肉的锻炼，必要时给予药物治疗。

4）疼痛：膀胱感染、肠道痉挛或者肛裂可能导致排便疼痛。骨盆的照射有时会导致骨盆的不完全骨折，肿瘤的复发等也会引起疼痛。

处理方法：疼痛需要及时查明原因，给予对症治疗。

综上所述，放射性急性并发症多于放疗中出现，放疗后 2 ～ 4 周基本可以恢复，药物对症治疗可减轻急性反应发生的程度，保证患者顺利完成治疗。晚期严重并发症必须通过发展放疗新技术、提高肿瘤区高剂量、降低肿瘤周围正常组织的剂量而实现，以不出现为前提，这就要求放疗科医师有高度的责任心和敬业精神，正确选择每一种技术的适宜人群，合理运用，决不能盲目扩大每种技术的适用范围，更不能以盈利为目的。

（金 静）

参考文献

［1］张丽娜，周靖靖，朱静文 . 舒缓治疗在晚期肺癌临终住院患者中的应用效果 [J]. 癌

症进展，2022，20（13）：1393-1397.

［2］郭敏，孟华，张庆波.姑息治疗老年恶性肿瘤患者的临床效果观察[J].中国社区医师，2021，37（10）：15-16.

［3］杨爱洁，李鹏，王通艳，等.肿瘤晚期相关并发症的姑息治疗[J].中西医结合心血管病电子杂志，2020，8（22）：24-25.

［4］李斌华.舒缓治疗对肝癌终末期患者生存质量的影响[J].中国现代医生，2018，56（15）：88-90.

［5］杜俊.舒缓治疗对肿瘤患者治疗的作用[J].现代医学与健康研究电子杂志，2017，1（3）：107.

［6］Wirz S, Schenk M, Wartenberg H C, et al. Differentiation between "nonpalliative" and "palliative" treatment of tumor pain is desirable[J]. Schmerz (Berlin, Germany), 2016, 30(2): 190-191.

［7］Katano A. Remarkable remission of a tumor-stage mycosis fungoides on the scalp by single fraction palliative radiotherapy[J]. Clinical Case Reports, 2022, 10(9): e6333.

第三节 非肿瘤终末期患者的舒缓治疗

一、获得性免疫缺陷综合征

（一）概况

获得性免疫缺陷综合征（AIDS），又称艾滋病，是人类因为感染人类免疫缺陷病毒（HIV）后导致免疫缺陷，并发一系列机会性感染及肿瘤，严重者可导致死亡的综合征。本病主要通过性接触和血液传播，病毒主要侵犯和破坏辅助性 T 淋巴细胞（CD4$^+$T 淋巴细胞）。HIV 感染晚期，恶性肿瘤发生率会逐渐增高，如极罕见的卡波西肉瘤和脑淋巴瘤。目前，艾滋病已成为严重威胁世界人民健康的公共卫生问题。

（二）自然病程

HIV 感染后的自然病程多种多样。对于大多数人而言，疾病初期几乎无症状，经过数年相对健康的生活后，AIDS 的典型临床特征才表现出来。有些患者初期可表现为下列症状：发热、躯体疼痛、头痛、口腔和生殖器黏膜溃疡、手掌—足底皮疹、肝脾肿大以及全身淋巴结肿大，通常在几周后上述症状自行缓解。但在这一时期，患者可以出现贝尔麻痹（Bell's palsy），或 Guillain-Barre 综合征（GBS），提示早期神经系统受侵。

12 周后，随着免疫系统的部分恢复以及循环血液中病毒颗粒负载量的减少，机体达到稳定期。随之进入临床潜伏期，此期唯一的临床表现或许是全身的淋巴结肿大和偶尔出现盗汗，尤其是夜间盗汗。少数感染 HIV 的患者可以在 1 年或者 2 年内快速进展到 AIDS 暴发期，但是大多数患者 8～10 年才发生 AIDS，仅有少数个体疾病进展非常缓慢，即使没有应用抗逆转录病毒药物（ARVs），在感染 HIV 20 年后仍可以存活。随着免疫系统的耗竭，患者易受到多种感染，包括反复的上呼吸道感染、肺炎，结核病，各种肠道微生物菌群感染，隐球菌性脑膜炎，带状疱疹以及口腔、阴道和食管念珠菌感染。免疫系统恢复能力的多样性和一些感染的潜在致死性，使评估个体预后变得困难。

（三）临床特征

AIDS 表现多样化，但也有典型的临床表现：体重减轻超过 10%，腹泻、发热超过 1 个月，全身淋巴结肿大，特别是颏下、滑车淋巴结肿大非常有意义。

本病潜伏期较长，一般认为 2 ～ 10 年可发展为艾滋病，HIV 侵入人体后可分为 4 期。

1. 急性感染（Ⅰ期）

感染 HIV 后，少部分（10% ～ 15%）患者可出现发热、全身不适、头痛、食欲缺乏、肌痛、关节痛、皮疹和淋巴结肿大，类似血清病的症状，一般持续 3 ～ 14 天后自然消失。

2. 无症状感染（Ⅱ期）

可由原发 HIV 感染或急性感染症状消失后延伸而来，可无任何症状，此阶段可持续 2 ～ 10 年。

3. 持续性全身淋巴结肿大综合征（Ⅲ期）

除腹股沟淋巴结肿大以外，其他部位两处或两处以上淋巴结肿大，直径 1cm 以上，质地柔韧，可自由活动，无压痛，持续肿大 3 个月以上。

4. 艾滋病（Ⅳ期）

（1）全身性症状：即发热、疲乏不适、食欲缺乏、体重下降、持续性腹泻和易感冒等症状。除全身淋巴结肿大外，可有肝脾肿大。

（2）神经系统症状：出现头痛、癫痫、进行性痴呆和下肢瘫痪等。

（3）免疫缺陷所致的机会性感染：包括卡氏肺孢子菌、弓形虫、隐球菌、念珠菌、结核杆菌、巨细胞病毒、EB 病毒、疱疹病毒等感染，可造成肺部、胃肠道、神经系统、皮肤黏膜和眼部等系统的机会性感染。

（4）免疫缺陷而继发肿瘤：如卡波西肉瘤和非霍奇金病等。

（四）治疗现状

直至现在艾滋病尚无特别有效的治疗方法。通过多年的临床实践，认为早期抗病毒治疗是关键，既能缓解病情，减少机会性感染和肿瘤，又能预防或延缓艾滋病相关疾病的发生。主要包括以下治疗方法。

1. 一般治疗

对 HIV 感染者或获得性免疫缺陷综合征患者均无须隔离治疗。对无症状的 HIV 感染者，仍可保持正常的工作和生活。应根据具体病情进行抗病毒治疗，并密切监测病情的变化，对艾滋病前期或已发展为艾滋病的患者，应根据病情注意休息，给予高热量、多维生素饮食；不能进食者，应静脉输液补充营养；加强支持疗法，包括输血及营养支持疗法，维持水及电解质平衡。

2. 抗病毒治疗

高效活性抗病毒治疗的出现从根本上改变了许多 AIDS 患者的预后，接受各种方法治疗的衰弱患者接受高效活性抗病毒治疗后获得显著的改善。

主要的抗病毒药物有核苷类逆转录酶抑制剂、非核苷类逆转录酶抑制剂和蛋白酶抑制剂三大类。鉴于仅用一种抗病毒药物易诱发 HIV 突变，并产生耐药性，目前多主张联合用药。治疗时需要注意：治疗需要持续终身；认真选择第一治疗方案对于取得最佳疗效是非常重要的；一旦接受抗病毒治疗，以后的治疗方案很少能获得好的疗效；艾法韦仑或奈韦拉平应与齐多夫定、拉米夫定或司坦夫定联合治疗；免疫系统受到损害而发生结核病时，如果可能，应先考虑治疗结核病。

3. 免疫治疗

基因重组 IL-2 与抗病毒药物同时应用对改善免疫功能是有益的。

4. 并发症治疗

卡氏肺孢子菌肺炎可用戊烷脒；卡波西肉瘤可用齐多夫定与 α-干扰素联合治疗等。

5. 支持及对症治疗

包括输血及营养支持疗法，补充维生素特别是维生素 B_{12} 和叶酸等。

6. 预防性治疗

结核菌素试验阳性者，应接受异烟肼治疗；医务人员被污染的针头刺伤或发生实验室意外者，在 2 小时内应进行齐多夫定等治疗。

（五）姑息治疗

目前抗病毒治疗尚不能治愈 AIDS，仅能推迟 AIDS 的自然进展。在可预测的将来，将面对成千上万的人缓慢地死于 AIDS，这些患者需要有效的姑息治疗，以提高其生活质量并较好地控制症状。

1. 疼痛

有研究显示进展期 AIDS 患者约有 98% 会出现疼痛症状。疼痛常见原因：①病毒直接损伤外周神经，30% 患者发生感觉异常的神经病变；②药物引起的不良反应；③带状疱疹的发生，持续存在的疱疹后神经痛；④口腔和生殖器持续溃疡；⑤食管念珠菌病、胃酸反流及结核感染造成令人痛苦的吞咽痛；⑥ 20% 患者因各种原因发生的腹痛；⑦肌肉和关节痛也是常见的症状。疼痛治疗的原则：口服给药，按阶梯给药，按时给药，并进行疼痛评估及随访。

2. 皮肤问题

所有 AIDS 患者均有皮肤损害，如皮肤干燥和瘙痒，不提倡过多地洗澡，可用水性油膏全身涂抹，每日 2 次，适当地涂抹激素软膏和口服抗组胺类药物可以减轻症状。脂溢性皮炎和银屑病也常见，应给予适当的治疗。全身各部位散在多发、大小不等的褐色丘疹样结节，特别是颜面和口部，是卡波西肉瘤的特征。尽管初期进展缓慢，但可波及到内脏并迅速导致死亡，随后出现疼痛和呼吸困难。吗啡治疗有效，也可根据患者的个体情况选择姑息性局部放疗、局部冷冻和病灶内化疗。

3. 发热

发热与盗汗是 AIDS 患者最常见的症状，部分是由免疫应答或某些感染所致。应找出病因，如结核病、肺炎和肿瘤，在确定病因前可以给予补液及退热治疗。

4. 腹泻

进展期 AIDS 患者超过 50% 可以发生反复、持续的腹泻。半数慢性腹泻患者可查出感染性病原菌，在未查明病原菌时，可尝试应用甲硝唑联合磺胺甲异噁唑短期经验性治疗；洛哌丁胺或吗啡应滴定到有效剂量以减少腹泻的次数，达到治疗效果。同时改善个人及环境卫生条件，也可以显著减少腹泻的发生。

5. 精神与情感问题

诊断 HIV 阳性预示着患者不但患有致死性疾病，而且会有精神与情感方面的症状，如担心疾病会传染给他人、担心被社会及家人所歧视或抛弃、对即将失去所有的东西感到伤心难过、担心家人特别是子女将来如何生存及自己如何治疗等。有些患者对未来失去信心和希望，甚至会出现自杀的想法。由于 HIV 是一种嗜神经病毒，超过 80% 的 AIDS 患者会出现一定程度的认知功能障碍，25% 的 AIDS 患者将发生与 HIV 相关的痴呆或精神病，必要时应给予相应的治疗。

（六）终末期治疗注意事项

（1）AIDS 患者通常比其他接受姑息治疗的患者年轻。他们通常有多种疾病，需要采取有效控制症状的方法来缓解痛苦，以提高其生活质量。

（2）患者通常非常了解自己的病情，了解可用的治疗方法和各种方法的优缺点，嘱其注意药物的不良反应，这可能是导致某些症状的原因。

（3）对免疫力降低的患者，应尽可能延长预防性治疗机会性感染的时间，即便在临终时，新发或复发的感染产生的症状，都会加重患者身体和心灵的痛苦。

（4）一些患者甚至没有把他们的真实病情告诉家人，因害怕被家庭孤立或拒绝接纳，通常是同性的伴侣或好朋友充当照护者。

（5）家属和照护者有可能感染 HIV，他们会将患者的病情和所遭受的痛苦与他们自己的未来联系在一起，同样会有担心与焦虑。

（6）治疗过去或近期有吸毒史患者的疼痛比较困难，需要多学科会诊，遵循疼痛治疗、药物和乙醇中毒方面专家综合的建议进行治疗。

（七）精神与心理支持

AIDS 作为损害人体免疫力的病死率高发病症，其病因与吸毒、性生活混乱有关，一直为公众不解甚至唾弃，加之有些患者羞于启齿，症状隐蔽性强，使艾滋病的防治与癌症等绝症无法等量齐观。所以，面对 AIDS 这种特殊的病症，全社会除了物质上的帮助，更应为 AIDS 患者和 HIV 感染者提供积极、健康、乐观的精神支持。对于艾滋病感染者而言，其身上的"原罪"性质或许不可否认，但从另一方面来讲，无论是吸毒还是性生活混乱，都无法绕开思想迷茫、精神空虚、无力抵制诱惑和不良思想侵袭这一前提，特别是对于思想活跃、精神需求旺盛的年轻人来讲，如何使健康的思想和行为占据主导地位，在精神层面发挥正确的教育和引导功能，是艾滋病防治向前迈进不可或缺的前提条件。

二、终末期呼吸系统非恶性疾病

（一）概况

终末期呼吸系统非恶性疾病指各种呼吸系统疾病的终末期，常见疾病包括阻塞性肺气肿、肺结核、肺脓肿、尘肺以及胸廓疾病等。而慢性呼吸系统疾病常见的显著特征是：随着长时间呼吸困难的发生，呼吸功能出现缓慢的进行性下降，患者耐受活动的能力下降、反复住院及过早死亡。其终末期均表现为呼吸衰竭。呼吸衰竭是各种原因引起的肺通气和（或）换气功能严重障碍，以致在静息状态下也不能维持足够的气体交换，导致缺氧，伴（或不伴）二氧化碳潴留，从而引起一系列生理功能和代谢紊乱的临床综合征。

（二）自然病程

各种呼吸系统原发疾病的自然病程差异较大。在临终关怀病房内死于非恶性肺脏疾病的患者比例低于5%，而肺癌患者比例超过20%。肺呼吸功能正常，因各种迅速发展的病变，例如呼吸道阻塞性病变、肺组织病变、肺血管疾病、胸廓胸膜病变等，在短时间内引起严重气体交换障碍，产生缺氧或合并二氧化碳潴留者，称为急性呼吸衰竭。原发疾病包括各种原因引起的窒息、重症哮喘、严重呼吸系统感染、各种原因引起的急性肺水肿、胸肺部外伤等。急性呼吸衰竭病程短，发展迅速；慢性呼吸衰竭以支气管—肺疾病所引起者为常见，如慢性阻塞性肺疾病、重症肺结核、肺间质纤维化、尘肺等。胸廓和神经肌肉病变如胸部手术、外伤、广泛性胸膜增厚、胸廓畸形、脊髓侧索硬化症也可导致慢性呼吸衰竭。要确定慢性呼吸系统疾病的患者何时进入终末期是较困难的，因为大多数呼吸系统疾病临终患者呼吸稳定，只是会间断出现严重威胁生命的病情变化。

（三）临床特征

终末期呼吸系统疾病的临床表现包括原发疾病的症状、体征，以及缺氧和二氧化碳潴留所致的呼吸困难和多脏器功能紊乱的表现。慢性呼吸衰竭患者的体征可见肋间隙增宽、桶状胸、呼吸运动度减弱、叩诊呈过清音、听诊呼吸音减低、双肺干湿性啰音等。最后数周或数月的症状包括：呼吸困难、咳嗽、发热、咯血、喘鸣和胸痛等。

1. 呼吸困难

指患者主观感到空气不足、呼吸费力，客观表现呼吸运动用力，严重时可出现张口呼吸、鼻翼翕动、端坐呼吸，甚至发绀，呼吸辅助肌参与呼吸运动，并且可有呼吸频率、深度、节律的改变。呼吸困难是终末期癌症患者常见症状，越濒临死亡，发生率越高。患者可伴有焦虑、烦躁不安，并影响休息，使疼痛或其他症状加重。

2. 发绀

发绀是缺氧的典型症状。当动脉血氧饱和度低于85%，即还原血红蛋白的浓度为1.5%以上时，可在血流量较大的口唇、口腔黏膜出现发绀。

3. 精神及神经症状

缺氧和二氧化碳潴留都会引起精神及神经症状。急性严重缺氧，可立即出现精神错乱、狂躁、昏迷、抽搐等症状。慢性缺氧多有智力、定向力障碍。

4. 血液循环系统的症状

缺氧和二氧化碳潴留时，心率增快，心搏出量增加，血压上升，肺循环小血管收缩，产生肺动脉高压。急性严重心肌缺氧，可出现心律不齐、心室颤动，甚至心脏骤停，严重或长期缺氧，最后导致心衰。长期肺动脉高压将诱发右心衰竭。

5. 消化系统和泌尿系统症状

呼吸衰竭对肝肾功能都有影响，如肝细胞缺氧发生变性坏死，或肝脏瘀血，血清谷丙转氨酶升高。肾功能损害表现为血尿素氮升高，蛋白尿，尿中出现红细胞或管型。严重呼吸衰竭能引起胃肠道黏膜充血、水肿、糜烂渗血。

6. 高黏度综合征

呼吸衰竭时代偿性红细胞增多，血黏度增加，加重容量负荷和压力负荷，容易诱发心衰并引起微循环障碍，使心、脑、肺等重要器官血流灌注不足。

7. 其他症状

呼吸衰竭患者常有球结膜水肿、瘀血及视神经盘水肿，有的有突眼征（蛙眼）。长期缺氧还可引起肾上腺皮质萎缩，表现为皮肤黏膜色素沉着、疲乏和血压低等。

（四）治疗现状

呼吸系统疾病的治疗主要包括内科和外科治疗，近年来介入治疗也发挥了一定的作用。

1. 抗感染药物的应用

呼吸系统抗感染治疗应把握以下原则：重视病原学诊断；结合患者的基础状态；掌握抗感染药物的特点及适应证；联合用药和药物相互作用；注意抗菌药物的不良反应。

2. 糖皮质激素的应用

激素在呼吸系统疾病的药物治疗上占有重要地位，主要应用于以下肺部疾病：支气管哮喘、外源性过敏性肺泡炎、结节病、风湿病引起的肺损伤、急性呼吸窘迫综合征和结核性胸膜炎等。

3. 呼吸机的应用

通过呼吸机的治疗，可以维持适当的通气量，改善气体交换功能，减少呼吸肌做功而防止呼吸肌疲劳，预防性机械通气，避免重病患者发生呼吸衰竭。注意在应用辅助呼吸机时，要根据患者的病情、生理功能状况等，在充分权衡利弊的情况下使用。

4. 氧气疗法

通过增加吸入氧气的浓度，提高肺泡氧分压，加大肺泡膜两侧分压差，促进氧的弥散，从而提高动脉血氧分压和血氧饱和度，达到改善、纠正组织缺氧的目的。

5. 呼吸道的湿化及雾化疗法

湿化治疗是通过装置产生水蒸气，提高吸入气中的水蒸气含量，使气道湿化，稀释分泌物而易于排出，从而达到治疗目的。雾化治疗则是将药物或水分散成雾粒或微粒悬浮于气体中，可提高呼吸器官的局部药物浓度，发挥更好的疗效，同时减少全身其他系统的不良反应。

6. 其他药物治疗

支气管扩张剂有 β_2 受体激动剂，被认为是目前最有效的支气管扩张剂，作用快而强，吸入数分钟可见效，15～30分钟达到峰值，持续疗效4～5小时，如沙丁胺醇、特布他林等制剂；抗胆碱能药物主要有异丙托溴铵制剂（爱全乐气雾剂、爱全乐雾化吸入剂和可必特等）；茶碱类药物有口服的控释型茶碱，可维持稳定血药浓度，对夜间发生的支气管痉挛有较好疗效。茶碱还具有抗炎及免疫调节作用，能够增加呼吸肌收缩力和耐受力，增加心肌收缩力，降低肺血管阻力，有利尿及黏液清除作用等。但茶碱类药物药代动力学不稳定，治疗范围较窄，应慎重选用。

7. 非药物治疗

（1）一般护理方法为保持空气流通，定期变化体位，改善便秘及摄入适合的饮食。

（2）物理疗法：叩击胸部易于排痰，控制咳嗽，呼气技术的支持。

（3）心理支持：帮助患者控制症状，疏导心理不适，提高生活质量。

（4）肺功能康复：积极锻炼呼吸功能，训练特殊肌肉来调节呼吸。

（5）无创机械通气。以降低气管插管的需要。

（6）免疫接种：接种流感和肺炎球菌疫苗。

（7）手术治疗：必要时行肺减容手术、肺移植手术等。

（五）姑息治疗

呼吸系统疾病终末期对患者生存质量影响最大的症状和体征主要有呼吸困难、咳嗽、反复抽吸。主要采取以下措施缓解症状，提高患者生活质量。

1. 呼吸困难

对于呼吸困难的患者来说，尽可能让患者的身体感到舒适、减轻焦虑、提高呼吸效率非常重要。可考虑采用床旁风扇，调整患者姿势，冷水洗面，开窗通风等；若患者病情允许，可应用低剂量的阿片类药物以抑制呼吸中枢，既可减轻气短的感觉，又不会抑制呼吸；患者出现轻度焦虑或恐惧时，可选择作用时间短的苯二氮䓬类抗焦虑药；吸气性呼吸困难，或考虑患者可能出现低氧血症时，可加大氧气流量；若可能出现二氧化碳潴留时，应持续低流量给氧，哮喘时可使用支气管解痉药物。

2. 咳嗽

对于干咳的患者，可口服可待因、右美沙芬等；如有过敏因素，可服用抗组胺药，必要时加用糖皮质激素。雾化吸入，可使用局部麻醉药利多卡因、丁哌卡因以及祛痰药、支气管扩张剂、抗生素。护理方面应注意消除患者烦躁的心理，在咳嗽时轻拍患者后背、按摩双肩；开窗通风，避免空气中有刺激性气体；采用适宜体位减少患者咳嗽，可取坐位或立位，上身略前倾，指导患者缓慢深吸气，屏气几秒，然后连咳三声，咳嗽时收缩腹肌或用手按压上腹部帮助咳嗽，停止咳嗽，将余气尽量呼出；采用利于排痰的体位，如侧卧位或半坐位。

3. 反复抽吸

反复抽吸通常是呼吸衰竭发展的一个特征，其原因可能在延髓，如运动神经元变性（MND）或反复微小抽吸导致支气管扩张所致。一般导致右肺下叶感染更为常见，主要通过临床表现、胸部 X 线片或吞钡检查明确诊断。主要处理：让患者取半卧位，应用抗生素和物理治疗相关肺炎，并给予半流食或放置鼻饲导管。

（六）终末期的治疗

对于终末期呼吸系统疾病的确定比较困难，尽管有最佳的治疗，但是患者呼吸困难仍然持续；患者的活动能力较差；住院频率增加，虽然反复住院治疗，但症状改善情况越来越差；患者关心死亡的问题，表现出焦虑和恐惧。具体治疗方法如下。

1. 抗焦虑及抗抑郁药物

焦虑状态可加重患者的呼吸困难，临床经验表明低剂量的抗焦虑药物，如地西泮可改善呼吸困难症状；有抑郁表现者给予三环类抗抑郁药物（TCAs）和 5- 羟色胺重吸收抑制剂，有助于呼吸困难的改善。

2. 阿片类药物

此药通过减少焦虑来缓解症状。阿片类药物有严重的不良反应，应用时需要处理。阿片类药物在没有二氧化碳潴留的慢性阻塞性肺疾病（COPD）患者中可以试用，但需要严密监测。疾病的终末期，虽然存在二氧化碳潴留，应用阿片类药物有潴留呼吸困难也被认为是合理的。

3. 其他疗法

疾病终末期需要强调的是治疗须从积极治疗过渡到支持和对症治疗,采取尽量简单的治疗措施,应保持室内空气畅通和规律饮水;采取半卧位,给予无创机械通气,同时放弃积极的物理治疗;应用改善症状的药物,尽量口服给药;患者对呼吸窘迫感到恐惧时,在权衡治疗利弊后由医疗团队决定可考虑应用镇静药物和阿片类药物。

三、终末期肾脏疾病

(一)概况

终末期肾脏疾病(ESRD)指各种慢性肾脏疾病的终末阶段,与尿毒症的概念类似,只是诊断标准有所差异。一般认为当肾小球滤过率降至 $5mL/(min \cdot 1.73m^2)$ 以下时即可诊断。

在终末期肾脏病的早期可无明显不适,但随着肾功能的进行性下降,毒素在体内进一步蓄积,可引起尿毒症的各种症状,如恶心、呕吐、食欲缺乏、皮肤瘙痒、口腔氨臭味、水肿等,并可出现贫血等一系列并发症。终末期肾脏病发病率高达 1/100 000,以此估计,我国 ESRD 患者总数约为 26 万,数量较大。

(二)自然病程

终末期肾脏疾病的病程受多种因素影响,患者的个体差异较大,主要的影响因素包括:患者的遗传背景,原发肾脏疾病控制情况,低蛋白饮食是否长期坚持,是否有效控制血压,贫血是否纠正,患者营养状况,心血管并发症的防治,血液净化的充分性,肾脏移植配型和免疫抑制药物的使用等。

(三)临床特征

1. 消化系统表现

消化系统症状是最早、最常见的症状。主要表现:①食欲缺乏(常较早出现);②恶心、呕吐、腹胀;③口腔溃疡,口腔有氨臭味;④上消化道出血。

2. 血液系统表现

主要表现:①贫血,是尿毒症患者常有的症状,贫血程度与尿毒症(肾功能)程度相平行,促红细胞生成素减少为主要原因;②出血倾向,可表现为皮肤、黏膜出血等,与血小板破坏增多等有关;③白细胞异常,白细胞减少,趋化、吞噬和杀菌能力减弱,易发生感染。

3. 心血管系统表现

是肾衰竭最常见的死因,主要表现:①高血压,80% 以上的患者有不同程度的高血压,可引起动脉硬化、左心室肥大、心力衰竭;②心力衰竭,常出现心肌病的表现,由水钠潴留、高血压、尿毒症性心肌病等所致;③心包炎,尿毒症性或透析不充分所致,多为血性,一般为晚期的表现;④动脉粥样硬化和血管钙化,进展可迅速,进行血液透析者更甚,冠状动脉、脑动脉、全身周围动脉均可发生,主要是由高脂血症和高血压所致。

4. 神经、肌肉系统表现

主要表现:①早期有疲乏、失眠、注意力不集中等,晚期可出现周围神经病变,感觉神经较运动神经显著;②透析失衡综合征与透析相关,常发生在初次透析的患者,尿素氮降低过快,细胞内外渗透压失衡,引起颅内压增加和脑水肿所致,表现为恶心、呕吐、头痛，严重者可出现惊厥。

5. 肾性骨病

是尿毒症时骨骼改变的总称。低钙血症、高磷血症、维生素 D 缺乏等可诱发继发性甲状旁腺功能亢进，上述多种因素又导致肾性骨营养不良（即肾性骨病），包括纤维囊性骨炎（高周转性骨病）、骨软化症（低周转性骨病）、骨生成不良及混合性骨病。肾性骨病临床上可表现为自发性骨折，有症状者少见，如骨酸痛、行走不便等。

6. 呼吸系统表现

①酸中毒时呼吸深而长；②尿毒症性支气管炎、肺炎（蝴蝶翼）、胸膜炎等。

7. 皮肤症状

皮肤瘙痒、尿素霜沉积、尿毒症面容，透析不能改善。

8. 内分泌功能失调

主要表现：①肾脏本身内分泌功能紊乱，如 1，25（OH）$_2$维生素 D$_3$、红细胞生成素不足和肾内肾素—血管紧张素 II 过多；②外周内分泌功能紊乱，大多数患者均有继发性甲旁亢（血 PTH 升高）、胰岛素受体障碍、胰高血糖素升高等，约 1/4 患者有轻度甲状腺素水平降低。

（四）治疗现状

1. 饮食治疗

（1）对于肾衰竭的患者，要严格戒烟禁酒，以免造成肾脏更大的损害。

（2）给予优质低蛋白饮食 0.6g/（kg·d）。患者须摄入足量热量，一般为 30～35kcal/（kg·d）。必要时主食可采用去植物蛋白的麦淀粉。

（3）低蛋白饮食加必需氨基酸或 α-酮酸治疗。在无严重高血压及明显水肿、尿量＞1000mL/d 者，食盐每天 2～4g。

2. 药物治疗

慢性肾衰竭（CRF）药物治疗的目的包括缓解 CRF 症状、减轻或消除患者的痛苦及提高生活质量；延缓 CRF 病程的进展，防止其进行性加重；防治并发症，提高生存率。

（1）纠正酸中毒和水、电解质紊乱：口服碳酸氢钠（NaHCO$_3$）或必要时静脉输注，在 72 小时或更长时间后基本纠正酸中毒。

（2）水钠紊乱的防治：适当限制钠摄入量，一般 NaCl 的摄入量应不超过 6～8g/d。有明显水肿、高血压者，食盐摄入量一般为每天 2～4g，个别严重病例可限制为每天 1～2g。也可根据需要应用袢利尿剂，对急性心力衰竭伴严重肺水肿者，需及时给予单纯超滤、持续性血液滤过。轻中度低钠血症，一般不必积极处理，对严重缺钠的低钠血症者，也应有步骤地逐渐纠正低钠状态。

（3）高钾血症的防治：当血清钾水平＞5.5mmol/L 时，应严格限制钾摄入，同时注意及时纠正酸中毒，并适当应用利尿剂。高钾血症的患者，除限制钾摄入外，应采取以下措施：纠正酸中毒，必要时（血钾＞6mmol/L）可静脉滴注碳酸氢钠；给予袢利尿剂；应用葡萄糖—胰岛素溶液输入；口服降钾树脂，以聚苯乙烯磺酸钙更为适用；对严重高钾血症（血钾＞6.5mmol/L），且伴有少尿，利尿效果欠佳者，应及时给予血液透析治疗。

3. 合并症及并发症的治疗

（1）高血压：对高血压的治疗不仅是为了控制高血压的某些症状，而且是为了保护靶器官，如心、肾、脑等。血管紧张素转换酶抑制剂（ACEI），血管紧张素 Ⅱ 受体拮抗剂（ARB）、钙拮抗剂、祥利尿剂、β 受体阻滞剂、血管扩张剂等均可应用，以 ACEI、ARB、钙拮抗剂的应用较为广泛。

（2）贫血的治疗和促红细胞生成素的应用：当血红蛋白（Hb）＜ 110g/L 或红细胞压积（Hct）＜ 33% 时，应检查贫血原因。必要时可应用基因重组人类促红细胞生成素（EPO）。

（3）低钙血症、高磷血症和肾性骨病的治疗：当肾小球滤过率（GFR）＜ 50mL/min 后，应适当限制磷摄入量；当 GFR ＜ 30mL/min 时，在限制磷摄入的同时，需应用磷结合剂口服，以碳酸钙、枸橼酸钙较好。对明显低钙血症患者，可口服 1，25- 羟基维生素 D_3。

4. 口服吸附疗法和导泻疗法

口服吸附疗法，如口服氧化淀粉或活性炭制剂；导泻疗法，如口服大黄制剂；结肠透析等均可利用胃肠道途径增加尿毒症等毒素的排出。

5. 其他治疗

①糖尿病肾衰竭患者随着 GFR 不断下降，必须相应调整胰岛素剂量，一般应逐渐减少；②高尿酸血症通常无须治疗，但如有痛风，可服用别嘌醇；③皮肤瘙痒，外用乳化油剂，口服抗组胺药物，控制高磷血症及强化透析或高通量透析，对部分患者有效。

6. 肾移植

患者通常应先做一个时期透析，待病情稳定并符合有关条件后，则可考虑进行肾移植术。成功的肾移植可恢复正常的肾功能（包括内分泌和代谢功能），使患者几乎完全康复。

（五）姑息及终末期治疗

当肾衰竭患者 GFR 为 6 ～ 10mL/min（血肌酐＞ 707μmol/L）并有明显尿毒症临床症状，经治疗不能缓解时，应让患者做好思想准备，进行透析治疗。糖尿病肾病可适当提前（GFR 10 ～ 15mL/min）安排透析。

1. 血液透析

透析前数周做好动静脉内瘘（血管通路）；透析时间每周 ≥ 12 小时，一般每周做 3 次，每次 4 ～ 6 小时；坚持充分合理的透析，可有效提高患者的生活质量，不少患者能存活 20 年以上。

2. 腹膜透析

持续性不卧床腹膜透析疗法（CAPD）应用腹膜的滤过与透析作用，持续地对尿毒症等毒素进行清除，设备简单，操作方便，安全有效。将医用硅胶管长期植入腹腔内，应用此管将透析液输入腹腔，每次 1.5 ～ 2L，6 小时交换一次，每天交换 4 次。CAPD 对尿毒症的疗效与血液透析相似，但在残存肾功能与心血管的保护方面优于血液透析，且费用也相对较低。CAPD 的装置和操作近年已有显著改进，腹膜炎等并发症已大为减少，尤其适用于老年人、有心血管合并症的患者、糖尿病患者、小儿患者或做动静脉内瘘有困难者。

（六）精神与心理支持

终末期肾脏疾病患者，超过 53% 会有抑郁、焦虑反应，他们担心自己的身体、透析的效果、经济负担及给自己家人带来的麻烦。抑郁是 ESRD 患者最常见的心理问题，其与血液透析患者的病死率有关。据统计，约有 27% 的终末期肾脏疾病血液透析患者有自杀的念头，医护人员及照护者不但要治疗患者的疾病，还应充分了解患者的心理动态，给予心理开导，较严重的抑郁及焦虑状态需专科治疗。

（金　静）

参考文献

［1］刘贝雪，张春慧，张德华，等.终末期肾病患者安宁疗护发展现状及展望 [J]. 中华现代护理杂志，2021，27（34）：4746-4750.

［2］李希，刘黎.重症呼吸衰竭患者治疗进展 [J]. 河北医药，2019，41（20）：3168-3172.

［3］袁克华，张明，罗云建.姑息放射治疗治疗艾滋病相关弥漫大 B 细胞淋巴瘤六例报告附文献复习 [J]. 中华血液学杂志，2016，37（12）：1082-1084.

［4］绳宇，方鹏骞.对 HIV 感染者及艾滋病病人开展姑息关怀的探讨 [J]. 中国艾滋病性病，2009，15（4）：440-441.

［5］Islam J Y, Nogueira L, Suneja G, et al. Palliative Care Use Among People Living With HIV and Cancer：An Analysis of the National Cancer Database(2004-2018)[J]. JCO Oncology Practice, 2022, 18(10): 1683-1693.

［6］Wenzel D, Bleazard L, Pepper C J, et al. Non-invasive advanced respiratory support in end-of-life care and symptom management: systematic review[J]. BMJ Supportive & Palliative Care, 2022 Oct: spcare-2022-003905.

第四节　终末期癌症患者的心理关怀

癌症发展到终末期是一个相当特殊的阶段，疾病逐渐恶化，死亡越来越近。癌症发展到了终末期，死亡逐渐临近，此时患者对死亡的恐惧和生的渴望非常强烈，产生一系列复杂的心理反应，以适应患了不治之症和死亡临近的现实。患者从进入治愈无望、逐渐衰竭的临终状态，到生命活动停止，所经历的时间少则几小时，多则半年。此期间，他们在承受生理痛苦的同时，往往在心理上经历剧烈的痛苦和波动，需要医护人员给予特殊的心理关怀。

一、终末期癌症患者的心理反应
（一）终末期癌症患者的心理过程

库伯勒·罗斯在其著作《论死亡和濒死》一书中，将临终患者的心理过程概念化为 5 个阶段：否认、愤怒、协商、抑郁和接纳。就是说，当一个人从得知自己患了不治之症开始，到疾病发展至晚期面临死亡之时，其心理发展大致会经历以上所述的 5 个阶段。

1. 否认阶段

多数患者在得知自己患了不治之症时，最初的反应多为否认的态度，不敢正视和接纳现实，不接受临近死亡的事实。怀着侥幸的心理，四处求医，希望先前的诊断是误诊；听不进对病情的任何解释，同时也无法处理有关问题或做出任何决定。这种反应是由于患者尚未适应自己病情的严重性，暂时无法面对现实而产生的，这个阶段持续时间一般不长，多数患者很快停止否认，但也有极少数患者一直持否认态度。如果否认持续时间过长以致影响正常的治疗，就需要应用心理干预来帮助患者面对现实。

对疾病和死亡的否定，通常只是一种暂时的心理防御反应，是个人对令人震惊的坏消息的缓冲，过不了多久，就会由部分否定、部分接受所代替。如果持续地对死亡加以否定，可能会起到一些缓解临终心理痛苦程度的作用，但这种情况并不多见，因为这完全是一种自我屏蔽的心理。

2. 愤怒阶段

当终末期癌症患者知道自己的病情和预后是不可否认的事实时，随之而来的心理反应是愤怒和怨天尤人了。他们想不通得绝症的人为什么偏偏是自己而不是别人，会抱怨工作和生活中的不如意，认为那是造成他们患病的原因；或者对诊断和治疗过程吹毛求疵，认为就是这些误诊或漏诊加重了自己的病情。患者常常迁怒于家属和医护人员，无缘无故地发脾气，对身边的人挑剔、抱怨，甚至恶语相向。从医护人员的角度看，处于愤怒期的患者很难与之沟通，给予患者的照护也很难得到患者的满意。

3. 协议阶段

又称"接受与尊医行为阶段"。当愤怒渐渐平息，求生的欲望会使患者内心充满挣扎，面对不可避免的死亡会心有不甘，千方百计地想延长生命，或是希望免受死亡的痛苦与不适。患者常表现为：祈求神灵保佑自己康复，祈求出现奇迹让自己的绝症消失，祈求亲人和医护人员想尽一切办法挽救自己的生命和减轻痛苦。此时患者积极配合，尽力执行医嘱，渴望医学出现奇迹，使疾病获得好转。这个阶段长的达几个月，短的只有几天。

4. 抑郁阶段

虽然患者积极配合治疗，但疗效却不令人满意。身体某些功能的减弱或丧失没有得到控制，病情恶化，躯体日渐衰弱，患者开始意识到死亡将至，生的欲望不再强烈，这时他的愤怒和挣扎，会渐渐转变成绝望。疾病的恶化、身体功能的丧失、频繁的治疗、经济负担的加重、地位的失去等，都会使临终患者产生巨大的失落感，变得沮丧、消沉、无助、万念俱灰，并导致抑郁。处于抑郁阶段的临终患者，有的表现为对周围事物的淡漠，语言减少，反应迟钝，对任何东西均不感兴趣；有的陷入深深的悲哀，经常哭泣；有的急于安排后事，留下遗嘱；有的为了逃避痛苦希望快点结束生命。临终患者的抑郁心理表现，对于他们实现在安详和宁静中死去是必需的，也是有益的，因为只有经历过内心剧痛和抑郁的人，才能达到接纳死亡的境界。

5. 接纳阶段

按照弗洛伊德的"死亡本能"学说，"接纳死亡"这一现象或多或少存在于一个人的生命过程中。经过上述 4 个阶段以后，患者的愤怒、讨价还价、沉闷不语等均不能发挥作用，疾病仍旧恶化，身体状态每况愈下，他们失去了一切希望与挣扎的力量，于是不得不接受死亡即将到来的现实。在这个阶段，如果患者得到很好的照顾，他们会逐渐适应现实，情绪逐渐恢复正常，能以平和的心态去承受死亡这个事实。患者往往表现出惊人的坦然，他们不再抱怨命运，也不再有显示淡漠的情绪，重要的事情已经安排妥当，接纳死亡，等待与亲人最终的分别。患者通常表现为疲倦和虚弱，喜欢休息和睡眠，并希望安静地离开这个世界。

接纳死亡说明一个正在走向死亡的人的"超脱现实""超脱自我"的需求压倒了一切，于是接受死亡的到来，这种"接纳"与"无能为力"和"无可奈何"的无助心理，具有本质的区别，因为它代表了人的心理发展过程的最后一次对自我的超越，是生命的成长。

对于库伯勒·罗斯的临终心理发展理论，一些学者认为临终患者心理发展的个体差异实际很大，即使有些患者5种心理表现都存在，但其表现顺序不一定是按照上述顺序出现的，前后可能有所颠倒。例如有些人可能先是接受，然后又否认；另一些人则可能从接受到否认不断反复；有些人则可能一开始就表现为愤怒或接纳等，甚至有的患者心理发展停留在某一阶段，一直到生命的终点。濒死的人很少会按照一个规律的、有明确分期的顺序发展。另外，也有学者指出这5个阶段的过渡转变，有的人可能只需几分钟，有的人可能需要数个月，视患者过去的生活经验及个性而决定。生病前曾遭遇失去亲人、爱人者，会较快由否认阶段转变到接纳阶段，而无法表达或被阻止表达内心感受的人，通常都停留在早期否认或愤怒阶段，直到有人支持他，让他表达出内心的感受为止。

除了比较权威的库伯勒·罗斯临终心理发展理论之外，心理学家威斯曼在对晚期癌症患者的心理过程进行研究后，将其归纳为4个阶段。

（1）存在可怕境况阶段：即患者在得知自己的病情后因感觉其严重性、可怕性和不可避免性，而感到震惊和恐惧。

（2）缓和顺应阶段：此时的患者心态既要求身体舒适，还关心家庭其他成员的状况，想尽自己的义务和责任，维护自我价值。

（3）衰退恶化阶段：随着病情的恶化和体质的衰弱，患者意识到死亡即将到来，此时他们会根据自己的意愿和能力对力所能及的事情进行适当安排。

（4）濒死阶段：此时因疾病已治愈无望，患者体力、精力已极度衰弱，被迫放弃一切活动，唯求解脱，平静接受死亡。

（二）终末期癌症患者的心理需要

美国心理学家马斯洛把人的需要由高到低分为5个层次：自我实现的需要、尊重的需要、社交的需要、安全的需要和最基本的生理需要。终末期癌症患者也不例外，他们大致会有下述几种心理需要。

1. 维护自己尊严的需要

人习惯于有尊严地生活。终末期癌症患者希望维持自己形象的完整、保持自己的尊严，认为自己的形象如果不能像往常一样，就会影响到自己被对待的方式，也会影响到自己对自己的肯定，他们认为维持自己形象的完整不但是自尊的来源，也是让他人尊重的依据。对于终末期癌症患者尤其是成年患者来说，这种保持和维护自己尊严的心理活动往往占主导地位。

2. 强烈的执着与爱恋的需要

终末期癌症患者会认为自己过去所拥有的财富、事业、家庭、朋友，都会因死亡的来临而消失不见，这种强烈的被剥夺的体会，让他们觉得人生在世最后终究一场空，从而产生强烈的失落感。他们在感到失落的同时，对人间一切便会产生难以割舍的执着与爱恋，所以有时会让亲人感到过度的感情压力。

3. 不被遗弃的需要

虽然终末期癌症患者有时会有静一静的想法，不过他们并不希望这种静一静被误解为喜欢孤独，他们十分担心被亲人遗弃，使自己陷入孤独，只是心中又不想因为害怕孤独而造成亲人情感上的负担与不舍，这种又想又怕的反应是家人在提供爱心支持与关怀时应特别注意的地方。

4. 参与的需要

因为终末期癌症患者本身有自己的独立自主性，也有其价值所在，他们不希望由于生病就成为亲人的负担，完全失去自己的自主能力。这时亲人应照顾患者的想法并付诸于行动，让患者产生参与感，这样才有利于患者的自我肯定。

二、终末期癌症患者的心理治疗和护理

（一）心理治疗概述

大量的临床实践证实了心理因素在致病和治病中的作用。按照生物—心理—社会三位一体的新医学模式和护理程序的要求，临床医师和护士不仅要了解社会心理因素对健康和疾病的重要影响，还要掌握心理治疗和心理护理的基本技术，以帮助患者改变非适应性的心理和行为状态。

心理治疗是指医务人员在心理学的理论、原则指导下，应用心理学的技术，以良好的医患关系为基础，通过言语和非言语的沟通方式和借助某些仪器给患者以心理上的训练和指导，改善患者的情绪，纠正异常行为，减缓致病性心理因素所致的心身症状，以促进身体和心理康复的治疗方法。心理治疗和护理技术依据不同的理论而有不同的流派和方法，大致分类如下。①根据心理治疗所依据的理论分类有精神分析疗法、行为主义疗法、人本主义疗法、中医疗法和宗教心理疗法等。②根据治疗的主要目标分类有支持患者脆弱情感的精神支持疗法、提高患者自信心的自信心训练法、纠正错误认知和非理性思维的认知疗法、改善人际交往能力的人际关系疗法等。③根据治疗对象的多少分类可分为个体治疗、家庭治疗、婚姻治疗和团体治疗等。④根据治疗运用的工具和形式分类可分为催眠疗法、诗文阅读疗法、绘画疗法、雕塑疗法、音乐治疗、舞蹈治疗、体育治疗、游戏疗法、工作疗法、森田疗法、旅游疗法、生物反馈治疗、厌恶疗法等。不同的心理治疗技术适用于不同的病症，在实际治疗工作中灵活机动地将各种心理治疗方法进行整合运用是目前心理治疗的总趋势。

心理治疗的作用在临床实践中不可忽视，但也存在局限性。对于多数中重度的焦虑、抑郁患者，心理治疗不能代替精神药物治疗，而是在使用抗焦虑、抗抑郁药物的前提下，起到辅助治疗的作用。心理治疗的作用在于：①心理治疗者通过倾听、解释和指导，提供必要的心理支持和帮助，使者在面临自己无法应付的矛盾危机而悲观、焦虑时，承受能力和适应能力得以提高和增强；②心理治疗者帮助患者认识和改变非适应性的认知和行为，正视现实，增强对现实环境的适应能力和对挫折的耐受性；③情绪调节和疏导作用，让患者倾诉心中的疑虑、烦恼和痛苦，疏泄压抑的情绪，调动积极情绪，以促进心身疾病的缓解；④帮助患者认识自身的不健康行为，培养与环境相适应的行为方式。

现代心理治疗技术既有一定的专业性，又扎根于民众日常生活的土壤之中。大凡有助于提高心理素质、维护心理健康、促进心理平衡的生活态度、认知与生活方式，都可以看作是具有心理治疗功能的技术。因此，心理治疗任务的承担者不仅限于接受过系统培养的心理学专业人员，临床各科医师护士、患者亲友等，都可以在对患者的心理帮助中发挥作用。

（二）心理治疗的目标

终末期癌症患者往往经历复杂的心理变化，心理痛苦程度深，情绪处于不稳定状态，恐惧、焦虑、抑郁、怨恨、惋惜、悲观和绝望等情绪可能使患者感到度日如年。因此，有必要通过有效的心理治疗手段帮助患者稳定情绪，减少或消除各种负面情绪的不良作用，缓和其内心的矛盾冲突，使患者的心理状态得到调整而改善临终阶段的生活质量，平静坦然地度过生命的最后时光。

此外，针对晚期癌症的一些治疗措施，特别是化疗、放疗及介入治疗等，也会产生一些不良反应，给患者的生理和心理增加负性影响，此时需要不断地调整患者的心理状态，积极地配合治疗，才能取得更好的治疗效果。通过放松技术等心理治疗手段来帮助患者缓解和应付治疗中的不良反应是十分必要的。如果让患者预先有所准备并明确不良反应，常常可使患者在不良反应发生时易于接受，尤其是对于那些治疗过程中可能出现的、带有严重心理后果的令人痛苦的症状，如恶心、呕吐、食欲缺乏、脱发、疲劳和虚弱等，不仅要在不良反应产生之前告诉患者，而且要在不良反应出现之时设法控制和解除患者的焦虑情绪，以增加其对不良反应的耐受力。

对临终患者进行心理干预的主要目的在于：疾病应对中的支持和改善生活质量，即提供高质量的舒缓性照护，帮助临终患者减轻疼痛和各种不适症状，从心理和精神的不安与痛苦中解脱出来，促使生命最后阶段的平稳度过。具体目标有：①减少不良情绪如焦虑和抑郁；②支持患者将应激性情感如愤怒、恐惧、暴怒和失望用言语表达出来；③学习应对疾病的行为和技巧；④学习重新过正常的生活；⑤减少家庭或伴侣关系中的情绪应激；⑥解除对死亡开展讨论的禁忌；⑦学习放松技术以减轻失眠、疼痛和恶心等躯体不适。

（三）心理关怀中的沟通技巧

1. 陪伴和触摸

临终者在生命的最后阶段难免会感到孤独不安，此时特别需要身边有人陪伴，陪伴者即使不说话，只要静静地待在临终患者身边，就能给临终患者极大的安慰和支持。触摸，也是和临终患者进行心理交流的好方式，因为重病患者往往期待被别人触摸，期待被看成健康人而非患者。轻轻地触摸临终患者的手，常常会使患者感到温暖、舒适和安全，其心理护理效果有时甚至不亚于语言。

2. 倾听

过多消极情绪的积聚会造成身体的进一步损害，应鼓励患者把愤怒、恐惧、悲哀、绝望等负面情绪倾诉、表达出来，因为倾诉是一种释放，可使负面情绪得以减轻。当患者述说的时候，陪护者应该坐下来，给患者足够的时间，让他们充分表达和倾诉内心的感受，这样会使他们感到舒适。即使患者诉说的内容无意义，也要保持耐心，专注地倾听，适时地表达对其感受的认同，让其感到被关心、理解和支持。事实证明，给患者倾诉的机会本身就是帮其消除焦虑抑郁的好办法。也可播放患者喜欢的音乐或令患者放松的轻音乐。

3. 肯定

有些患者认为癌症是对自己的一种惩罚，会追悔往事，自责内疚，从而使负面情绪加重。医护人员和患者家属应该多肯定临终者积极的方面，对患者自认为"有愧"的方面表现出接纳的态度，让他们体验到自己既往生命的价值，从而能够坦然地面对现实和迎接死亡的到来。

4. 告知

如果临终患者没有被告知面临死亡的实情，没能为自己的死亡做好充分的准备，没能对生命中的种种关系做一个郑重的告别，必然会留下终身遗憾。临终患者如果发现亲人试图回避他面临死亡的实情，会以为那是因为亲人无法面对这一事实，因而加重情感负担和焦虑。因此，面对临终患者，医师和患者家属有责任引导患者认识死亡、坦然面对和接受死亡，让其能够有机会安排好后事。在告知实情的时候，需要根据临终患者的心理承受能力，逐步地、有所缓冲地传达相关信息，同时密切注意临终患者的情绪反应并给予相应的安抚。

5. 运用身体语言

医护人员与患者交流时，要注意自己的姿态、目光、面部表情等身体语言的运用，交谈时用恰当的声调说话，语速适当，保持善意的目光接触，面带微笑，使临终患者感到被尊重、被关心和被接纳，这样才能让患者敞开心扉。

（四）终末期癌症患者的心理治疗

1. 支持性心理治疗

针对癌症患者的特殊心理以及各种治疗措施所产生的不良反应，支持性心理治疗是基本的治疗措施。支持性心理治疗是指运用语言对患者进行安慰、疏导、解释、劝说、指导、鼓励，以帮助其度过心理危机、克服消极情绪、调整认知、减轻心身压力的一种非特异性心理治疗与护理方法。它可以给患者提供解决问题的情感支持，树立战胜疾病的信心，适用于医护过程的任何一个环节，所有心理治疗和护理都要在支持性心理治疗的基础上实行。支持性心理治疗的基本原则是：①支持要适度，不要包办代替；②帮助当事人转变对挫折、灾难的看法；③启发当事人利用社会支持网络；④鼓励当事人积极行动，改善生活境遇。

支持性心理治疗的工具是得体的语言。语言不仅是表达思维、感觉、情感等心理活动的工具，也是人与人之间沟通、理解和互相影响的主要形式。语言具有双重性：一方面，良好、得体的语言可以给人以温暖，具有安慰、激励、疏导、释疑、引导的作用；另一方面，不良的语言可以造成对方紧张、恐惧、怀疑，而激起不适的心身反应。因此，语言既能治病又可能致病。医护人员在运用语言对患者进行劝说、引导、解释时，需以一定的理论、世界观和人生观为说理依据，这就要求医护人员必须自己首先加强修养，有一个良好的精神面貌和健康的心理素质，只有这样，技巧得当的语言加上医护人员的人格力量，支持性心理治疗才能收到较好的效果。

在支持性心理治疗的沟通技巧中，心理治疗师需要掌握以下 5 个要点。①建立良好的信任关系。②澄清：弄清患者对病情的理解和期望。有些患者对自己的疾病有错误的认识或过高的期望，需要治疗者澄清事实。③提供信息：大多数患者希望对自己的疾病有更多的了解，为他们提供所需要的信息可以减轻其焦虑水平。④处理负面情绪：正确处理患者的悲伤、愤怒等负面情绪，可以缓解其紧张状态，使其获得更多的支持，可以采用澄清、肯定、共情的技术。⑤取得配合：取得患者的配合，让患者积极参与治疗，可以减少丧失控制的恐惧；取得患者家属的配合，可以为患者提供情感支持和鼓励，从而与患者的家庭建立起一种联盟，可以达到在诊室之外延伸治疗的效果。

2. 认知行为治疗

认知行为治疗是一组通过改变思维或信念和行为的方法来改变不良认知，达到消除不良情绪和不良行为的短程心理治疗方法，适用于抑郁、焦虑等情绪障碍和不合理认知导致的心理问题。它的主要着眼点，放在患者不合理的认知问题上，通过改变患者对己、对人或对事的看法与态度来改变情绪。

认知行为治疗认为，人的情绪来自人对所遭遇事物的信念、评价、解释或哲学观点，而非来自事物本身。正如认知疗法的主要代表人物贝克（A.T.Beck）所说："适应不良的行为与情绪，都源于适应不良的认知。"认知行为治疗的目标不仅仅是针对行为、情绪这些外在表现，而且分析患者的思维活动和应付现实的策略，找出错误的认知并加以纠正。

焦虑、抑郁情绪是癌症患者中普遍存在的心理问题，部分癌症患者还会产生自杀倾向。其认知主题通常是：危险、挫败、剥夺、失落、无助和绝望，且往往具有极端化和夸大灾难、以偏概全的特点。如果能找出其认知中的不合理成分并成功地加以纠正，患者的情绪障碍有望得到缓解。

3. 存在疗法

存在疗法探索以新的方式，从更积极、更有意义的角度去理解患者目前正在经历的折磨。其中的意义疗法奉行的基本信条是，无论一个人遇到的不利处境有多严重，他总是可以控制自己的态度和外在表现。目标是减轻患者所承受的痛苦，鼓励他们通过参加一些活动，享受完整的生活，这些活动使其体会生活的意义。意义疗法的焦点是鼓励患者尽力实现心愿，建立对他人的责任感。意义疗法承认并且全面探索患者所承受的痛苦，而不是掩盖患者的痛苦。尽管意义疗法的设计初衷不是针对即将死亡的患者，Zuehlke 和 Watkins（1975）对 6 例临终患者探索了意义疗法的治疗效果，发现 6 例患者感到自己拥有更大的自由感来改变他们的生活态度，并且认为他们的生活有意义、有价值。

另一种对终末期癌症患者有效的存在疗法是生命叙述疗法，这种方法在了解患者生命轨迹的背景下，探索躯体疾病的意义。生命叙述疗法创造了一种处理疾病的新方法，强调过去自己拥有的力量，增强自尊，支持过去有效的应对策略。治疗师着重总结患者的生活史以及对疾病的反应，以此表达一种感觉：治疗师一直都很理解患者。生命叙述可以改善患者心理和躯体的健康，Permebaker 和 Seagal 1999 年进行的一项研究表明，当患者富有情感地撰写自己重要的经历达 15 分钟～ 3 天时，其精神和躯体健康都会出现好转。

传统上早已采用生命叙述的方法治疗躯体疾病伴发抑郁的患者，终末期癌症患者由于采用撰写的方法难免吃力，可以用一种类似的治疗方法——生命回顾来代替。生命回顾为患者提供机会重新审视过去的经历以寻找其中的意义，解析以往的冲突并做出修正，或者解决未完成的事情。生命回顾的过程可以采用磁带记录自传，可以讲述自己过去的经历、讨论自己的职业或者生活工作，还可以画"家谱图"。其他生命回顾活动包括继续朝圣之旅、艺术表达（例如创作一幅画或旅行日记）等。传统上生命回顾用于老年临终患者以消除冲突并且促使其有尊严地接受死亡，对于临终患者，他们的故事具有特别的意义，在与患者协商他的病情和治疗策略时，让他诉说自己的故事往往呈现出比较好的辅助作用。

4. 团体心理治疗

团体心理治疗（或称集体心理治疗）应用于癌症患者已有 30 多年的历史，并积累了大量的研究资料。1989 年，心理学家大卫·斯皮尔格公布了一项历时 10 年的研究结果：采用标准化治疗的转移性乳腺癌患者，参加团体心理治疗后平均生存期延长了 18 个月。此后，团体心理治疗开始兴起，癌症患者开始更积极地寻求团体心理治疗，大量重复性研究结果进一步证实团体心理治疗确实既可以改善患者的生活质量，又可以延长其生存时间。

团体心理治疗的形式多种多样，共同的目的是让有相同体验的患者有机会认识，在一起讨论共同关心的话题。团体成员相互了解各自的治病求医经历，在团体内，每个人都是平等的，不会因为癌症的"烙印"而被人排斥，他们可以放心地说出内心真实的感受，会得到其他成员的理解和支持，获得更多的信心和勇气，也可以宣泄深藏在内心的愤怒，讨论更多关于癌症治疗的信息。

团体心理治疗可能起到个体心理治疗无法起到的作用，例如分享共有的体验和认同，通过帮助他人来帮助自己的感觉，看到他人成功处理事情而感到自己也很有希望，一种感到自己有所归属的感觉。对于终末期癌症患者而言，从团队心理治疗中获得的"普遍感"，能够促使患者超越自我，面对现实，最终以平和的心态迎接死亡。

团体心理治疗的优势显而易见，但也存在常见的问题。团体心理治疗初始阶段会出现治疗目标不一致的情况，成员可能无法领悟团体目标（团体的整体性、信任的气氛及人际互动）与个人目标（痛苦的解除）的一致性；成员随意出入是影响团体发展的最大障碍，任意出入团体将造成支离破碎的团体形象，带来消极影响；团体心理治疗不像个体治疗可以提供立即的满足，有些患者会因为没有足够的"表达时间"而产生挫败感。此外，终末期癌症患者往往因为太虚弱而无法参加团体心理治疗，使团体心理治疗在癌症患者的运用中受到限制。因此，癌症患者心理治疗不能将团体心理治疗作为全部的手段，必须综合运用多种心理治疗方法，才能达到较好的效果。

5. 针对癌性疼痛的心理治疗

心理学的研究与临床的大量观察证明，疼痛的出现与个体的心理状态密切相关，心理因素既可诱发与加重疼痛，也可延缓与抑制疼痛。因此，利用心理因素控制疼痛是当今控制疼痛的四大方法之一（其他 3 种方法为外科手术、药物镇痛和生理学方法）。癌症疼痛与患者的情绪状态显著相关，且因疼痛往往牵涉到多个解剖部位而不适宜采用侵入性痛觉缺失技术，以心理治疗技术来控制癌症疼痛的治疗方法就显得尤为重要。研究表明，对癌症患者的支持性心理治疗和认知行为干预等治疗措施能有效地减缓其疼痛，帮助提高生活质量和临终质量。此外，临床实践证实有效、用以控制癌症疼痛的心理治疗方法还有以下两种。

（1）催眠暗示疗法：实验证明，暗示作用既可以产生或增加疼痛，也可以消除疼痛，特别是催眠状态下的暗示。实际上，所有治疗疼痛的方法（包括镇痛药治疗和生物反馈治疗）都包含了暗示治疗的成分。催眠暗示疗法是通过帮助患者放松，消除患者的紧张、焦虑情绪和促进体内镇痛物质的释放、提高患者的痛阈来减轻或终止疼痛，其效果已被临床研究的结果所证实。催眠疗法适用于暗示性较高的病例，应由经过专门培训的治疗师来完成，治疗前要使患者充分了解催眠的目的和步骤，消除患者紧张情绪，取得良好的配合；治疗在光线柔和、安静的治疗室中进行，让患者平卧于床上保持沉静，使全身肌肉放松，令患者双目注视一个指定的物体；几分钟以后，治疗师用柔和、单调的语气反复暗示；当患者进入催眠状态，可以根据患者的病情特点，给予明确暗示，使其有所遵循，借以获得治疗效果；治疗结束后，则要通过结束性暗示，逐渐解除催眠状态。催眠治疗不仅用于减轻癌症患者的焦虑和疼痛，还可以用来减轻或消除已形成条件反射的与化疗有关的各种不良反应，如预期性恶心、呕吐等。

（2）放松疗法：放松疗法即肌肉松弛疗法，属于行为治疗措施，是除药物以外，用于治疗疼痛的最常用的治疗方法。由于疼痛常常由紧张、焦虑的情绪所引起或加重，同时伴有肌肉紧张，当患者有意识地训练肌肉的放松，可通过肌肉的放松感来带动情绪上的放松，进而使疼痛减轻，其原理与瑜伽有相似之处。放松疗法可以采取被动放松或渐进式放松，被动放松是在口头指导和愉快想象下，将注意力集中于身体不同部位的温暖感和放松感。渐进式放松是主动收缩和放松肌肉群，并将注意力集中于紧张和放松的感觉上。找一个舒适的姿势，然后收缩和放松肌肉群，先从手、手臂、脚和腿开始，然后是头部，直至全身。

此外，还有生物反馈疗法、森田疗法、艺术疗法等多种方法可以用于减缓癌症患者的焦虑和疼痛，在条件许可的情况下，多种治疗方法的综合运用会比单一治疗方法取得更好的效果。

（五）临终患者的心理护理

临终患者在生命的最后阶段，当其日益衰竭、意识到自己将不久于人世，往往会回顾一生，缅怀往事，会牵挂割舍不下的亲人，会希望平日朝夕相处的亲人陪伴在床前，或希望再看一眼远在他乡的子女，会有被尊敬、被重视的需要。此时，医护人员和患者家属要给予关心和爱护，尽可能满足患者的需要。在弥留之际，应为临终患者创造愉快、舒适、宁静的氛围，不应吵闹。可将临终患者喜欢的东西置于其身边，所钟爱的人留在榻前，帮助临终患者回忆愉快的往事，帮助其解决尚未解决的困难和问题，让其带着快慰的，没有恐惧和担忧牵挂的心境进入死亡。

1.要使临终患者减轻恐惧感

有的临终患者受特殊信仰的影响，把生死看作轮回，认为死亡是一种解脱，甚至对死亡产生朦胧的寄托感，但多数临终患者对于死亡会产生恐惧心理。临终心理关怀应以积极、乐观的态度去影响和感染临终患者，帮助他们以正确的人生观、生死观去看待生命和死亡，认识到死亡是人生不可回避的现实，每个人都要走向死亡。对于某些临终患者，临终医学工作人员可以利用宗教的假说来进行安慰，如人死后会摆脱一切痛苦、烦恼，幸福地生活在另一个世界，以减轻临终患者对死亡的恐惧。

2. 为临终患者排除焦虑

临终患者尤其是癌症患者得知病情后，往往会产生强烈的焦虑，当目睹住院的病友逝世更会因为感受到死亡的迫近而加重焦虑。他们不光为即将遭受的病痛折磨而焦虑，还会为身后的财产分割而思虑，更会为配偶、老人及子女未来的生活而牵挂。有些经济不宽裕的患者，会担心自己的医疗费用给家庭造成巨大的负担，而提出不治疗、不用药以减少经济支出的要求。临终医学工作者除了给予临终患者周到的护理，还应与其家属密切联系，配合心理关怀工作。家属可以经常来看望患者，谈些积极的、高兴的事，讲讲自己的成就，让临终患者相信其家属在自己离世后仍会生活得很好，这样可减轻临终患者的焦虑情绪，使其得到宽慰。

3. 缓解临终患者的孤独感

临终患者往往希望家属始终陪在身边，同时又担心因此给家属带来负担，他们经常会产生强烈的孤独感，尤其是那些丧偶的空巢老人，在突然发生不能行动、生活不能自理的情况后，会更觉孤独无助。临终患者不仅需要生活上的照料，更需要有人陪伴、聊天，护理人员应尽可能多地陪其聊天、散步等，在条件许可的情况下可组织病友聚在一起开展有益的活动。家属也应多多陪伴，使临终患者的心理得到安慰，减少孤独感。

4. 使临终患者解除压抑，接受现实

有些临终患者感到自己的生命即将终结，万念俱灰，表现出沉闷、压抑，对一切事物漠不关心、无动于衷、视而不见，甚至不愿见任何人。临终医学工作者应帮助临终患者从不同的角度去理解目前正在经历的折磨，帮助其认识磨难中的意义；还可以鼓励和帮助临终患者在有限时间内完成未了的心愿，给自己一生划上完整的句号；鼓励临终患者叙述生命经历，把所有的回忆加以整理；耐心倾听临终患者的故事，使其在回忆中再次体验生命和死亡的意义，达到最后的解脱。并建议临终患者尽量安排好自己的后事，例如制订遗嘱及生前预嘱、签署重要决定、完成自己的心愿等。

5. 指导患者家属给予临终患者心理关怀

鼓励家属尽可能多地陪伴临终患者，不要让临终患者感到孤独和被遗弃，临终患者都希望在亲人的关注下离世。抚摸他、握他的手，跟他说话，向他表达深切的挚爱，会使他感到极大的慰藉；如果家属都不守在患者身边，不关心他，他会带着孤独无助和痛苦离开人世。患者家属还要尽量解除临终患者的牵挂，安排好他放心不下的事，让他相信在他死后亲人们依然会很好地生活。医护人员要让家属了解死亡知识，解除讨论死亡的忌讳，学会坦然地陪伴临终患者迎接死亡。在弥留之际，不要试图阻止死亡，做徒劳的抢救，患者身体的痛苦会导致精神的痛苦，要适时终止抢救，把时间留给亲人，让临终患者在亲情的呵护中安然辞世。

（金　静）

参考文献

［1］陈晶，娄安琪，王莹 . 积极心理干预对癌症患者康复治疗的影响研究 [J]. 心理月刊，2022，17（18）：110-111.

［2］石习习,王静,杨雪琴.癌症患者心理痛苦预测模型的构建及验证[J].中华护理杂志,
2022,57(11):1330-1336.

［3］屈宏,谌永毅.终末期癌症患者家属预期性哀伤现状调查与影响因素分析[J].当代
护士(中旬刊),2022,29(3):97-101.

［4］陈琪琪,李娟,刘云,等.舒缓疗法对癌症晚期患者生活质量和心理健康状态的
改善效果[J].医学综述,2021,27(23):4754-4758.

［5］强万敏.终末期癌症患者尊严照护的研究进展[J].中国护理管理,2018,18(3):
320-325.

［6］Roberts K E, Applebaum A J. The benefits of concurrent engagement in meaning-centered
psychotherapy and meaning-centered psychotherapy for cancer caregivers: A case study[J].
Palliative & Supportive Care, 2022, 20(5): 754-756.

［7］Applebaum A J, Roberts K E, Lynch K, et al. A qualitative exploration of the feasibility
and acceptability of Meaning-Centered Psychotherapy for Cancer Caregivers[J]. Palliative
& Supportive Care, 2022, 20(5): 623-629.

第五节　危重症患者的营养支持治疗

一、危重症患者的代谢

危重症是指需要在 ICU 监护的可能危及生命的一系列内科或外科疾病。大多数危重症患者存在至少一种器官功能的衰竭,需要治疗性的器官功能支持治疗。危重症患者常处于高代谢状态,组织细胞耗氧增加,负氮平衡加重,极易出现营养不良。而营养状况与危重症患者的预后相关,直接关系到危重症综合治疗的效果,因此营养支持治疗已成为危重症患者整体救治过程中不可缺少的组成部分。认识危重症患者的代谢改变、营养需求,在合适的时机给予危重症患者合理的营养支持治疗方案对于提高危重症患者营养支持治疗的安全性和有效性至关重要。

应激是生理学和神经内分泌学的术语,指导致机体功能失调并进而影响内环境稳定的因素,包括物理损害、机械作用、化学变化、情感事件等。应激状态下代谢的改变是对外界刺激的一种生理反应,最终目标是维持机体内环境的稳定,取决于危重症患者机体受损的严重程度、应激状态持续的时间、营养状况及相关疾病(如糖尿病、心脏病、肺疾病、免疫系统疾病等)。应激反应越强或持续时间越长,发病率和病死率越高。

应激的代谢反应主要分为代谢抑制期和代谢亢进期,代谢抑制期于损伤后开始,持续时间较短,为 12 ～ 24 小时,主要表现为组织灌注不足和代谢活动降低。亢进期以高代谢为主要特征。其持续时间取决于损伤的严重程度、感染和是否存在并发症。其典型的高峰期在损伤后 3 ～ 5 天,7 ～ 10 天进入消退期,此后几周进入合成代谢期。在应激状态下,危重症患者可能出现糖类、蛋白质、脂肪代谢的改变,以及水、电解质的流失,酸碱平衡的紊乱。

（一）糖类代谢

糖类为机体代谢提供能量。葡萄糖是最重要的单糖，是细胞最常用的供能物质，尤其是脑神经系统、红细胞等其他组织必需的供能物质，每天需要量 > 100g。机体应激后炎症与内分泌变化使内稳态发生改变，导致的主要代谢变化是葡萄糖以糖原形式储存的合成状态转变为分解代谢状态，能量消耗明显增加。在应激开始的 24 小时内，机体糖原储备迅速耗尽，机体脂肪和蛋白质储备被作为供能物质。在代谢抑制初期，葡萄糖生成略有增加，而胰岛素水平下降；在代谢亢进期，胰岛素水平上升，同时葡萄糖水平也持续升高。糖的利用下降和内源性的糖异生增加是应激后糖代谢紊乱的特点，表现为高血糖症。此外由于胰岛素抵抗和不足，无论是否合并有糖尿病，许多危重症患者都会出现应激性高血糖，且血糖升高的程度与感染等并发症及病死率相关。这是由于在应激状态下，下丘脑—垂体—肾上腺轴（HPA）过度兴奋，糖皮质激素、胰高血糖素、生长激素、儿茶酚胺等促分解激素分泌增多，胰岛素分泌减少，糖的生成率超过清除率，出现应激性高血糖。与此同时，不同组织中的多种细胞因子也会引起血糖升高，如细胞因子通过调节胰岛素受体后信号的传导，最终导致肝脏和骨骼肌对胰岛素耐受而使血糖升高。此外，年龄因素也与高血糖的产生相关，一项对创伤患者的研究显示，60 岁以上的老年人与年轻人相比，高血糖发生率分别为 38% 和 0。

高血糖可降低机体的免疫功能，血糖异常升高会引起机体多种细胞因子增加，导致危重症患者出现多脏器功能不全。据报道，高血糖可使慢性并发症加重，增加机体的感染率，加重脑血管疾病等的危险性。另一项研究显示，严格控制血糖能有效降低住院病死率，减少器官系统功能障碍，降低患者使用机械通气天数并缩短 ICU 治疗天数。血糖升高与危重症患者预后相关，血糖升高预示病情危重。因此，重症患者应严格控制血糖。

（二）蛋白质代谢

在经受不同的损伤后，机体会发生系统性的炎症反应，并会随着病情的缓解逐渐消失。但是，过于强烈持久的炎症反应，或导致蛋白质代谢严重紊乱，其结果是分解代谢或代谢亢进，最终引起急性蛋白营养不良，并伴有免疫功能障碍和亚临床的多器官损害，如急性肾衰竭。外伤或感染导致的应激状态，都会引起患者全身蛋白质分解增加及合成减少，并最终导致负氮平衡。轻度损伤、营养不良、肿瘤、制动等情况下存在蛋白质的慢性消耗；而严重损伤、烧伤及感染后会发生蛋白质的快速消耗。外源性的营养支持治疗可有效提高蛋白质的合成，配有足量氨基酸和热量的肠外营养能显著改善氮平衡。

（三）脂肪代谢

重症患者对脂类的摄取能力下降，有时几乎完全停滞。原因是应激状态下患者常出现食欲减退，研究显示原因可能与瘦素和促炎因子有关。瘦素是由脂肪细胞合成分泌的一种激素，瘦素水平的降低可使神经肽 Y 的表达升高，使食欲增加，而在应激状态下，瘦素的释放增加，因而食欲减退。在应激状态下，脂肪的分解多于脂肪合成，分解代谢性激素的释放也将导致脂肪分解增多，各组织对脂肪的氧化利用也相应增加，对胰岛素产生抵抗。研究证明，胰岛素能够抑制脂肪分解，阻止酮症酸中毒的发生，通过脂肪生成作用加快利用丙酮酸形成游离脂肪酸，此外还能激活蛋白酯酶，促进三酰甘油转运到脂肪组织。应激状态下脂肪分解释放的能量通常超过器官对能量的需求，而未被氧化的脂肪酸将在肝脏中被重新酯化成三酰甘油，增加了肝脏脂肪变形的可能。此外，在应激过程中释放的细胞因子会改变 HDL 和 LDL 的组成并影响其功能，这些细胞因子通过改变与 HDL 相关的蛋白，降低其转运胆固醇的能力。

（四）水、电解质和酸碱平衡

1. 水钠紊乱

（1）低钠血症：低钠血症是指血清钠水平＜ 135mmol/L，在所有住院患者中的发生率为 1%，在危重症患者中的发生率为 14%。临床表现包括不适、头痛、癫痫发作、昏迷，甚至死亡。抗利尿激素分泌异常综合征（SIADH）是低钠血症最常见的原因，可见于中枢神经系统疾病、恶性肿瘤、肺部疾病患者，以及使用利尿剂、抗抑郁药和镇痛药等药物时。对于有症状的正常血容量或高血容量性低钠血症患者，可给予呋塞米利尿，同时密切监测血清钠水平。为避免渗透性脱髓鞘综合征的潜在并发症，纠正血清钠水平的速度应控制在 1 ～ 2mmol/（L·h），目标应＜ 8mmol/（L·h）。对于所有的低钠血症患者，均应控制自由饮水。

（2）高钠血症：高钠血症是指血清钠＞ 145mmol/L，在 ICU 中发生率约为 6%。临床表现为倦怠、精神状况改变、易激动、反射亢进及痉挛。高钠血症时患者体内水钠失衡。在医院环境中，患者通常无法自由饮水，同时大量丢失低张液体。通过肠内途径补充低张性液体是最理想的补纳途径。若不能通过肠内途径，也可选择静脉方式给予。若血清钠水平快速上升，可快速将其降回正常而不留后遗症，若血钠上升缓慢，为避免脑水肿，纠正速度不应超过 0.5mmol/（L·h）。

2. 电解质紊乱

（1）钾：低钾血症（血清钾＜ 3.5mEq/L）和高钾血症（血清钾＞ 5mEq/L）常发生于住院患者，两种情况均可导致心律失常，甚至死亡。以下 3 种机制可引起低钾血症：钾摄入减少、钾丢失过多（见于鼻胃管引流、腹泻和利尿）、药物治疗引起的钾跨细胞转移。低镁血症常与低钾血症合并存在，此时也需要补充镁以利于钾的补充。高钾血症可由肾排泄障碍、药物影响、钾离子进入细胞障碍或人为所致，临床上 80% 的高钾血症患者均伴有肾脏功能不全。当血清钾＞ 6.0mEq/L 或存在心脏传导异常时，可开始排钾治疗，还可通过静脉补充钙来逆转这些异常，同时饮食减少钾的摄取。

（2）镁：与低钾血症相关的许多情况都可导致血清镁的下降。此外低镁血症常与低钙血症、代谢性碱中毒同时存在，因此临床症状可能重叠。临床上有 60% ～ 65% 的危重症患者可发生低镁血症，患者可出现头昏、无力、震颤、癫痫发作、感觉异常、心律失常等症状。引起低镁血症的常见药物有乙醇、利尿剂、两性霉素 B、膦甲酸及氨基糖苷类药物。可通过肠外途径补充硫酸镁，按 1 ～ 2mEq/kg，采用静脉滴注 8 ～ 24 小时以上进行治疗。

高镁血症在临床上很少见，可由肠外营养或含镁的抗酸药、缓泻剂所致。临床表现为恶心、呕吐、肌无力、呼吸抑制、麻痹、精神症状、低血压等。此时应停止镁的摄入，当患者出现生命危险时可静脉补钙。对于肾衰竭患者，可通过血液透析去除镁离子。

（3）钙：有报道称，90% 的 ICU 患者出现总钙低下的低血糖，50% 的患者出现离子钙低下。很多因素都能导致低钙血症，其中包括甲状旁腺素（PTH）或维生素D活性不足引起的动员骨钙能力下降、低镁血症、钙螯合作用增强、甲状旁腺切除术、胰腺炎等。若总钙＜7～8mg/dL或离子钙＜2.8mg/dL则会出现典型的低钙血症症状。

低钙血症常见症状有感觉异常、手足搐搦、口周麻木、心肌收缩力下降、心动过缓、低血压、精神状态及意识错乱等。对于危重症患者而言，应通过检测离子钙的方式来确定是否为低钙血症，并查明原因予以纠正。若低钙血症伴发低镁血症，则应进行低镁血症的治疗；若低钙血症是由高磷酸盐血症所致，则应先纠正高磷酸盐血症再进行补钙治疗。危重症患者的补充阈值为3.2mg/dL。

高钙血症在危重症患者中并不常见，其原因主要包括恶性肿瘤、甲状腺功能亢进及钙摄入过多。当钙水平＞12mg/dL可引起意识错乱、嗜睡和幻觉。血清钙＞16mg/dL可致昏迷。治疗包括强力水化、祥利尿剂增加尿的排出，或选择降钙素、二磷酸盐等直接作用于骨重吸收的药物。

（4）磷：低磷血症是由胃肠吸收不足、细胞内转移过多磷或经肾脏丢失过多磷而引起的。急性低磷血症患者可出现癫痫发作、肌痛和胸痛、红细胞溶解、麻木和针刺感。慢性低磷血症可导致骨质坚硬、嗜睡、记忆力丧失、出血和青肿。对于危重症患者而言，低磷血症所致的氧离曲线移动可导致显著的肺部受损。

高磷血症常由肾功能不全引起，也可因红细胞溶解或骨骼肌受损后细胞内磷的释放所致。其症状与引起的低钙血症相关，可引起软组织、血管、器官实质内磷酸钙的转移性钙化等并发症。

3. 酸碱平衡紊乱

酸碱平衡紊乱在危重症患者中很常见，可引起生理功能的改变而对患者的身体造成不良影响。人体血的正常pH为7.35～7.45，低于此值表示酸中毒，高于此值则为碱中毒。酸中毒可能累及许多器官，如心血管系统出现小动脉扩张、心肌收缩力和心输血量下降、心律失常；还可能引起中枢神经系统抑制、通气增强、恶心呕吐等症状。碱中毒也会引起一系列异常，如小动脉收缩，心肌灌注与脑灌注下降，通气不足，心律失常及血清钾、镁、磷、钙浓度下降等。

二、危重症患者的营养需求

（一）糖类

体内主要的糖类是葡萄糖，是非蛋白质热量（NPC）的主要来源之一。尽管葡萄糖提供能量最符合人体生理状况，但在严重应激状态下，会出现葡萄糖氧化障碍和胰岛素抵抗。摄入大量的高渗葡萄糖会产生不利的影响，如机体静息能量消耗增加、高血糖及高渗并发症、二氧化碳产生过多而加重呼吸机负荷、肝功能损害或脂肪肝、糖原异生受到抑制。因此，在营养支持治疗期间给予大量的营养素前，应深入了解与严重疾病相关的葡萄糖代谢变化。葡萄糖的供给量应参考机体糖代谢与肝、肺等脏器功能，降低非蛋白质热量中的葡萄糖补充。理想的碳水化合物需要量是既能防止蛋白质供能，同时能避免高血糖症。碳水化合物的最小需要量约为1mg/（kg·min），最大耐受量为4～7mg/（kg·min），或占重症患者NPC供能的50%～60%。葡萄糖与脂肪比例保持在（60：40）～（50：50），同时应注意输注速率，早期控制在2.5～4mg/（kg·min），外源性的葡萄糖供给一般从100～150g/d开始。建议严重应激的患者每天葡萄糖摄入量少于250g。一项回顾性分析研究结果表明，对危重症患者的葡萄糖供给不应超过4mg/（kg·min），可通过如下公式计算：葡萄糖负荷［mg/（kg·min）］= 葡萄糖（mg）/体重（kg）× 1440分钟。

（二）蛋白质和氨基酸

蛋白质是所有活细胞的必需营养成分，几乎参与所有的机体功能。蛋白质营养不足或过度都会导致不良反应的发生。蛋白质摄入不足时机体蛋白的消耗和氮的丢失增加；蛋白质摄入过量则因脱氨基作用产生的氨基以尿素的形式排出体外，由于尿素的排出需要消耗水分，所以可能导致脱水。ICU患者蛋白质需要量供给至少应达到1.2～1.5g/kg，建议蛋白质的给予占总热量的15%～20%。有研究证实，摄入1.5g/（kg·d）蛋白质即可改善氮平衡。但是对于因开放性伤口、严重烧伤或胃肠道丢失而损失大量蛋白质的患者而言，高蛋白营养方案能使其达到氮平衡、体重和肌肉功能恢复加快、免疫功能得到改善、生存率提高。因此，烧伤患者应采用高蛋白方案（大于1.5g/kg），直到伤口明显愈合。但对于老年人来说，每天摄入蛋白质超过1.5g/kg，其发生氮血症的风险更高，当患者血尿素氮水平超过100mg/dL，或因氨水平升高导致脑病恶化时应减少蛋白质的摄入量。

一般以氨基酸液作为肠外营养蛋白质补充的来源。欧洲肠外肠内营养学会ESPEN指南推荐：重症患者实施肠外营养时，蛋白质补充量及热氮比原则是：维持氮平衡的蛋白质供给量一般从1.2～1.5g/kg开始，相当于氮0.2g～0.25g/（kg·d），热氮比100～150kcal：1gN［（418.4～627.6）kJ：1gN］。

重症患者应该提供平衡氨基酸混合物1.3～1.5g/（kg·d）（1g氮～6.25g蛋白质或氨基酸），其中包括谷氨酰胺0.2～0.4g/（kg·d）［或丙氨酰谷氨酰胺0.3～0.6g/（kg·d）］，按BMI计算氨基酸需要量：BMI < 30者，每天1.2～2.0g/kg实际体重；30 < BMI < 40者，每天> 2g/kg理想体重；BMI > 40者，每天应> 2.5g/kg理想体重，其中包括谷氨酰胺0.5g/kg。

（三）脂肪

脂肪是非蛋白热量的另一种主要来源，为机体提供必需脂肪酸（亚油酸、亚麻酸、花生四烯酸），参与细胞膜磷脂的构成并作为携带脂溶性维生素的载体，单位体积的脂肪可提供热量9kcal/kg。糖脂双能源供能有助于减轻葡萄糖代谢负荷及营养支持治疗时血糖升高的程度。脂肪长时间摄入不足将导致必需脂肪酸缺乏，表现为弥散的脱屑性皮炎、脱发、血小板减少症、贫血和伤口愈合不良。补充脂肪需要考虑危重症患者对糖和脂肪代谢能力，并监测脂肪廓清、血糖水平及肝功能等。为防止必需氨基酸缺乏，脂肪的摄取量应占每天热量的2%～4%（其中1%～2%来自亚油酸，0.5%来自 α－亚麻酸）。但是过量的脂肪将导致高三酰甘油血症、脂肪负荷过重，后者表现为呼吸窘迫、凝血功能障碍、肝功能异常及网状内皮系统功能受损。总脂肪热量应限制在15%～30%，或占非蛋白质热量的30%～50%，以减少脂肪摄入过多引起的并发症，通常0.8～1.5g/（kg·d）被认为是安全的，并建议脂肪的最高量不超过总热量的60%。有报道称脂肪补充超过2.5g/（kg·d）和0.11g/（kg·h）将对三酰甘油水平、凝血功能及呼吸功能产生不良影响。高三酰甘油血症患者不推荐使用脂肪乳剂，合并脂代谢障碍（如重症胰腺炎患者）及老年患者，应适当降低脂肪的补充量0.5～1.0g/（kg·d）。

研究证明，ω–3 多不饱和脂肪酸（ω–3 PUFA）在改善危重症患者预后方面有非常重要的临床价值。它能影响花生四烯酸的代谢途径，竞争性地降低 PGE_2 产物的合成，还能影响细胞膜的完整性、稳定性和流动性，从而影响细胞运动、受体形成、受体与配体的结合等，减少 TNF、IL–1、IL–2、IL–6 等细胞因子的分泌与释放，最终促进巨噬细胞的吞噬功能，下调炎症反应，调节免疫功能。近年许多有关肠外肠内途径补充 ω–3 PUFA 在调控患者免疫炎症反应、降低病死率及改善患者预后方面显示出正性效果。但这往往与疾病的严重程度有关，对于炎症反应较轻或无器官功能障碍的围术期重症患者并未显示特殊优势。欧洲一项前瞻性多中心调查的结果显示，661 例包括腹部大手术、腹腔感染及颅脑损伤在内的多发创伤等外科重症患者，在全肠道外营养（TPN），中添加药理剂量的鱼油脂肪乳 3 天以上，患者抗生素使用与感染的发生率降低，住院时间缩短，病死率下降。另外，ω–3 PUFA 对于改善患者肺功能改善也有重要的影响。它能使肺动脉压下降，改善肺血管的通透性进而改善氧合，从而降低急性呼吸窘迫综合征（ARDS）患者的病死率。研究显示，对于严重感染、感染性休克合并 ARDS 的重症患者，在应用含有鱼油与维生素 E、维生素 C、β – 胡萝卜素等抗氧化营养素后，机械通气与住院时间明显缩短，生存率明显提高，达到了改善患者预后的效果。由于 ω–3 PUFA 在改善患者预后方面存在剂量依赖，因此应控制在 0.2g/（kg·d），也有研究认为早期在调控炎症反应时的药理作用剂量可达 0.5g/（kg·d）。

（四）能量

无论是营养供给不足还是过剩均会影响危重症患者的预后，因此能量与营养底物的供给应考虑体内的代谢紊乱与器官功能状态，如应激性高血糖的程度、各器官（肝、肾、肺、肠）对营养底物的代谢与承受能力；同时不同状态、不同时期、不同患者对能量的需求与承受能力也不同。能量消耗在应激早期（约为第 1 周）并不高，脓毒血症患者第一周的能量消耗约为 25kcal/（kg·d），第二周达到 40kcal/（kg·d）；创伤患者第一周能量消耗约为 30kcal/（kg·d），第二周达到 50kcal/（kg·d）左右；大手术后的能量消耗为（1.25 ~ 1.46）× 基础代谢率（BMR）。可按标准体重或理想体重计算。一般推荐每千克理想体重（IBW）每天 25kcal 到每千克平均体重每天 35kcal 或更多。通常认为 25kcal/（kg·d）IBW 的总热量对于大多数 ICU 患者是足够的。ASPEN 推荐根据患者体质指数 BMI 计算每天应摄入的热量 [BMI= 体重（kg）/ 身高（m）^{2}]。

BMI < 30 者，25 ~ 30kcal/（kg·d）；BMI > 30 者，11 ~ 14kcal/（kg·d）实际体重或 22 ~ 25kcal/（kg·d）理想体重。

近年来的研究表明，HB 公式计算出的机体基础能量消耗较我国正常成人实际测量值高出了 10% 左右，所算出的 BEE 能否代表需要肠外营养支持治疗的患者 BEE 还未知。目前，国内有一些研究中心通过间接测热法来确定肠外营养患者的实际能量需要，但是患者的能量需要是随着疾病进程的变化而改变的。目前，临床上通常是凭经验来估计患者的实际能量需要值，许多权威机构和组织提出了各种情况下机体能量需要的推荐量，经临床实践证明，这些推荐量可以满足大部分患者每天的能量需要。

危重症患者早期供给 20 ~ 25kcal/（kg·d）的能量，蛋白质 1.2 ~ 1.5g/（kg·d）[氨基酸 0.2 ~ 0.25g/（kg·d）]，即早期"允许性低热卡"的能量供给原则，在维持细胞代谢需要的同时，避免超负荷能量供给对应激早期代谢紊乱与受损器官功能的不良影响，避免高血糖、高脂血症、高碳酸血症、肝肾功能损害等并发症。由于长时间的低热量营养难以纠正危重症患者的低蛋白血症与营养不良，因此随着应激状态的改善，能量供给应逐渐增加，达 30～35kcal/（kg·d）。对于肥胖、体重过低等体重超常的危重症患者，可采用间接能量测定仪测定能量消耗。

（五）水与电解质

1. 水的需求

接受营养支持治疗的患者，肠内营养液和肠外营养液是其水和电解质的主要来源。而危重症患者的病情可能会改变对水和电解质的耐受性，因此在营养支持治疗期间应注意监测并及时调整肠内营养与肠外营养液中电解质及液体的含量。通常水的正常需求为 30～40mL/kg 或 1～1.50mL/kcal，危重症患者需要足够的液体量来维持血压、尿量及重要器官的灌注，而营养支持液只是多种液体的来源之一，当需要限制液体时，应根据需求对心、肾、肝功能障碍的患者做出调整。

2. 电解质的需求

通常患者对电解质的需求是基于以下几种情况：电解质缺乏的替代治疗、正常的营养需求、排出液丢失的发现与适当的替代治疗。在替代治疗方面，由于营养支持治疗增加了对电解质的需求，因此在某些情况下应在开始输注营养素之前纠正电解质紊乱，如低钾血症（血清钾＜2.7mEq/L）、低磷血症（血清磷＜2mg/dL）、低氯性代谢性碱中毒（血清二氧化碳含量＞50mEq/L 或动脉血气 pH＞7.50）。在正常的营养需求方面，有研究认为，为促进非脂肪体重的补充，每克氮需要补充适当比例的电解质。为达到正氮平衡并改善非脂肪体重，需按每克氮补充 0.8g 磷、3.9mEq 钠、3mEq 钾、2.5mEq 氯和 1.2mEq 钙。在排除液丢失的发现与适当的替代治疗方面，危重症患者会因造口术、瘘管或鼻胃引流、大量的排尿、腹泻等原因出现大量的液体向外排出，而导致水、电解质和酸碱的缺乏。应给予及时补充，使其在可控范围。例如，对于肾功能正常的患者而言体液丢失＜600mL/d，经少量调整静脉液体的含量患者即可耐受。若超过这个量时，应给予胃肠外液体补充。

（六）微量营养素

微量营养素包括维生素和微量元素，其中维生素是多种酶的辅因子，一般无法在体内合成；微量元素是以微量存在的金属，可作为酶的辅因子或酶结构的一部分。微量元素（锌、镁、铁、铜、硒）及 13 种必需维生素（9 种水溶性、4 种脂溶性）都是稳定或催化人体内环境的稳定反应的必需物质。危重症相关的微量营养素主要有维生素 A、维生素 C、维生素 E、维生素 K，微量元素铁、锌、硒。维生素 A 具有抗氧化活性，维持黏膜完整，促进伤口愈合；维生素 C 是肉毒碱合成所需，是一种非酶性抗氧化物，是胶原合成和伤口愈合所需；维生素 E 是抗氧化物，是硒的辅因子，能维持膜的流动性和完整性；维生素 K 是肝脏合成凝血级联反应中的丝氨酸蛋白酶所需的；铁是氧的载体，与血红蛋白有关；锌在金属酶形成、RNA 构象和膜稳定及蛋白质代谢中起作用；硒有抗氧化功能，参与甲状腺素的生成，对炎症反应有抑制作用。

三、营养支持治疗的原则

营养状况迅速下降及发生营养不良是危重症患者普遍存在的临床现象。临床研究证明，营养摄入不足、蛋白质负平衡、能量负平衡与营养不良的发生及血源性感染显著相关，这将延长呼吸机依赖时间，并导致 ICU 住院时间延长，增加医疗费用。适时给予合理的营养支持治疗有利于减少危重症患者营养不良的发生，改善患者预后。但延迟的营养支持治疗将导致能量负平衡的加重及长时间的营养不良，难以通过后期的营养支持治疗所纠正。在复苏早期，血流动力学尚未稳定，尤其是容量复苏尚不充分时，危重症患者不宜开始营养支持治疗；另外存在严重的代谢紊乱，如应激性高血糖尚未得到有效控制、存在严重酸中毒时也不宜实施营养支持治疗；对于存在严重肝功能障碍、肝性脑病、严重氮质血症未予以肾替代治疗的患者，营养支持治疗很难有效实施，不当应用反而会使器官功能障碍加重，甚至出现功能衰竭。但是若生命体征与内稳态失衡得到一定的控制，即容量复苏与血流动力学基本稳定，水、电解质与酸碱严重失衡得到初步纠正，即应及早开始营养支持治疗。一般在有效的复苏与初期治疗 24 ～ 48 小时后可考虑开始营养支持治疗。

ESPEN 推荐，需要营养支持治疗的危重症患者肠内营养（EN）优于肠外营养（PN），但危重症患者处于应激状态伴有严重的并发症而不适宜使用 EN，或单使用 EN 不能满足机体需要时，应及时有效地给予 PN，否则会增加死亡风险，且应在 24 ～ 48 小时接受 PN。对于不能耐受 EN 的危重症患者，应选择完全肠外营养支持治疗（TPN），对于胃肠道能接受部分营养物质补充的危重症患者则可采用部分肠内营养（PEN）与部分肠外营养（PPN）相结合的营养方式。随着患者肠功能的恢复，应逐渐减少最后停止使用 PN。

四、肠外营养支持治疗

肠外营养分为两种：一是全肠道外营养（TPN），即通过静脉滴注为患者提供所需全部营养；二是部分肠道外营养（又称补充性肠外营养，SPN），仅由静脉补充经 EN 供给之不足。对于不能耐受肠内营养和有 EN 选择禁忌的患者应选择 TPN，主要包括以下几种情况：合并胃肠道功能障碍的患者，存在尚未处理的腹部问题（如出血、腹腔感染）的患者，由于手术或解剖原因禁止肠道喂养的患者。

（一）维持水、电解质及酸碱平衡

对于危重症患者来说，维持机体水、电解质平衡为第一需要。水平衡紊乱通常伴有电解质紊乱，两者在临床上密不可分。可通过检测尿量、中心静脉压、皮肤弹性、心率、周围动脉压来监测脓毒血症患者的水平衡。每天常规补充的电解质主要有钾、钠、氯、镁、钙、磷，并根据血清电解质浓度测定的结果给予补充。另外，电解质紊乱及酸碱失衡的危重症患者护理重点在于连续血液净化治疗（CPB）期间的液体管理，即患者血容量状况的监测与评估。

（二）使用脂肪乳剂

应根据病情选择适宜的脂肪乳剂，如高脂血症、肝硬化、严重感染、胰腺炎、梗阻性黄疸、糖尿病等，应选择中长链混合脂肪乳或待病情允许后再开始使用，并减少脂肪用量和输注速度。长链脂肪乳的亚油酸含量过高，抗氧化剂含量较低，在创伤、感染等高代谢状态时，可影响粒细胞的活性，导致机体免疫功能受损，脂质过氧化增加，对机体有一定的损害，脓毒血症患者不宜选用。大豆脂肪乳会损害患者免疫功能，因此禁用于危重症患者。含鱼油的脂肪乳可保护组织微循环及机体免疫功能，减少炎症反应和血栓形成，改善自身免疫性疾病的治疗效果，可为脓毒血症患者带来益处。此外，在脂肪乳的使用过程中要监测血浆三酰甘油的浓度，尤其是脂肪代谢受损的患者。

中华医学会肠外肠内营养分会制订了关于脂肪乳临床应用的指南，推荐意见如下（推荐意见分为 A、B、C、4 个级别）。

（1）应用肠外营养的成人患者其肠外营养配方中常规推荐使用脂肪乳（A）。

（2）但对于有严重高脂血症（三酰甘油＞3.5mmol/L）或脂代谢障碍的患者，应根据患者的代谢状况决定是否应用脂肪乳，使用时应充分权衡其可能的风险与获益（D）。

（3）重度高三酰甘油症（大于 4～5mmol/L）应避免使用脂肪乳（D）。

（4）脂肪乳在肠外营养中的供能比例应根据患者的脂代谢情况决定，一般应占非蛋白热量的 25%～50%。无脂代谢障碍的创伤和危重症患者建议选择高脂肪乳配方，可使用中长链脂肪乳或用鱼油脂肪乳替代部分普通长链脂肪乳（D）。

（5）鱼油脂肪乳有益于减少腹部大手术后患者的感染性并发症，缩短住院时间（C）。

（三）补充氨基酸

氨基酸溶液是肠外营养中的氮源，是蛋白质合成的底物来源。平衡性氨基酸是临床常用的剂型，含有各种必需和非必需氨基酸，且各种氨基酸的比例适当，具有较好的蛋白质合成效应。支链氨基酸是肝外代谢的氨基酸，主要用于肝功能障碍的重症患者，有利于减轻肝脏代谢的负担，调整血浆氨基酸谱和防治肝性脑病。但循证研究结果表明，营养强化剂支链氨基酸对于改善蛋白质代谢及患者预后效果更佳。另外，某些具有药理作用的氨基酸对于危重症患者免疫功能的改善也具有非常重要的临床价值，如谷氨酰胺和精氨酸。

（四）肠外营养支持治疗的并发症

1. 高血糖

应激性高血糖对于危重症患者本身就是一个普遍存在的临床现象，肠外营养患者的糖代谢异常也非常普遍，发生率可高达 90%。营养液输注的速度过快或糖的输注量过高，超过机体的代谢能力将导致高血糖。针对肠外营养支持治疗期间的高血糖，首先应纠正和避免过度喂养，调整能量和营养的供给量。一般而言，将血糖控制在 110～150mg/dL（即 6.1～8.3mmol/L）是适宜的。

在危重症患者的血糖控制过程中应注意以下 4 点。

（1）由于血糖增高的程度与应激状态、疾病严重程度密切相关，患者病情与治疗措施的多变性增加了血糖控制的难度，如全身炎症反应、合并严重感染、持续肾替代治疗等，都会增加血糖水平，引起血糖波动，因此需要加强监测，30 分钟～2 小时监测 1 次，及时调整胰岛素的用量，防止低血糖的发生。

（2）由于营养处方中葡萄糖的用量与输注速度直接影响患者的血糖水平，一般用量不宜超过 200～250g/d，且输注速度应＜4mg/（kg·min）。营养液的输注应保持匀速，营养支持治疗以外的治疗应尽量选择无糖液体，以免增加血糖的波动。

（3）在使用影响糖代谢的药物（如生长激素、生长抑素、糖皮质激素等）时，需要增加胰岛素的剂量。

（4）对于任何形式的营养支持治疗都应配合强化胰岛素治疗以控制血糖水平。但胰岛素不应加入全营养混合液（TNA）中，一方面防止营养袋吸附而失去作用；另一方面不易控制用量。同时注意监测，避免低血糖的发生。

2. 感染

导管相关性感染是肠外营养支持治疗时主要的并发症，与置管时间相关，在中心静脉置管患者中发生率为 2% ～ 8%。TPN 时发生全身性感染的途径和原因包括输液管路、肠道黏膜屏障受损、高血糖风险增加等。危重症患者病情复杂且严重，通常同时进行多项治疗，环境和皮肤定植菌的风险加大，导致经腔外感染的机会增多，感染很难避免。预防导管感染的主要方法是导管放置和留置期间严格无菌操作，包括无菌置管、无菌处理连接管路并每天更换，每天消毒皮肤、更换敷料。一旦怀疑发生导管感染，应予以拔除并进行血液、导管的规范培养。

3. 血栓形成

静脉血栓是通过纤维蛋白原和玻连蛋白（又称 S- 蛋白或血清扩散因子）的黏附、凝血级联的活化及补体系统的活化而形成的。其并发症是以导管闭塞、静脉血栓形成及肺栓塞等形式出现，会损害导管功能、增加医疗费用，并对患者预后产生负面影响。导管闭塞和静脉血栓形成占所有导管相关并发症的 25% ～ 40%，是发生导管相关感染的原因之一。若患者处于高凝状态、滴注高渗溶液、所使用导管的尺寸接近血管尺寸或导管放置时间延长，都将增加血栓形成的风险。对于疑似肺栓塞，可采用 V/Q 扫描或胸部螺旋 CT 进行检查。当血栓形成，应实施抗凝治疗。应用较软的导管或在输液中加入肝素可降低血栓形成的概率。

五、肠内营养支持治疗

肠道相关淋巴组织（GALT）通过产生免疫细胞起着保护肠道和肠道以外组织器官的作用。肠道作为代谢活跃器官，在机体处于危重症状态下由于黏膜上皮细胞营养物质迅速消耗与缺乏，使肠黏膜结构和功能受损，甚至导致肠衰竭。直接向肠道提供营养物质是保证黏膜功能和营养的重要手段。肠内营养的优势日益受到重视。而研究证明，肠外营养会导致 T 淋巴细胞和 B 淋巴细胞数量的减少及 Th-1 型 IgA 抑制细胞因子产生增加，损害机体对细菌和病毒的免疫力。

相对于肠道外营养，肠内营养无论从营养途径抑或营养成分方面均较符合生理要求，且具有操作方便、成本较低、并发症较少的优点，不仅能维持肠道功能和黏膜屏障结构的完整性，还可以抑制肠道细菌移位。在调节机体代谢和抑制炎症反应、增加机体免疫力方面有着不可替代的作用。在条件允许、血流动力学稳定且无肠内营养禁忌证的情况下应尽早使用肠内营养，通常在进入 ICU 24 ～ 48 小时使用。

只要胃肠道解剖完整并具有一定的功能，尤其是转运和吸收功能，各类危重症患者应优先考虑肠内营养支持治疗。但以下情况禁止或不宜使用肠内营养：①血流动力学尚不稳定，水、电解质、酸碱失衡未得到纠正；②腹腔感染未予控制导致肠管运动障碍，出现明显腹胀、肠鸣音消失或腹腔存在大量炎性积液的胃肠功能障碍；③机械性肠梗阻和麻痹性肠梗阻；④严重消化道出血；⑤存在未解决的腹部问题包括腹腔感染较重、后腹膜炎症、出血、不可控制性肠瘘、合并严重腹胀与腹腔内高压；⑥急性肠道炎症，伴有持续性腹泻、腹胀、吸收等，消化功能较差；⑦肠系膜血管缺血或栓塞；⑧肠内营养过程中出现严重腹泻、腹胀，经处理无缓解者。

（一）肠内营养途径的选择

肠内营养途径的选择，应根据患者的年龄、疾病严重程度、胃肠道的解剖和功能、病程的长短等来综合判断。经胃管肠内营养支持治疗技术要求低、操作简单且费用低，因此首选胃管作肠内营养途径。适用于胃动力排空功能较好的患者。此外，常用的肠内营养通路建立的方法还有盲肠法（鼻肠导管）、内镜引导下小肠置管、X线透视下小肠置管、床旁电子传感仪器引导下置管、内镜引导下胃造口置管（PEG）、内镜下肠造口置管（PEJ）。通常鼻肠导管与空肠造口导管更适用于合并胃动力障碍的危重症患者。而需要长时间肠内营养且经鼻置管困难的患者，如严重颅脑损伤伴意识障碍的危重症患者，可选择空肠造口置管或床旁内镜协助下行 PEG 或 PEJ。危重症患者合并胃肠动力障碍的发生率较高，某些药物（如儿茶酚胺、阿片类制剂）会抑制患者的胃肠功能。对于存在胃排空延迟、胃食管反流、误吸的患者可采用经空肠管肠内营养，若患者长期（2～3 个月）不能经口进食，则选择胃造瘘管或空肠造瘘管营养。

对于病情不允许胃喂养且仅需短期喂养的患者，可选择经鼻十二指肠管或经鼻空肠管。面部或鼻窦骨折的患者可经口腔插入。通常将喂养管头端放置于 Treitz 韧带或以下，以降低喂养反流到胃部的风险。在使用床边放置的任何喂养管之前，应行 X 线检查，以消除经肠喂养误给药进肺的风险。在许多机械通气的危重症患者中，应用镇静剂和麻痹药物或患者潜在疾病进程均可损害保护气道的正常反射，而使经鼻肠管插入到气管内囊或气管切开术导管。对于颅面创伤患者，建议经口腔放置喂养管，降低颅内放置的风险。

对于需要 4 周以上喂养的患者，应考虑手术置入喂养管。置入喂养管需穿过两个皮屏障，即皮肤和胃肠道黏膜，除感染风险外，还有出现麻醉并发症和出血的风险。PEG 的放置需要内镜进入胃中以跟踪和控制插入的位置，通常在镇静的局部麻醉下进行。通常 PEG 导管插入后待 24 小时后开始喂养，也有证据显示最快可在置管后 4～6 小时开始喂养。荧光镜引导下的经皮胃造口术是 PEG 的另一种选择，此方法在经皮穿刺后将导管引入胃部释放出造影剂和空气以扩张胃。对于无法进行内镜或荧光镜放置导管的患者（如有咽喉疾病或食管疾病），可进行手术胃造口。但这种方法的并发症发生率高于内镜或荧光镜下放置。喂养管通过腹壁进入小肠可采用不同的方法，导管除内镜下经幽门进入空肠外，经皮内镜下空肠造口术导管可采用类似于 PEG 导管的放置方法。若患者已有胃造口放置导管或正在插入导管可通过胃造口插入小肠喂养管并将其放置到十二指肠或空。由于小肠喂养管是经胃放置的，有远端放置的小肠导管迁移返回到胃的风险，可借助内镜或荧光镜再次定位，以便可喂养到小肠中。空肠导管的类型很多，有借助针头导管技术放置的较小孔径导管，也有通过手术构造的浆膜通道直接放置到小肠的较大孔径导管。若喂养时间较短，通常选择较小孔径针头空肠造口术导管。

（二）肠内营养输入

肠内营养输入的剂量是循序渐进的，在危重症感染早期可以从数十或二三百毫升的剂量开始，观察胃肠的潴留与排空变化，同时监测血糖、三酰甘油及尿素氮水平以了解代谢利用状态，在不出现潴留及代谢产物蓄积的前提下，于 3～5 天逐渐增加至目标剂量。并随时对胃肠道的运动和生化指标进行监测，热量和成分的给予及每天的肠内营养总量，可参考患者生理状态的能量需求，并根据病情的发展阶段，以及患者的耐受程度来具体制订，开始时营养供给量可低于实际需要量。

蠕动泵控制下持续输注对于危重症患者来说是较为安全适宜的喂养方式。推荐由

20～25mL/h 的速度开始输注，对于 EN 耐受性较差的患者可以小剂量试行，若患者胃肠耐受性好可逐渐增加。每 4 小时检查胃残余量，若大于 200mL 应控制输注速度或暂停输注，还可使用促进胃肠动力的药物，如甲氧氯普胺、红霉素等，每 2～4 小时再评价，两次测定无异常可延长检测。若胃残余量小于 200mL，可增加喂养量。每 4～8 小时滴速增加 10～20mL/h，每 2～4 小时再评价，在 2～3 天达到目标喂养量。由于管饲肠内营养量达到目标 25% 以上才有助于维持肠黏膜细胞屏障的结构与功能，对于不能达到目标营养量的危重症患者，应添加一定量的肠外营养以避免喂养不足。危重症患者接受肠内营养时应采用恰当的体位，建议抬高床头 45°。

（三）肠内营养配方

肠内营养的制剂根据组成成分分为整蛋白配方饮食、预消化（短肽）配方、氨基酸单体配方（要素饮食）、特殊疾病配方、匀浆膳和管饲混合饮食等。整蛋白配方不仅营养完全、可口，而且价格低廉，适用于胃肠道消化功能正常者；预消化配方经简单消化即可吸收，适用于胃肠道有部分消化功能的患者；氨基酸单体配方以氨基酸为蛋白质来源，能直接吸收，适合短肠及消化功能障碍的患者；特殊疾病配方适用于某种疾病如糖尿病、呼吸功能不全、肝肾功能不全等。

危重症患者机体呈高分解代谢状态，如果患者能够耐受，可选用蛋白质占总能量 15% 的高蛋白型或 6.3～8.3kJ/mL（1.5～2kcal/mL）的高能量密度型多聚配方营养制剂。整蛋白型制剂是消化腺和消化道功能正常患者的首选，危重症患者多经历消化道低灌注事件和营养不良，缺血缺氧使肝脏和胰腺对各种消化酶的合成减少，早期肠内营养宜选择"预消化"的产品，即氨基酸型或短肽型的制剂，逐渐增加补充少量整蛋白制剂，待氧和灌注恢复、肝脏及胰腺功能基本正常后，可将整蛋白型作为主要的肠内营养制剂。

（四）肠内营养支持治疗的并发症

肠内营养支持治疗主要有三大并发症：胃肠道并发症、机械性并发症、感染性并发症。

1. 胃肠道并发症

（1）腹泻。腹泻是肠内营养支持中最常见的并发症。腹泻的定义为软便或水样便每日超过 200～250g（或体积＞250mL），每日≥3 次，甚至＞5 次。除关注大便次数外，还应关注大便的性状、两次间隔时间以及大便体积。

引起腹泻的原因较多，应注意辨别并对症治疗。腹泻的常见原因包括肠内营养制剂不耐受（乳糖不耐受、脂肪含量过高、渗透压过高）、缺乏膳食纤维、肠道菌群紊乱（抗生素）、长期应用制酸药、低蛋白血症、输注速度及温度不当以及营养液污染等。

防治措施：①回顾分析患者肠内营养配方（选用去乳糖、低脂配方，增加膳食纤维等）；②排除与喂养无关的大便失禁；③通过大便培养排除感染性腹泻；④回顾用药情况，查找可能引起腹泻的药物；⑤口服肠道益生菌和益生元制剂；⑥由间歇输注改为持续输注，减慢输注速度，调节温度；⑦静脉输注白蛋白纠正低蛋白血症；⑧营养液当日配、当日用，室温下放置时间不超过 8 小时；⑨试用止泻药；⑩当存在顽固性严重腹泻时，应停用肠内营养，改用肠外营养支持。

（2）恶心、呕吐。肠内营养患者恶心、呕吐的发生率为 10%～20%，这可增加吸入性肺炎的发生风险。发生恶心、呕吐的原因可能有胃排空延迟（糖尿病、系统性硬皮病、腹水、腹部手术等）、上消化道肿瘤、脂肪含量过高、渗透压过高、输注速度过快及体位不当等。

防治措施：①鉴别患者是否存在肠梗阻，如存在肠梗阻应及时停用肠内营养；②抗肿瘤治疗引起的恶心或呕吐须给予止吐药；③回顾患者用药情况，查找可引起恶心的药物（减少镇静剂的使用等）；④如存在胃排空障碍应减慢输注速度，给予促胃肠动力药；⑤调整至合适的喂养体位；⑥改用低脂配方。

（3）腹胀、肠痉挛。腹胀、肠痉挛是肠内营养常见的并发症，输注速度过快、营养液温度过低、渗透压过高、乳糖或脂肪不耐受、膳食纤维给予过多过快、山梨醇等药物的应用是常见诱因。

防治措施：①鉴别患者是否存在肠梗阻，如存在肠梗阻应及时停用肠内营养；②检查是否存在乳糖、脂肪、膳食纤维等不耐受；③调整肠内营养制剂浓度、速度、温度等。

（4）便秘。长期卧床缺乏活动、水分摄入不足、胃动力障碍、缺乏膳食纤维以及某些药物的使用可引起便秘。

防治措施：①鉴别患者是否存在肠梗阻，如存在肠梗阻应及时停用肠内营养；②应用含膳食纤维配方；③增加水分的摄入；④应用大便软化剂；⑤应用肠道蠕动刺激剂。

2. 机械性并发症

（1）喂养管相关损伤。长期放置管径粗且质硬的喂养管可造成鼻咽部、食管壁等压迫部位表面黏膜糜烂，甚至坏死。喂养管移位可导致出血或气管、肺实质及胃肠道穿孔。

防治措施：①选用管径小、质地柔软的喂养管，精心护理，严密监测；②每天用油膏涂拭，润滑鼻腔黏膜；③经食管喂养者，可能出现局部压迫性坏死引起食管瘘，需长期喂养（大于 6 周）的患者，应选择胃造瘘替代鼻饲管。

（2）喂养管阻塞。造成喂养管阻塞的常见原因包括营养液未调匀；药丸未碾碎；将与营养液不相容的药物加入营养液，形成凝块；营养液较黏稠；喂养管管径太细；未及时冲洗管道等。

防治措施：①选用合适管径的导管；②营养制剂较黏稠时使用输液泵；③喂饲整蛋白型制剂时，使用酸性药物前后须冲洗管腔，防止蛋白凝块黏附管壁；④喂饲药物应彻底研碎溶解，单独注入导管，切勿混在营养液内；⑤每次喂饲前后、喂药前后及连续输注每隔 4 小时用 20～30mL 温水冲洗管腔；⑥连续输注时，应每 2～3 小时将营养液轻轻摇匀 1 次，以防重力作用产生沉积；⑦一旦发现堵管应及时用温开水或 5% 碳酸氢钠溶液反复低压冲洗管道，也可用胰酶溶液 10mL 注入管腔内保留 30 分钟，待沉淀物溶解后再用温开水反复低压冲洗管道，若上述方法无效可用导丝疏通。

3. 感染性并发症

（1）吸入性肺炎。吸入性肺炎是肠内营养支持中最严重的并发症之一，常见于老年及意识障碍患者，发生率为 1%～4%。临床上若患者出现呼吸困难、呼吸急促、喘鸣、肺部啰音、烦躁、心率加快，胸部 X 线片上显示肺下部有浸润性阴影时提示有吸入性肺炎。吸入性肺炎的临床症状和预后取决于吸入营养液的性质和量。少量吸入时患者症状较轻或无明显临床症状，数日后可出现疲乏、发热等感染症状。大量吸入的后果往往较严重，可在数分钟内发生急性肺水肿，随之发生气促、呼吸困难、发绀，X线胸片显示肺下部绒毛状浸润性改变。引起吸入性肺炎的原因包括意识障碍、恶心反射减弱、咽部神经受损、食管反流、胃排空延迟、食管括约肌无力、喂养管移位、仰卧体位等。

防治措施：①管饲时，将患者床头抬高30°～45°，呈半卧位，并保持到管饲结束后半小时；②连续输注者，每间隔4～6小时回抽，估计胃残余量（GRV）；③原有呼吸道疾病或易致误吸的高危患者，可将喂养管安置过幽门或经空肠喂养；④每4小时检查一次导管位置，以便及时发现导管移位；⑤检查有无腹胀，必要时可测腹围；⑥监测肠道动力，每4～6小时听诊1次肠鸣音；⑦意识障碍患者管饲前先翻身调整好体位，并吸净呼吸道分泌物后再管饲；⑧选择适宜管径的胃管，成年人可选择14号，管径过粗易刺激膈肌诱发呕吐；⑨使用人工气道者需定期吸痰和加强口腔护理；⑩管饲超过4周，建议有条件的机构采用PEG或PEJ；⑪当发生吸入性肺炎时应立即停输营养液，抽尽胃内容物，刺激患者咳嗽，帮助吸入物和分泌物排出，尽量吸出气道内残留的误吸入物，同时应合理应用抗生素。

（2）配方溶液及输液器污染。防治措施：①配制营养液和插管前应充分洗手消毒，配制营养液的设备及场所应彻底清洁消毒；②定时更换容器和管道，每次喂养后将容器和管道冲洗干净；③配制好的营养液应储存在冰箱中，并监测冰箱温度；④打开的配方溶液及现配营养液在冰箱内储存应＜24小时，配方悬挂时间应＜8小时。

（张新星　夏玉兰）

参考文献

［1］李融融，陈伟.危重症患者早期康复的营养干预[J].中华结核和呼吸杂志，2022，45（9）：845-848.

［2］王鑫，张景怡.早期营养支持对重症监护室重症患者机械通气时间及呼吸机相关性肺炎的影响[J].医药论坛杂志，2022，43（16）：30-34.

［3］中华医学会神经外科分会，中国神经外科重症管理协作组.中国神经外科重症患者营养治疗专家共识（2022版）[J].中华医学杂志，2022，102（29）：2236-2255.

［4］潘金萍，刘菁，都军，等.早期肠内营养联合补充性肠外营养在危重症患者中的应用研究[J].临床急诊杂志，2022，23（4）：231-236.

［5］宁波，张莉莉，张晓慧.能量代谢评价重症患者营养状态的临床意义[J].空军医学杂志，2015，31（5）：313-315.

第三章　常见症状管理

第一节　疼　痛

疼痛是机体受到伤害时所感受到的不愉快感觉和体验，是一种复杂的生理心理活动。研究者认识到疼痛不仅仅是身体上的症状，还与患者性格、经历、文化因素及神经病学因素有关。国际疼痛研究协会为了给疼痛做出准确的定义，设立了专门的委员会负责制订可以让医护人员和研究者双方均可以接受的定义。国际疼痛研究协会（IASP）给疼痛下的定义为：疼痛是因实际的或潜在的组织损伤而引发的一种不愉快的感觉和情感体验。疼痛与个人及主观体验高度相关，患者对疼痛的自诉是疼痛存在的一个可靠指标。

疼痛是很多疾病晚期患者的常见症状，Portenoy R 等报道认为疼痛至少影响 90% 的转移癌患者、65% 的多发性硬化患者、90% 的艾滋病患者及 78% 的心脏病患者等，即使在积极治疗癌症的患者中仍有 1/3 患者有不同程度的疼痛。难以控制的疼痛会加重患者身体、心理、情绪、精神及经济方面的负担，降低患者的生命质量；疼痛干扰了患者的日常生命活动，使机体抵抗力和耐力下降，引起恶心，损伤胃口，干扰睡眠，使免疫力下降；疼痛还妨碍社会交往，导致患者孤独。疼痛和情绪抑郁也有很大关系，性别不同对疼痛的反应也有差别，男性大多反应为挫败、愤怒、疲惫，而女性大多反应为绝望、挫败、无助、疲惫。另外，疼痛增加了照顾者的负担，降低了患者及家庭获取社会支持的能力，控制疼痛的药物及一些应对措施实施的昂贵花费，获取途径较繁琐，也加重了患者的经济负担。

一、疼痛分类

疼痛涉及全身各部位、各器官及系统，引起疼痛的病因是多方面的，包括创伤、炎症、神经病变等，不同部位的疼痛和不同的疼痛性疾病的疼痛性质不同。为了便于对疼痛的流行病学、病因、预后和治疗效果等各方面进行研究，有必要对疼痛进行分类，建立一套合理的分类方法。

疼痛根据其发生部位、原因、性质及持续时间等可有多种分类方法。

（一）根据疼痛发生部位分类

1. 根据疼痛部位的组织器官、系统分类

可分为躯体痛、内脏痛和中枢痛。

（1）躯体痛：疼痛部位在躯体浅部或较浅部，所以也称为浅部痛。躯体痛多为局部性，疼痛剧烈、定位清楚，如原发性头痛、肩周炎疼痛、膝关节炎疼痛等。

（2）内脏痛：疼痛位于深部，故也称为深部痛。内脏痛一般定位不准确，可呈隐痛、胀痛、牵拉痛或绞痛，如胆石症的胆绞痛、肾输尿管结石的肾绞痛、胃痛等。

（3）中枢痛：中枢痛主要指脊髓、脑干、丘脑和大脑皮质等神经中枢疾病所致疼痛，如脑出血、脑肿瘤、脊髓空洞症等引起的疼痛。

2. 根据疼痛所在的躯体部位分类

可分为头痛、颌面部痛（或颜面痛和脑神经痛）、颈部痛、肩及上肢痛、胸痛、腹痛、腰及骶部痛、下肢痛、盆部痛、肛门及会阴痛等。每个部位的疼痛又包含各种疼痛性疾病或综合征。

（二）根据疼痛的性质分类

1. 刺痛

又称第一疼痛、锐痛或快痛，其痛刺激冲动经外周神经中的 Aδ 纤维传入中枢。痛觉主观体验的特点是定位明确，痛觉产生迅速，消失也快，常伴有受刺激的肢体出现保护性反射，无明显情绪反应。

2. 灼痛

又称第二疼痛、慢痛或钝痛，其痛觉信号经外周神经中的 C 纤维传入。其主观体验的特点是定位不明确，往往难以忍受。痛觉的形成慢，消失也慢。

3. 酸痛

又称第三疼痛，其痛觉冲动经外周神经中的 Aδ 纤维和 C 纤维传入。其主观体验的特点是痛觉难以描述，感觉定位差，很难确定痛源部位。

（三）根据疼痛的原因分类

根据疼痛的原因分类主要有：伤害性疼痛、炎性疼痛、神经病理性疼痛、癌痛和精神（心理）性疼痛等。

1. 伤害性疼痛

伤害性疼痛主要是皮肤、肌肉、韧带、筋膜、骨损伤引起的疼痛，如骨折、急性或慢性腰扭伤、肱骨外上髁炎、烧伤等引起的疼痛。

2. 炎性疼痛

由于生物源性炎症、化学源性炎症所致的疼痛，如化疗相关的黏膜炎引起的疼痛等。

3. 神经病理性疼痛

神经病理性疼痛是由于末梢神经至中枢神经任何部位的神经病变和损害，出现痛觉过敏、痛觉异常所致的疼痛，如带状疱疹后神经痛、糖尿病性神经病变等。

4. 癌痛

癌痛是由于肿瘤压迫、浸润周围器官、神经引起的疼痛，常见于肝癌、胃癌、胰腺癌、胆管癌和恶性肿瘤骨转移的疼痛。但需注意的是即使是癌症晚期伴有疼痛的患者，有时疼痛并非是单纯由于癌症本身所引起，需要做进一步的判断。

5. 精神（心理）性疼痛

精神（心理）性疼痛主要是由于心理障碍引起的疼痛，往往无确切的躯体病变和阳性检查结果，患者常主诉周身痛或多处顽固性痛。可伴其他心理障碍表现，如失眠、多梦、困倦等。

（四）根据疼痛的持续时间分类

根据疼痛的持续时间可分为急性痛和慢性痛。急性痛的持续时间＜6个月，慢性痛的持续时间＞6个月。但另一种观点认为疼痛持续时间超过正常持续时间即可定义为慢性痛，这段时间往往超过6个月，但也可能少于1个月。另一种观点则认为对于非恶性疼痛，3个月是区分急慢性疼痛的最佳时间。

（五）根据疼痛的临床综合分类

临床综合分类方法是以解剖部位为基础，包含疼痛涉及的器官、病因、病理和诊断名称，在临床上较为常用。

1. 头痛

（1）颈源性头痛。

（2）紧张型头痛。

（3）偏头痛：先兆型头痛、非先兆型头痛。

（4）丛集性头痛。

（5）损伤性头痛。

（6）血管源性头痛。

（7）颅压异常性头痛。

（8）炎性头痛。

（9）外伤后头痛。

2. 颌面部痛

（1）三叉神经及其分支痛。

（2）舌咽神经痛。

（3）耳部带状疱疹及疱疹后神经痛。

（4）面部器官源性疼痛。

3. 项枕部疼痛

（1）枕大神经痛、枕小神经痛、耳大神经痛、枕后神经痛。

（2）乳突痛、乳突炎。

（3）颈项部肌筋膜痛。

4. 颈肩痛

（1）颈椎关节病。

（2）颈肩综合征。

（3）寰枕畸形、颈肋等。

（4）甲状腺疾病。

（5）喉、咽病变。

（6）颈部淋巴结病变。

（7）肩周炎。

5. 上肢痛

（1）上肢血管性疼痛：雷诺病、大动脉炎。

（2）肱骨外上髁炎。

（3）腕管综合征。

（4）前斜角肌综合征。

（5）胸廓出口综合征。

6. 胸部痛

（1）肋间神经痛。

（2）带状疱疹及疱疹后神经痛。

（3）胸部外伤、肋骨骨折。

（4）乳腺疾病。

（5）胸内脏器疾病。

7. 腹痛

（1）腹壁外伤性疼痛。

（2）壁静脉炎。

（3）腹壁疝及嵌顿。

（4）腹内脏器疾病：穿孔、炎症、缺血、阻塞、痉挛、肿瘤等。

8. 腰腿痛

腰部疾病除了表现为腰痛外，往往还表现有下肢痛。反之，下肢疾病除了表现为下肢疼痛之外，也可出现腰部疼痛。

（1）脊柱外伤、骨折、炎症。

（2）脊柱退行性病变。

（3）脊柱先天性畸形。

（4）脊柱肿瘤。

（5）下肢缺血性疼痛、脉管炎、动脉栓塞等。

（6）下肢末梢神经炎。

（7）痛风。

（8）免疫性疾病：风湿、类风湿。

（9）软组织疾病：损伤、炎症等。

（10）其他。

二、疼痛的发生机制

（一）伤害感受性疼痛的发生机制

当躯体或内脏受到不良刺激时伤害感受性疼痛就会发生。来源于躯体的疼痛包括骨骼、关节、肌肉、皮肤及结缔组织的疼痛通常被描述为"酸痛"或"跳痛"，患者通常能指出疼痛发生的具体位置。来源于内脏的疼痛主要包括胸腔组织、腹腔组织、盆腔组织引起的疼痛，通常被描述为"撕裂痛"或"酸痛"，内脏痛有时不易准确定位，事实上，内脏痛会在非原发病位置的其他位置被感觉到，也就是说疼痛部位不在痛源处而在距离真实痛源相当远的体表区域，也叫牵涉痛。

伤害感受性疼痛的发生包括 4 个环节：转导、传递、感知和调制，当机械性刺激、热刺激或化学刺激导致组织损伤时就出现了转导，损伤本身及因损伤导致的炎症反应会释放一些刺激物质或使疼痛纤维过敏，当刺激达到一定程度时，神经细胞膜变得可以让钠透过，导致去极化，钾外流导致复极化，重复的去极化和复极化产生冲动并完成信号转导。除了信号转导，因损伤导致的炎症反应，周围疼痛纤维也会释放一些物质并能增强疼痛纤维的敏感性。这就是为什么对炎症部位轻微的触碰就会导致疼痛的原因。

伤害感受性疼痛的第二个环节是传递，将冲动从受伤部位传递到脊髓背侧角，继而到达脑干，再到丘脑及大脑皮质。疼痛纤维要将冲动传递到背侧角神经元需要有神经递质的参与，这些神经递质包括谷氨酸盐、P物质、神经激肽A及降钙素基因相关肽。一旦传递通过脊髓背侧角的突触间隙，冲动就可沿几个不同的上行途径到达脑干、丘脑及更高级的大脑中枢，传递环节就完成。

伤害感受性疼痛的第三个环节是感知，大脑如何准确地感知疼痛的存在目前还不清楚，通过躯体感觉皮质的处理使得个体能感觉到疼痛的位置及特性，当疼痛刺激在人们的边缘系统被感知时，就出现了对疼痛的情绪和行为反应。对疼痛的自主反应是通过网状激活系统完成的。

伤害感受性疼痛的第四个环节是调制，它包括从大脑皮质到脊髓背侧角的下行通路，这些下行的纤维可释放一些阻断疼痛传导的物质，这些物质包括内源性阿片类物质、5-羟色胺、去甲肾上腺素、γ-氨基丁酸、α$_2$肾上腺素能物质、乙酰胆碱、促甲状腺激素释放激素及生长抑素。

（二）神经病理性疼痛的发生机制

神经病理性疼痛的发生机制还不十分清楚，但肯定包括感觉的异常传入，周围神经疼痛包括末梢神经传入障碍，通常描述为酸痛、烧灼痛、麻刺痛或电击痛。中枢神经疼痛包括脊髓传入障碍导致兴奋性过高，引起非正常连续疼痛刺激，甚至是没有疼痛刺激时或是不应引起疼痛的正常刺激也会使患者感到疼痛。

有3种类型的损伤可导致神经病理性疼痛的发生，分别为物理性损伤如外科手术、创伤，化学性损伤如神经毒性药物、高血糖，病毒感染如人类免疫缺陷病毒（HIV）、带状疱疹病毒。

反复传入脊髓背侧角的伤害性信号可导致传导改变，诱发中枢神经疼痛发生，超敏反应及应激性增高也会发生，对疼痛的预防和及时治疗可以避免脊髓背侧角的改变。

三、疼痛评估

只有正确评估疼痛的强度、感觉特性及时间过程，才有可能鉴别不同的疼痛综合征，做出明确的疼痛诊断，并为如何采取有效的治疗手段提供必要的依据。因此，准确、及时的疼痛评估是疼痛治疗必不可少的一步。

疼痛的评估工具可谓多种多样，目前常用的测定方法有：痛阈测定法、间接测定法、客观测定法、主观测定法和行为测定法。痛阈测定法主要测定患者的感受阈和耐痛阈，测量的结果受主观因素影响较大。间接测定法是观察疼痛对机体生理功能的影响，如根据术后患者血压、心率的变化程度，从而间接评价疼痛的程度，该法精确性较差。客观测定法是利用脑电图、诱发电位等客观指标观察和评价疼痛，如利用痛觉诱发电位测量疼痛，但需要昂贵的仪器设备，广泛应用尚有困难。目前，临床疼痛评估常用的是疼痛强度量表、问卷表等主观测定法。

在测量人类的疼痛水平时，既可以把疼痛视为单一维度，评估从痛阈到剧痛的范围，也可以将其分成两个维度，即疼痛感觉的强度和不愉快的情绪加以测量。在大多数情况下，为了简单和快速地评估疼痛，只观察疼痛强度的变化，令患者用评分或词语来标示和描述疼痛的程度。目前，临床上主要的疼痛评估方法包括下述六种：视觉模拟评分法（VAS）、口述评分法（VRS）、数字评分法（NRS）、McGill疼痛问卷调查法（MPQ）、改良面部表情评分法（FPS-R）以及行为疼痛测定法。

（一）视觉模拟评分法（VAS）

视觉模拟评分法是目前临床上最常用的疼痛强度测定方法。国内临床上通常采用中华医学会疼痛学会监制的 VAS 卡，卡上有一条长 10cm 的直线，两端分别标上数字 0 和 10，0 表示无痛，10 表示想象中的最剧烈疼痛。在测量前向患者介绍 VAS 含义及与疼痛的关系，让患者在 VAS 表上移动游动标尺，标尺所处的位置代表患者疼痛程度。患者能见到的一面并无数字，但医师见到的一面上有数字刻度，可以读到 1mm 的精度。

VAS 法灵活简便，能够较直观地反映疼痛的变化及其缓解程度。对于镇痛药物以及非药理作用的痛觉调节手段（如经皮电刺激）等非常敏感，其测量结果与下面将提到的 NRS 和 VRS 的结果高度相关。

VAS 法也有其限制及不足之处。例如有知觉—运动障碍的患者难以实施，对于不能即刻做出反应或不能理解评估解释的患者，VAS 法也不适用。VAS 法的最大不足在于假定疼痛是一种单维度的体验。实际上除了疼痛强度，还有不愉快（烦恼）的程度。此外每种疼痛都有其独特的特性，例如牙痛明显地不同于针扎的疼痛，心肌梗死的疼痛也不同于骨折后的疼痛。只描述疼痛的强度显然无法反映痛觉的整体状态。

（二）口述评分法（VRS）

VRS 法是给患者提供一系列描述疼痛强度的形容词，按照最小强度到最大强度排列。例如无痛、轻微痛、中度痛、重度痛和极度疼痛，要求患者从中选择一个能够最恰当地描述自己疼痛强度的词。实验者在进行最终统计时，需要将不同程度的词转化为数字的形式，通常最轻程度的描述词被评为 0 分，每进一级增加 1 分，依此类推。患者总的疼痛程度就是描述其疼痛水平的形容词对应的数字分值。口述评分法表达清楚具体，但易于受文化程度、方言等因素影响。

（三）数字评分法（NRS）

NRS 法是一种等距量表法，是将疼痛的程度用 0 至 10 共 11 个数字表示，0 表示无痛，10 代表最痛，患者根据自身疼痛程度在这 11 个数字中挑选一个数字代表其疼痛程度。数字评分法简单实用，具有较高信度与效度，易于记录，适用于文化程度较高的患者。VAS 法和 NRS 法都是常用的疼痛评估工具，它们都能将疼痛量化，已成功用于评价各种镇痛药物的效用。有报道指出，VAS 法与 NRS 法有很高的相关性。

（四）McGill 疼痛问卷调查法（MPQ）

前面所提到的 VAS、VRS 和 NRS 测量法都是量化疼痛的工具，不仅适用于实验室研究，在临床上的应用也极为广泛，深受临床工作者的欢迎。然而，患者的主观报告是医师进行诊断和治疗以及评价疗效的主要依据，在很多情况下，医师需要全面、深入地了解患者的疼痛状态，而不仅限于简单的数字评价。此时就需要更复杂的测量手段——疼痛调查问卷的应用。

最常用的临床疼痛调查问卷为"McGill 疼痛问卷（MPQ）"。它是由麦吉尔大学的学者开发的，他们将来自临床文献的 102 个描述疼痛的词分为 4 大类 20 个亚类。这 4 大类分别是：描述疼痛感觉特性的词（亚类 1～10），包括时间、部位、强度等；描述疼痛情绪特性的词（亚类 11～15），包括紧张、恐惧以及相关的自主神经活动等；描述患者对痛觉整体感受评价的词（亚类 16）；其他描述疼痛细节的词（亚类 17～20）。

每个亚类都包含一组在性质上相似的疼痛描述语。这些词语是利用不同文化、社会经济学以及教育背景的被调查者按实验者的要求进行归类得到的。除了疼痛词汇列表外，调查问卷还包括身体轮廓图（显示疼痛的位置分布）、描述疼痛时间属性的词语以及即时疼痛强度（PPI）的描述语。PPI 的结果呈现为 1 到 5 的数字，分别对应以下的形容词：1—轻微，2—不舒服，3—痛苦，4—恐怖，5—极为痛苦。这些词汇的平均分值间隔相等，以便为疼痛强度提供一个很好的参照。

在进行疼痛测量时，患者通过明确的指导语对 MPQ 的描述语列表进行阅读，之后仅选择能够描述他此刻的感知觉的词。通过 MPQ 测量，得到以下 3 种主要的指标。①疼痛评估指标（PRI）：它等于描述语的分值。计分方法为，每个亚类中表示最小程度疼痛的词被赋值为 1 分，下一个等级的词赋值为 2 分，以此类推。根据患者选词的分值得到分别针对感觉、情绪和认知评价的评分，最后算出一个总的分值。②所选择的词的数量。③ PPI，词数—描述词联合选择，用以指示整体的疼痛强度。

1. MPQ 的可靠性、有效性、敏感性及其区别能力

自 1975 年公布以来，MPQ 已被翻译成多种语言，并且衍生出许多类似的非英语语言的疼痛调查表。由于疼痛是个人的体验，我们不可能知道别人感知疼痛的细节。正如男士们不会知道痛经或分娩痛是怎么回事。一个精神健康的人也无从知道精神病患者在说"极为痛苦"时是什么感觉。但是，MPQ 可以让我们洞察这些体验的性质。研究表明，每一种痛都会有相对特异的词汇群，表现在具有相同疼痛综合征的人会选择相当一致的词汇。

MPQ 另一个令人满意的特性是其对各种疼痛综合征的鉴别诊断有重要的帮助。例如对两种常见的腰背痛（一种存在椎间盘退行性病变，另一种则是找不到病因的功能性腰背痛）进行 MPQ 调查发现，两组患者使用完全不同的词汇模式。类似的现象也发生在其他有或无器质性病变疾病的鉴别诊断中。

历年来，学者们使用不同的方法论及统计学方法，论证了 MPQ 中形容词分组的有效性，以及 MPQ 三维结构，即感觉、情绪、评估三因素的正确性。而 MPQ 所具有的多方面描述的特性，使得人们有机会从大量词汇中选出合适的描述。MPQ 在轻微疼痛时也能检测出差异，同时，MPQ 对于降低疼痛的干预手段也十分敏感。因 MPQ 考虑到患者对疼痛的生理感觉、情感因素、认知能力等因素而设 if（这是什么？），故能比较准确地评价疼痛的强度和性质。但是，MPQ 的区分特性也有其局限性。患者有过度焦虑及其他精神障碍者，有可能降低其区分能力。

2. 简明 McGill 疼痛问卷（SF-MPQ）

SF-MPQ 适用于某些由于从患者获取信息的时间非常有限，或者是在 VAS 或 PPI 调查得到疼痛强度信息之外尚需更多信息的研究。SF-MPQ 包括从 MPQ 来的 15 个词汇，其中 11 个来自感觉方面，4 个来自情绪方面。SF-MPQ 还包括了 PPI 与 VAS，以提供总的疼痛强度。这 15 个词汇来自许多急、慢性以及间歇性疼痛患者对描述词汇的选择。由于"撕裂样的"一词被认为是对牙痛描述的关键词，故而也被加入。患者对每一词汇都给出强度分级分值：0 为无，1 为轻微，2 为中度，3 为重度。

SF-MPQ 与 MPQ 的 PRI 指数高度相关，并且对各种临床治疗诸如麻醉药、硬膜外及脊髓注射给药、经皮神经电刺激、低功率光疗等敏感。SF-MPQ 已被用于多种急、慢性疼痛病因学及医疗干预评估的研究。同时，原始资料也提示，SF-MPQ 具有区分不同

疼痛综合征的能力，这也正是 SF-MPQ 所具有的重要特性。最近在慢性关节炎患者的研究中提出，SF-MPQ 可能适用于老年疼痛患者。在这项研究中，年轻人、中年人和老年人在问卷亚类的选择上表现出高度的相关性和一致性，提示存在年龄跨度的疼痛都可以使用 SF-MPQ 来评价。当然，对简表在老年人应用的可靠性及有效性尚需进一步确认。

（五）改良面部表情评分法

改良面部表情评分法（FPS-R）是为了能够量化，在广为接受的 0 ～ 10 评分系统基础上，根据面部表情评分改编而来。在年龄界于 4 ～ 16 岁的患者，它的评分与视觉模拟评分有着密切的线性关系。它便于操作，除了影印的面部外，不需要任何仪器。影印面部的特征是：随着疼痛的增加，其嘴（唇）不规则地向下方移位，最终成为张开的四方形；而眼睛则逐渐闭起，最终表现为眉毛紧锁，眼睛闭合。FRS-R 被推荐用于年龄小的儿童，在年龄较大可使用数字评分法的孩子以及那些不能自我报告而靠行为学观察来评分的患者，也通常会配合使用改良的面部表情评分法。

（六）行为疼痛测定法

由于疼痛对人体的生理和心理都会造成一定的影响，所以疼痛患者经常表现出一些行为和举止的变化，主要有以下 5 个方面。①反射性痛行为：如呻吟、喘气或脸部怪相的出现。②自发反应：为了躲避或减轻疼痛而产生的主动行为，如跛行、抚摸疼痛部位或将身体固定于某种特殊姿势等。③功能限制和功能障碍：如静止不动、过多地躺卧等被动行为。④患者服药态度和频率的变化：如增加镇痛药剂量或次数，寻求心理治疗等。⑤睡眠习惯的改变。

近年来，行为学测量疼痛的研究造就了一系列成熟的观察技术，以及对伴随疼痛发生的客观行为进行评估的比率分级系统。对疼痛引起的行为变化做定量测定的有效方法包括疼痛行为量表及疼痛日记评分法（PDS）等。这些被证明可靠有效的技术对于某些疼痛的测量，如婴儿，无语言能力的儿童，语言运用能力缺乏的成人或意识不清、限制了患者交流能力的情况是必不可少的。因为在这些情况下，行为学测量可以提供患者不能报告的重要信息。此外，如果行为学测量和主观的患者分级的疼痛测量方法结合，则可以提供更全面的疼痛体验描述。然而，疼痛的行为学测量在患者可以实施自我评估的情况下，不应取代自我评估方法。

四、诊断

对任何疾病，诊断是治疗的前提和基础。疼痛是主观感觉，没有任何仪器可以评估疼痛的强度和性质，主要靠患者的描述。诊断疼痛性疾病时，其程序和内容应包括病史采集、临床检查、影像学检查等，最后做出诊断和鉴别诊断。

（一）病史采集

1. 明确疼痛的原因

根据可靠的病史和体检，加上日益完善的影像学检查，一般可明确疼痛的具体原因，但要注意阳性的影像学检查可能与实际疼痛并无关联。例如，以老年患者的磁共振成像检查发现有多间隙的腰椎间盘退变，但它并没有神经受压的表现，如盲目为患者行手术或微创治疗可能达不到治疗效果。

2. 明确疼痛发生的缓急

病程的长短不同，同一部位损伤的急慢性不同，治疗方法和结果也不一样，如急性腰扭伤和慢性腰背痛的治疗方法完全不同。

3. 明确疼痛的部位

局部痛和牵涉痛的意义不一样。牵涉痛可作为内脏伤害性感受器受刺激的表现。要注意神经损伤引起的放射痛应与其相应的皮肤、肌肉、骨骼神经分布节断相一致。也应明确实际病变的组织层次只有对病变做准备的立体定位，才能使治疗真正在病变组织发挥作用而不损伤健康组织。

4. 明确引起疼痛的组织和器官改变的性质

如明确椎间盘是突出、膨出、脱出还是纤维环断裂。疼痛的治疗方法或药物对合并重要脏器功能损害患者可能有一定影响，必须明确患者重要脏器功能再决定用药的方法、剂量或治疗方法。

5. 了解疼痛的缓解和加重因素

了解疼痛的缓解和加重因素不但有利于治疗疼痛也有助于正确诊断。晨僵持续时间有助于判断炎症的活动性和对治疗的反应。

6. 了解既往的诊治经过及对治疗的反应

包括是否有因精神疾病及其接受治疗的原因和结果。用药史也是重要的影响因素，询问患者对医嘱的依从性及有无违禁药物服用史。

（二）体格检查

体格检查包括望诊、触诊、叩诊、听诊，还包括动态测量。疼痛患者的神经学检查与一般体检类似，要注意进行自主神经检查。根据损伤部位，分别对头面部、颈部、肩部、上肢（肘部、腕部、手部）、胸背部、腹部、腰骶髋臀部、下肢（膝部、踝部、足部）进行检查。

（三）影像学检查

影像学检查是明确病因性质和程度的重要手段，应结合临床做出分析。

1. X 线检查

X 线检查是疼痛科检查骨关节最常用和经济的影像学方法，但对各部位的软组织结构、椎管内结构显像常不清晰，必须采用其他方法检查。

2. 电子计算机断层摄影（CT）

CT 是用 X 线对检查部位进行扫描，通过测量透过人体的 X 线强度，经信号转换和计算机处理构建出检查部位的横断面图像。CT 对人体组织有很高的分辨率，可以很好地观察骨和其他组织的结构，如显示椎间盘突出的间隙、厚度、宽度和长度，也可用于指导治疗和判断治疗效果，方法简单，无痛苦。

3. 磁共振成像（MRI）

其成像参数和脉冲系列多，使各种组织形成对比，尤其是对软组织的空间分辨率高，且无骨质对图像所造成的伪影，对骨与软组织疾病的诊断是更准确和可靠的方法。用于脊椎、脊髓、关节及周围病变、颅脑病变的诊断价值高，可显示椎间盘突出压迫硬膜囊的水平和程度，但不能用于装有起搏器、心脑血管支架、有金属假体或使用钢夹的患者。

4. 发射型计算机断层扫描（ECT）

发射型计算机断层扫描又分为单分子发射型计算机断层扫描和正电子发射型计算机

断层扫描两类。它利用示踪剂在人体不同部位的浓度分布来成像，不仅可获得结构形态图像，而且可以获得生理功能变化的信息图像，在心和脑检查以及全身骨显像上有突出地位。

（四）肌电图（EMG）

EMG是通过描记神经肌肉单位活动的生物电流来判断神经肌肉功能状态。在上肢通常研究正中神经、尺神经、桡神经，下肢通常研究胫神经和腓总神经。神经传导异常分为两类，即轴突损伤和脱髓鞘病变，运动或感觉反应幅度减低提示轴突受损，而时间和传导速度减慢提示脱髓鞘病变。

（五）红外线热像图

红外线热像图是利用红外辐射成像原理观察人体表面温度变化，既可以显示病变的部位，或提示某些疾病的性质，也可以判断神经阻滞的效果。但热像图必须结合病史、症状、体征和其他辅助检查才能做出客观判断。

五、疼痛控制的基本原则

（1）记录有关疼痛评估的数据，根据疼痛的类型和程度选择恰当的镇痛药物。

（2）药物剂量要逐渐增加到足以控制疼痛又不发生令人难以忍受的不良反应。

（3）要首选口服给药，如果患者不能口服药物，可考虑含服给药、舌下给药、皮下给药，尽量避免肌内注射给药。

（4）对于持续性疼痛要定时给予缓释或长效阿片类药物，突发性疼痛可给予短效药物。告知患者及其家属有关阿片类药物的不良反应，以免产生恐慌。

（5）如果患者24小时需要的药物剂量超过了3倍的有效剂量，可相应增加基础用药剂量，对于突发性疼痛可只给予一种镇痛药物。

（6）由于镇痛药物均有不同程度的耐药性，要变换使用不同的阿片类药物及不同的类镇痛药物。

（7）对阿片类药物产生抵抗的神经性疼痛，可增加辅助药物的使用。

（8）疼痛的非药物控制应该是所有疼痛控制中不可忽视的一部分。

（9）在开始使用阿片类药物治疗时，要制订一个恰当的用药计划。以下药物是应该尽量避免的。①哌替啶，哌替啶是短效药物，持续时间为2～3小时，经常使用会造成刺激性代谢产物的积累。②激动—拮抗剂，激动—拮抗剂有高限效果，并且如果同时使用阿片类药物能产生急性戒断综合征。

六、药物止痛五项基本原则

1. 口服给药

口服为最常用的给药途径。对不宜口服给药的患者可考虑其他给药途径，如皮下注射、患者自控镇痛、透皮贴剂等。

2. 按阶梯给药

轻度疼痛选用非甾体类抗炎药物（NSAID），中度疼痛选用弱阿片类药物，并可合用非甾体类抗炎药物，重度疼痛选用强阿片类药物，并可合用非甾体类抗炎药物。如果患者诊断为神经病理性疼痛，应首选三环类抗抑郁药物或抗惊厥类药物等。

3. 按时给药

按规定时间间隔规律性地给予止痛药，按时给药有助于维持稳定、有效的血药浓度。

4. 个体化给药

按照患者病情和疼痛缓解的给药剂量，制订个体化方案。由于个体差异，阿片类药物无标准用药剂量，应根据患者病情使用足够剂量，使疼痛得到缓解。同时鉴别是否有神经病理性疼痛，考虑联合用药。

5. 注意具体细节

密切观察患者疼痛缓解程度和机体反应情况，以及联合用药的相互作用，及时采取措施，尽可能减少药物的不良反应。

七、世界卫生组织（WHO）疼痛控制的三阶梯疗法

第一阶梯为非阿片类镇痛药：用于轻度疼痛患者，常用药物主要有阿司匹林、对乙酰氨基酚等，可酌情应用辅助药物。第二阶梯为弱阿片类镇痛药：当非阿片类镇痛药不能满意控制疼痛或疼痛为中度时，常用药物主要有可待因，通常建议与第一阶梯药物合用，两类药物作用机制不同，第一阶梯药物主要作用于外周神经系统，第二阶梯药物主要作用于中枢神经系统，两者合用可增强镇痛效果，根据需要也可以适当使用辅助药。第三阶梯是强阿片类镇痛药：用于治疗中度或重度癌性疼痛，当第一阶梯和第二阶梯药物控制疼痛效果不理想时使用，主要药物为吗啡，也可酌情应用辅助药物。

八、药物治疗

疼痛的治疗药物主要包括对乙酰氨基酚和非甾体抗炎药；阿片类；曲马多和其他中枢性镇痛药；肾上腺素能受体激动药；兴奋性氨基酸受体拮抗药；局部麻醉药；肾上腺皮质激素。疼痛治疗的辅助药物包抗抑郁药和抗惊厥药等。

（一）给药途径和给药方法

给药途径可分为全身给药和局部给药。患者自控止痛给药技术是允许患者按需自控给药的止痛方法，常采用程序控制泵进行，根据给药途径不同，又分为患者静脉自控止痛（PCIA）、患者硬膜外自控止痛（PCEA）、患者皮下自控止痛（PCCA）等。

1. 全身给药

全身给药包括口服给药、静脉给药、肌内和皮下注射给药、经皮给药和经黏膜给药，经鼻黏膜、经口腔黏膜、经舌下、经肺、经直肠或阴道给药。

2. 局部给药

局部给药方法包括神经丛给药、硬膜外和蛛网膜下隙给药、关节腔给药、局部麻醉药的伤口浸润或局部应用。

（二）阿片类药物

阿片类药物属麻醉性镇痛药，规范化用于临床时导致成瘾极为少见，但使用不当或滥用时可导致成瘾。阿片类药物的镇痛机制是多重的：与周围阿片受体结合，与脊髓背角胶状质（第二层）感觉神经元上阿片受体结合，作用在脑干的疼痛中枢发挥下行性疼痛抑制作用。与疼痛相关的阿片受体可分为 μ 受体、κ 受体，μ 受体拮抗后产生镇痛、呼吸抑制、欣快、成瘾等不良反应。κ 受体拮抗后产生有天花板效应的止痛呼吸抑制作用，也会发生神经内分泌和免疫效应。

阿片类药物可分为激动药（吗啡、芬太尼、哌替啶等）、激动拮抗药（纳布啡、布托洛啡）、部分激动药（丁丙诺啡）和拮抗药（纳洛酮、纳曲酮）等。

阿片类药物是目前用于临床镇痛作用最强的药物，镇痛作用随剂量增加而增强，因此，不存在所谓的标准剂量和最佳剂量。对具体患者而言，最佳剂量取决于镇痛作用和可耐受的不良反应之间的平衡。如果单纯使用阿片类药物效果不好，应考虑是否合并神经病理性疼痛。

1. 理化性质

阿片类药物为脂溶性，其离子化程度、蛋白结合率等在决定起效时间、峰作用时间方面和持续作用时间方面起主要作用。脂溶性高，分子量小的药物有较高的生物膜通透性。非离子化的药物脂溶性比离子化药物大 1000～10 000 倍，故非离子化药物的比率越高，可被弥散入中枢神经系统的药物越多，起效越快。蛋白结合率越高，可向组织弥散的药物越少。阿片类药物的作用时间还与药物的分布和代谢性能相关。分布容积大，半衰期长，清除率增加，则排出半衰期短。除雷米芬太尼外所有阿片类药物主要在肝脏代谢，其代谢取决于肝血流和肝功能。

2. 临床应用

阿片类药物主要用于各种原因导致的急慢性和癌性疼痛，对神经病理性疼痛治疗效果较差，此类疼痛应考虑使用抗惊厥药或抗抑郁药，也可联合用药。由于阿片类药物可导致胆道平滑肌痉挛，故不主张作为胆绞痛的单一治疗药物，需加用平滑肌解痉药如东莨菪碱、戊乙奎醚等。静脉制剂用于术后痛、创伤痛等短期中重度疼痛的治疗，也可用于中重度慢性疼痛和癌痛的短期药物滴定或暴发痛的治疗。口服或透皮贴剂的控缓释剂型，适用于中、重度慢性痛和癌痛的长期治疗。

阿片类药物主要是吗啡还可用于心源性哮喘的辅助治疗，吗啡治疗心源性哮喘的机制包括减慢心率、增强心肌收缩力、改善心肌氧供需平衡；扩张血管、减轻心脏前后负荷；镇静、消除焦虑恐惧情绪；抑制呼吸，使呼吸由浅快变为深慢。镇咳常使用成瘾性低的弱阿片类药物，如可卡因或右丙氧芬。止泻常用阿片酊或阿片碱。

3. 不良反应

阿片类药物的不良反应实际上是阿片受体激动效应的表现，与药物的受体强度相关（剂量依赖），但使用途径不同或制剂类型不同，不良反应的发生率和作用强度可表现不一。

不良反应可分为短时间耐受、中时间耐受和长时间耐受三大类。镇静、恶心、呕吐、瘙痒、尿潴留、呼吸抑制等都是短期药反应，持续用药数天或 1～2 周后这些症状会消失。瞳孔缩小需 1 年左右方可耐受。最顽固和不耐受的不良反应是便秘。耐受性和躯体依赖性也是长期用药的不良反应。

（1）恶心、呕吐：是阿片类药物刺激中枢化学感应带、前庭核以及胃肠道受体所致。恶心、呕吐的防治包括注意纠正促发恶心、呕吐的因素，如颅内压增高、高钙血症、洋地黄中毒等。药物包括 5HT 受体拮抗药（如恩丹西酮、格拉斯琼等），地塞米松和丁酰苯类药物氟哌利多，吩噻嗪类药物氯丙嗪以及多巴胺受体拮抗药甲氧氯普胺等。不主张使用大剂量单一药物，主张不同类型小剂量药物联合应用，如氟哌利多 1～1.25mg，地塞米松 5～10mg 等。5HT 受体拮抗药可能加重便秘。

（2）呼吸抑制：是阿片类药物最危险的不良反应，常见于阿片类药物过量或合并使用其他镇静药物，或有中枢神经系统疾病或慢性阻塞性肺疾病的患者，在急性疼痛治疗的患者由于使用速释静脉制剂发生率也远较以控释药物治疗的慢性疼痛和癌痛患者发生率高。阿片类药物的抑制表现为呼吸变深变慢，故呼吸频率大于每分钟 8 次的患者，常无气体交换异常，无须治疗。疼痛是呼吸抑制的最大拮抗因素，强刺激患者是阿片类药物中毒呼吸抑制的徒手抢救的最便捷方法，吸氧可延缓致死时间，建立人工气道和机械通气是治疗呼吸抑制的有效方法。静脉注射纳洛酮可完全纠正阿片类药物的呼吸抑制作用，但患者可能立即重现疼痛，甚至出现疼痛高敏、高血压和肺水肿。故应将纳洛酮 0.4mg 溶于 10mL 生理盐水内，每 1 ～ 2 分钟静脉注射 0.1mg。纳洛酮作用时间不超过 4 ～ 6 小时，而导致呼吸抑制的阿片类药物作用常持续更长时间，故需要时应重复注射纳洛酮。

（3）便秘：是长时间使用阿片类药物的最突出并发症。原因包括阿片类药物减低胃排空，增加肠道的张力，减低向前性蠕动，导致括约肌痉挛，减少消化道分泌。防治的方法主要是给予促进肠蠕动的药物，如番泻叶、硫酸镁、山梨醇、乳果糖等，必要时盐水灌肠或开塞露塞肛。调整饮食结构，增加含纤维饮食和增加液体摄入量可能有辅助作用。

（4）瘙痒和尿潴留：尤其常见于椎管使用阿片类药物的情况下。赛庚啶和羟嗪的镇静作用较轻，是首选的抗组胺药。布托啡诺或小剂量纳洛酮也常用于治疗瘙痒和尿潴留。对严重尿潴留患者应予以导尿。

（5）镇静和认知功能障碍：镇静最常发生在阿片类药物治疗的开始几天或剂量骤然增加时，镇静常伴有暂时性困倦和认知功能减退。偶尔阿片类药物也可导致肌僵直、肌阵挛和惊厥。

（6）耐受性：躯体依赖和精神依赖耐受是机体对长期用药产生的适应反应，导致药理作用减低，但增加剂量仍能发挥效应。躯体依赖是机体对药物的一种适应状态，表现为停药后或迅速减低剂量后发生焦虑、易激惹、震颤、全身关节痛、出汗、卡他症状、恶心、呕吐、腹痛腹泻等。逐步减低药物剂量可避免躯体依赖的发生。

精神依赖是社会心理问题，表现为患者把觅药行动作为生命的第一需要，并有强制性寻求药物的行为。

4. 吗啡

吗啡既有口服速释制剂和缓释制剂，也有静脉制剂。口服制剂生物利用度为 30%，静脉注射和皮下注射吗啡无首过效应，生物利用度 100%，吗啡的 pH 为 7.9，血浆蛋白结合率为 30%，吗啡的辛醇 / 水分配系数在 pH 7.4 时为 1.42，呈低脂溶性，故起效较慢。吗啡主要在肝脏代谢，5% 左右去甲基化生成去甲吗啡，60% ～ 80% 葡萄糖醛酸化，生成吗啡 -3- 葡萄糖醛酸和吗啡 -6- 葡萄糖醛酸，前者无药理活性，后者约占代谢产物的 10%，有镇痛和呼吸抑制效应，也可能与肌阵挛等不良反应相关。硬膜外注射吗啡后迅速经硬膜外血管吸收，5 ～ 10 分钟达血药峰浓度，约 10% 的吗啡缓慢透过硬脊膜到达脑脊液，有效作用时间长达 12 ～ 20 小时，故可出现延迟性呼吸抑制作用。由于剂量调整困难，硬膜外注射吗啡止痛已很少应用。

5. 哌替啶

哌替啶止痛强度为吗啡的 1/10。治疗剂量的哌替啶与吗啡一样，可产生镇静、镇痛、恶心、呕吐、困倦、缩瞳和呼吸抑制等效应。但是因为具有弱胆碱能作用，导致心率轻度增快，同时由于具有局部麻醉药性质（可用于腰麻和硬膜外麻醉，产生感觉运动和交感阻滞），也可使心肌抑制，心排血量下降，故不用于心肌缺血和心肌梗死的患者。哌替啶可制止寒战，静脉滴注 0.5 ～ 1.0mg/kg 哌替啶可制止各种原因引起的寒战，包括全身麻醉、硬膜外麻醉、寒冷、输血反应等引起的寒战，而吗啡无此作用。哌替啶代谢产物为去甲哌替啶和哌替啶酸，均需经肾脏排泄。去甲哌替啶有药理活性，可致中枢兴奋、不安、震颤和肌痉挛，甚至惊厥，去甲哌替啶的半衰期为 12 ～ 21 小时，长于哌替啶，故不主张长时间给药，尤其是肾功能不良的患者。

6. 芬太尼及其衍生物

芬太尼及其衍生物舒芬太尼、阿芬太尼是临床麻醉中使用最广泛的阿片类药物，它们均是 μ 受体激动药，由于脂溶性高，分子量小，起效快。不伴有组胺释放，用药后循环系统稳定。舒芬太尼的镇痛作用比芬太尼强 7 ～ 10 倍，制止气管插管和术后应激反应的效果比芬太尼更强。这两种药物，尤其是大剂量舒芬太尼静脉注射或与其他镇静药联合使用时，可能引起低血压或心动过缓，甚至心搏停止。

利用芬太尼的高脂溶性、小分子量、强效和皮肤吸收好的特点，制作成透皮给药系统应用于慢性疼痛和癌性疼痛，其起效慢，需 12 ～ 14 小时，但维持作用时间长达 48 ～ 72 小时，胃肠道不良反应尤其是便秘的不良反应发生率低，使用方便，滥用的可能性低，得到临床广泛应用。

7. 羟考酮

羟考酮作为吗啡的替代物用于中到重度慢性疼痛和癌痛的治疗。羟考酮是 μ 和 κ 受体激动药，等效止痛强度为吗啡的 1.5 ～ 2 倍，由于对 κ 受体的作用，对内脏痛和神经病理性疼痛有一定的治疗效果。

口服生物利用度达 60% ～ 87%，羟考酮的控释剂型是 38% 的羟考酮快速释放，62% 羟考酮持续缓慢释放，故而起效快（1 小时之内），持续作用 12 小时。

（三）非甾体类抗炎药

在所有药物中抗感染作用最强的是甾体激素类，即肾上腺皮质激素，凡是结构上不是甾体的抗感染药统称为非甾体类抗炎药（NSAID）。

NSAID 是一类具有解热镇痛、抗感染、抗风湿的药物。中度的镇痛作用对内脏平滑肌痉挛痛和严重疼痛，神经病理性疼痛效果较差，而对轻、中度的创伤性和炎性疼痛、肌肉关节痛、癌痛尤其是骨转移性癌痛以及牙痛、月经痛等有良好的效果。止痛作用的机制主要是抑制炎性介质前列腺素的合成，降低疼痛感受器的敏感性。其解热作用主要是增强机体的散热而不抑制产热，在治疗剂量下只能使升高的体温降低，对正常体温不发挥效应。抗感染作用的机制包括抑制缓激肽的生成，抑制前列腺素的生物合成，稳定溶酶体。MSAID 作用于血管内皮细胞和血小板上的环氧化酶，能诱发血小板释放反应，加速血小板凝集，而环氧化酶抑制药可抑制血小板膜上的环氧化酶，从而抑制血小板凝集。

1. 分类

根据结构不同 NSAID 可以分为水杨酸类、甲酸类、乙酸类、丙酸类、昔康类、昔布类、烷酮类（非酸类）。根据作用时间和强度可分为短效和长效、弱效和强效。根据性能可分为酸类和非酸类。根据作用的受体不同可分为非选择性环氧化酶抑制药和选择性环氧化酶 -2（COX-2）抑制药。

2. 常用非甾体类抗炎药

原则上非甾体类抗炎药都可使用于术后镇痛，但平衡治疗效应和不良反应，临床上使用的仅有口服药：布洛芬、双氯芬酸、氯诺昔康、美洛昔康、塞来昔布、依托考昔；静脉注射药：酮洛酸、氯诺昔康、氟比洛芬酯和帕瑞昔布。

布洛芬的常用剂量是 200～400mg，每天 3 次，如使用缓释剂型，每天 2 次，最大剂量不超过 2400～3200mg/d。双氯芬酸的常用量是 25mg，每天 3 次，如使用控缓释剂型，75mg，每天 1 次。美洛昔康常用剂量 15～22.5mg/d，塞来昔布常用剂量 200～400mg/d，依托考昔常用剂量 60～120mg/d。静脉注射剂量氯诺昔康为 16～24mg/d，氟比洛芬酯为 100～200mg/d，帕瑞昔布为 40～80mg/d。

（四）曲马多

曲马多是一种中枢镇痛药，通过不同机制发挥镇痛作用：（+）-曲马多及其代谢产物（+）-O-去甲基曲马多（M1）是 μ 阿片受体的激动药，（+）-曲马多和（-）-曲马多分别抑制 5-羟色胺和去甲肾上腺素的再摄取，提高了对脊髓疼痛传导的抑制作用。两种异构体的协同作用增强了镇痛作用并提高了耐受性。曲马多主要应用于创伤后和术后镇痛，也用于产科痛和肾绞痛、胆绞痛等。

曲马多有片剂、胶囊和缓释剂等口服剂型，肛用栓剂和供肌内、静脉或皮下注射用的剂型。用于术后镇痛，等剂量曲马多和哌替啶作用相当，与对乙酰氨基酚、环氧化酶抑制药合用效应相加或协同。在手术后疼痛，曲马多的推荐剂量是手术结束前 30 分钟静脉注射 2～3mg/kg，术后患者自控止痛每 24 小时剂量为 300～400mg，冲击剂量不低于 20～30mg，锁定时间 5～6 分钟。不良反应为恶心、呕吐、眩晕、嗜睡、出汗和口干，但便秘和躯体依赖的发生率远低于阿片类药物。

（五）辅助镇痛药

1. NMDA 受体拮抗药

NMDA 受体拮抗药具有减轻痛觉高敏和异常疼痛的作用。氯胺酮是临床上常用的药物，作为一种处理术后疼痛时的阿片类药物的辅助药，静脉注射或硬膜外给予能起到降低阿片类药物用量的作用，应用于超前镇痛及对阿片类药物耐受的患者。剂量为切皮前静脉给予 0.5mg/kg，术后 0.12mg/（kg·h），常需与阿片类药物联合使用。

2. 加巴喷丁和普瑞巴林

两者作用于电压依赖性钙通道的 $\alpha_2\delta$ 亚基，减少谷氨酸、去甲肾上腺素和 P 物质的释放。加巴喷丁具有口服吸收快、无药物相互作用、完全经肾脏排泄等特点。术前口服 900～1200mg 用于防治术后疼痛，具有一定的吗啡作用，不良反应为镇静、头晕、共济失调、震颤。普瑞巴林与加巴喷丁类似但起效更快，不良反应更少，剂量为 75～300mg，每天 2 次。

3. 三环类抗抑郁药（TCAs）和选择性 5-羟色胺和去甲肾上腺素再摄取抑制药（SSNRs）

TCAs 为非选择性 5-羟色胺和去甲肾上腺素再摄取抑制，增加突触的 5-羟色胺和去甲肾上腺素浓度，可用于几乎所有类型神经病理性疼痛的治疗，不良反应有头晕、镇静、抗胆碱能作用。阿米替林的常用剂量为 10～25mg，每天 1～2 次。SSNRs 包括文拉法辛、度洛西汀等，选择性作用于 5-羟色胺和去甲肾上腺素转运体，不良反应有镇静、共济失调、血压升高、恶心。由于起效慢，不用于术后疼痛治疗。

4. α₂肾上腺素能受体激动药

可乐定和右旋美托咪啶是临床上使用最多的 α₂肾上腺素能受体激动药，与阿片类药物有镇痛协同作用，尤其是后者，很少引起直立性低血压，是术后镇痛镇静的重要辅助药物。可乐定常用剂量为 150mg（硬膜外），与局部麻醉药或阿片类药物同时给予；右旋美托咪啶的剂量单次静脉注射为 0.25 ~ 0.1 μg/kg，维持剂量为 0.3 ~ 0.7 μg/（kg·h），可节省阿片类药物用量 50% 左右。

（六）局部麻醉药

局部麻醉药可单独用于术中、术后止痛，在术后止痛常与阿片类药物合用，可起到镇痛协同作用，并降低这两类药物的剂量（或浓度）。

九、神经阻滞治疗

（一）神经阻滞的定义、目的和作用机制

神经阻滞即通过注射的方法将局部麻醉药或神经破坏性药物注入神经（脑神经、脊神经、脊神经节、交感神经节等）或接近神经达到阻断神经传导功能。神经破坏又称为神经松解术。

广义的神经阻滞可分为化学性阻滞和物理性阻滞两大类，化学性阻滞的常用药物为局部麻醉药，常合并使用肾上腺皮质激素。神经松解术常使用的化学物质为乙醇、石碳酸、甘油、亚甲蓝、胺化合物和氨基苷类低渗性或高渗性溶液。物理性神经阻滞常用方法为冷冻疗法（冷却到 −80℃）或加热到 80℃（射频或激光）进行神经阻滞，偶尔也可用机械损伤的方法进行神经阻滞。

根据神经阻滞的目的又可分为诊断性神经阻滞和治疗性神经阻滞。诊断性神经阻滞是为诊断和鉴别诊断的目的而进行的神经阻滞。周围或中枢神经阻滞有助于定位疼痛的起源。当疼痛覆盖多个神经支配皮区时，选择性周围神经阻滞有助于诊断哪支神经是疼痛的原发区。在实行永久性神经松解术前，必须先做暂时性神经阻滞以判断疗效。在某些疾病情况下，不明确疼痛是产生于周围神经抑或中枢神经，此时周围神经阻滞若能导致疼痛完全缓解，显示疼痛源于周围神经。为手术、检查达到无痛目的或者为治疗疼痛进行的神经阻滞称为治疗性神经阻滞或神经阻滞麻醉，如臂丛神经阻滞、硬膜外神经阻滞等。为长时间或永久性阻断疼痛刺激向中枢传导采用神经破坏性阻滞，称为神经松解术。

根据解剖部位神经阻滞又可分为脑神经阻滞（半月神经节阻滞、面神经阻滞等），脊神经阻滞（肋间神经阻滞、臂丛阻滞、脊椎旁神经阻滞等），交感神经阻滞（星状神经阻滞、腰交感神经阻滞等）。

神经阻滞治疗疼痛的作用机制包括阻断疼痛传导通道；阻断疼痛形成的恶性循环，尤其是防治疼痛刺激经感觉神经传入脊髓后导致脊髓和脑的敏化；神经阻滞所用的肾上腺皮质激素有显著的抗感染、消肿、解热和镇痛作用；改善局部血液循环，对局部血流障碍者采用相应的交感神经阻滞，可改善局部血流、减轻疼痛。

（二）神经阻滞方法

神经阻滞通常依解剖定位穿刺，寻得异感或根据局部解剖特性，如硬膜外阻滞时的负压和落空感，判断针尖部位，注入药物。因而熟悉解剖位置是神经阻滞成功的基本要求。然而，神经解剖可能发生变异，解剖标记可能不明确或不易辨认，异感和麻醉效果并非一致，有时有异感麻醉效果并不完善，也可能无法引出异感，找到异感还可能损伤神经，故而近年来大量采用神经刺激器定位或超声定位。

超声定位主要与以下因素有关：组织器官的解剖形态与内部结构；组织器官的回声特性；周围脏器的毗邻关系。神经超声成像使用高频率超声（大于 10MHz），因为高频线阵探头可清晰地显示神经的分布、走行及粗细。分辨率提高时，穿透性降低，故解剖位置表浅的神经显像好。频率为超声最常用的参数，频率与波长成反比，声阻抗决定了回声的强弱。不同组织超声成像特点不同，动脉有波动无回声，静脉可压缩无回声，肌肉低回声，筋膜高回声，肌腱呈现管状高回声，神经横向为高回声晕包绕的多个圆形或椭圆形低回声区，纵向为管状非连续低回声线条，被高回声线条分隔，骨骼为明亮的高回声，骨膜后方有黑色阴影。超声引导的神经阻滞已成功运用于臂丛阻滞、腰丛阻滞、星状神经节阻滞、骨神经阻滞、坐骨神经阻滞、三合一神经阻滞（股神经、闭孔神经、股外侧皮神经），以及舌咽神经、肋间神经、腹腔神经丛阻滞，也用于小关节阻滞等。

神经刺激器定位神经阻滞是外周神经阻滞精确定位的另外一种方法，尤其适用于肥胖、解剖标志不清或不配合穿刺及无法准确说出异感的患者。目前使用第二代神经刺激器，不仅能刺激运动神经纤维，使之产生运动，也能刺激感觉神经纤维，使相应神经的分部区域产生异感。神经刺激器使用于臂丛、腰丛和坐骨神经阻滞，明显提高阻滞成功率，减少麻醉药的用量。

经皮电极引导神经定位是采用皮肤肌电描记法确定较表浅的运动神经或混合神经的位置，在此基础上引入神经刺激器，刺激支配神经的肌肉收缩，肌电描记仪可记录到肌肉收缩信号。信号最强时神经刺激仪探头触及的皮肤位置，即为该神经走行处。用同样的方法在该处与记录电极之间每隔 2～3cm 定位一次该神经的走行，最后连接各标记点即为神经走行图的体表标记，可轻易进行准确的神经阻滞。

（三）神经阻滞疗法的注意事项

1. 神经阻滞常用的药物

神经阻滞的基本用药是局部麻醉药以及肾上腺皮质激素。常用的局部麻醉药为酰胺类局部麻醉药利多卡因、丁哌卡因、左旋丁哌卡因和罗哌卡因。酯类局部麻醉药氯普鲁卡因和丁卡因主要用于外周神经阻滞和硬膜外神经阻滞。

局部麻醉药的毒性剂量上限为氯普鲁卡因 11mg/kg，利多卡因 6mg/kg（加入肾上腺素为 8mg/kg），丁卡因 1.5mg/kg，丁哌卡因 1.5mg/kg，罗哌卡因 3mg/kg。超过剂量可能引起中枢神经系统症状，如头晕、口唇麻木、耳鸣、金属性味觉和惊厥，也常伴随心血管症状如低血压、心动过缓、心室颤动，甚至心搏停止。

硬膜外腔注射皮质激素有抗炎和消肿的理论价值，对放射性神经痛急性加重可能有效，但对椎管狭窄、机械性下背部疼痛和慢性长时间的下背痛作用尚有争议。有证据表明半年内超过 3 次注射不能带来更大疗效，却会增加不良反应，常用药物为每周注射 40mg 甲泼尼龙或每 3 周注射 1 次倍他米松。1 次硬膜外注药后会导致 4～5 周肾上腺抑制和皮质醇水平下降，多次注射可导致韧带松弛。对于肾上腺皮质激素禁忌的患者，同样不能进行肾上腺皮质激素的神经阻滞治疗。

2. 不良反应和并发症

良好的解剖定位，精确的操作是防止神经阻滞可能产生不良反应和并发症的关键。

各种神经阻滞由于解剖部位不同可引起不同的并发症。

枕神经阻滞适用于诊断和治疗枕神经性头痛,并发症包括蛛网膜下隙阻滞,药物误注入血管内及局部血肿。半月神经节包括三叉神经感觉神经元胞体,通过化学(酚甘油、甘油)或射频的神经破坏可获得长期镇痛,严重的并发症包括药物注入脑脊液导致昏迷和瘫痪、出血、感染、面部感觉迟钝和麻木性疼痛。臂丛神经阻滞对于卒中后肩手综合征,复杂性的区域疼痛综合征(CRPS),$C_5 \sim T_1$ 皮区的急性痛,上肢雷诺现象和幻肢痛等有一定效果。主要并发症是血管内注射,局部血肿,神经痛,也可因喉返神经阻滞导致声嘶、膈神经麻痹及气胸、Horner 综合征。

神经破坏方法主要用于顽固性癌痛治疗,偶尔用于顽固性带状疱疹后神经痛和慢性胰腺炎等重度慢性痛。应先行神经阻滞达到疼痛缓解后再进行神经松解术,注射部位不准确,导致非靶神经损伤,会引起非预期的感觉和运动损害。常用的乙醇和石碳酸可引起蛋白质凝固和轴突坏死,而无许旺细胞管的破坏。轴索可再生,石碳酸破坏后的恢复较乙醇快,常用的神经破坏方案适用于腹腔神经丛、腰交感神经、三叉神经、下腹神经丛。也可实行鞘内神经松解,石碳酸比重大,而乙醇比重小,鞘内注药时应先摆好体位,小量分次(每次 $0.1 \sim 0.2$mL)注入药物,直到疼痛缓解。

交感神经阻滞的目的是选择性地阻断交感神经节而保留运动功能,主要用于交感神经源性疼痛,如慢性复杂区域疼痛综合征(CRPS1)、动脉缺血性疼痛。某些疼痛传入纤维与交感神经并行的疼痛如传导胰腺疼痛的纤维与腹腔神经丛靠近,腹腔神经丛阻滞是治疗胰腺痛的有效途径。阻滞交感神经的方法分为 3 种:第 1 种是躯体神经纤维和交感神经纤维相分离,可分别阻滞;第 2 种是躯体神经纤维与交感神经纤维混合,但用低浓度局部麻醉药可使无髓鞘和直径细小的交感神经节后纤维麻痹,而对有髓鞘和较粗大的躯体纤维不产生阻滞;第 3 种方法是用特定的交感神经阻滞剂局部静脉注射,并配合止血带获得局部静脉区域阻滞,但通常选择性较强。最常使用的交感神经阻滞是星状神经节阻滞、腰交感神经阻滞、腹腔神经丛阻滞、低位肠道神经丛阻滞、肢体交感神经丛阻滞。

星状神经节阻滞的并发症包括阻滞喉返神经产生声嘶、颈触痛、局部血肿,在严重病例血肿可能压迫气道;也可能发生意外的臂丛神经阻滞,椎动脉刺破或药物注入脑脊液,也可能发生气胸。向椎动脉注入少量局部麻醉药可能导致短时间的惊厥,向脑脊液注入少量局部麻醉药可引起高位或完全性蛛网膜下隙阻滞。

腰交感神经阻滞的并发症主要包括局部血肿,持续麻痹,以及注射区域靠近硬膜外腔、蛛网膜下隙、主动脉或髂部血管。腹腔神经丛阻滞的并发症与腰交感神经阻滞相似,主动脉与腹腔神经丛离得较近,虽然主动脉穿刺不都是灾难性的,但不应将治疗药物注入主动脉。

十、椎管内阿片类药物镇痛治疗

硬膜外或蛛网膜下隙(鞘内)应用局部麻醉药或局部麻醉药加阿片类药物治疗手术后疼痛、外伤和手术疼痛、分娩痛发挥了重要作用。近年来,单纯使用阿片类药物鞘内注射因其高度选择性,不影响感觉运动和交感功能,使用方便而得到迅速推广,尤其是应用于晚期癌痛患者。

(一)椎管内阿片类药物镇痛的作用机制

椎管内阿片类药物镇痛是将较小的药量作用于脊髓的相关部位,达到较大镇痛效果。相对于传统用药途径，鞘内用药血浓度减低，随之药物不良反应显著减低。就中枢作用而言，阿片类药物的不良反应可能与药物结合于大脑腹侧阿片受体（边缘系统、导水管周围灰质、丘脑、脑干）相关，相应的不良反应包括恶心、呕吐、镇静、呼吸抑制，而椎管内给药也可减轻这些不良反应。椎管内给药，在脊髓灰质胶状质中阿片受体浓度最高，这些受体位于一级传入神经元的突触前和二级神经元的突触后部位。

椎管内阿片类药物治疗是可逆的，而且对多发性疼痛和非单侧性疼痛有效，方法比较简单，在放置长期置入系统前可通过暂时性的经皮导管给药来预测给药效果。

（二）椎管内镇痛的药物选择

椎管内镇痛药物应为药品说明书上证实可用于蛛网膜下隙注射的药物。

1. 高水溶性药物

吗啡为阿片类药物中最常用的高水溶性或亲水性药物，蛛网膜下隙注射吗啡后30～60分钟达镇痛作用高峰，一次给药持续作用6～24小时。对未使用过阿片类药物的患者，硬膜外镇痛初次给药的剂量为1～4mg，蛛网膜下隙给药的剂量为0.1～0.4mg，需注意的是中国人对阿片类药物可能较西方人更为敏感。已使用过阿片类药物的患者给药剂量常需逐步增加。一部分患者可能发生耐药现象，如果给药剂量增加到非常大时，椎管内给药的优点不复存在，应考虑换用其他镇痛方法。

2. 高脂溶性药物

舒芬太尼和芬太尼是高脂溶性阿片类药物，椎管内用药后主要在局部起效，因此必须将导管插入疼痛部位相应的脊神经节段。舒芬太尼的用量为40～50μg溶于10mL生理盐水中，5分钟内起效，10分钟达峰，持续2～5小时。芬太尼剂量为40～100μg溶于生理盐水中，5分钟起效，10～20分钟达峰，持续2～3小时。目前，几乎没有鞘内长期注射芬太尼和舒芬太尼的报道。

3. 中度亲脂性阿片类药物

主要指美沙酮、氢吗啡酮、海洛因等，美沙酮静脉注射4mg能快速产生有效的镇痛作用，而且很少表现呼吸系统和尿路并发症，但长期应用易产生药物蓄积。有报道认为硬膜外使用美沙酮镇痛效果好，不良反应少，不易耐药，但有待进一步证实。氢吗啡酮1.5mg静脉注射，起效快，止痛作用确实，持续时间6～19小时，但长时间应用报道不多。

4. 阿片类部分激动药或激动—拮抗药

丁丙诺啡是阿片类部分激动药，硬膜外剂量为0.15～0.3mg，5～10分钟起效，30～60分钟达峰，持续4～6小时，不良反应发生率低于吗啡。由于吸收较快，应注意早发性呼吸抑制可能发生，但罕见迟发性呼吸抑制。布托啡诺、纳布啡、喷他佐辛等也用在急性疼痛或暴发痛的控制中，但在慢性疼痛中应用较少，特别是喷他佐辛会引起精神症状，因此应避免使用。

（三）药物输注系统的选择

选择应考虑药物价格，是否长期使用以及麻醉科医师对系统的熟悉程度。通常所用的经皮硬膜外导管主要用于麻醉和手术后短期止痛，在癌痛患者该导管用于试验性诊断和控制急性疼痛以及临终前不能接受置入手术的患者，最大的问题是易发生导管移位和中枢神经系统感染，通常放置7天以内。皮下隧道性导管不易移位，中枢感染发生率低，操作相对简单，缺点是导管长度受限，易发生导管堵塞。完全置入泵适用于生存时间长于 3 个月的患者，该系统包括 1 个皮下隧道性导管和 1 个可反复无创刺入给药（给药 1000 次以上没有渗漏）的含硅结构的容器，该系统完全置入体内，泵埋藏于腹壁皮下，以体外遥控可调制方式缓慢注入药物。

（四）存在问题

椎管内给药用药剂量小，镇痛作用强，周围不良反应（如便秘）小，但也有不足之处，主要包括镇痛无效（应检查置入系统功能或是否发生药物耐受），阿片类药物的耐受（硬膜外或鞘内给可乐定或氟哌利多或生长抑素可能减少或延迟耐药的发生），戒断综合征（需逐步减少阿片类剂量）以及阿片类药物的不良反应如呼吸抑制、恶心、呕吐、排尿功能障碍、瘙痒、便秘等。

十一、微创治疗

（一）概述

临床研究表明，对急性痛和癌痛，药物是主要的治疗手段，而且可采用无创方法（口服、经皮给药、经黏膜给药、经直肠给药等）达到治疗目的。但在慢性疼痛和某些顽固性急性疼痛仍需采取微创方法直接破坏痛觉神经或消除疼痛的原因，据统计在慢性疼痛治疗中有 30% ～ 50% 的患者需采用微创方法消除疼痛。

（二）微创治疗的方法

微创治疗是一种治疗手段，既可配合药物使用，又可使用物理或化学的方法，采用胶原酶或木瓜酶的髓核溶解术是微创治疗的常用方法。

1. 激光治疗

激光治疗利用激光高能量的局部效应，即燃烧、气化、变性和凝固的作用将椎间盘髓核消除，从而减低椎间盘内压力，解除其对脊髓和神经根的压迫，消除疼痛、麻木及感觉和运动障碍。由于激光作用强大更适合于腰椎间盘的减压。

2. 射频治疗

射频热凝产生高温使神经纤维变性，射频过程产生的电场导致神经细胞变性，在背根神经节、脊髓水平调节疼痛。已知温度低于 60℃不易使神经纤维蛋白变性，而温度超过 85 ～ 90℃易损伤神经周围组织产生并发症。在操作时常先加热至 60℃ 1 分钟，然后逐步加热至 70℃、80℃和 85℃，但不得超过 90℃，每次加温不超过 30 秒～ 1 分钟，同时应不间断地用针刺法或冷棉球法测试相应神经分布区域的痛觉和触觉至镇痛而保留触觉。脉冲射频的镇痛机制仍然不够明确，有认为是与针尖周围形成较高电磁场，出现生物学效应有关，脉冲射频对神经元的破坏较轻，且受损组织有可逆性。射频治疗主要用于颈椎间盘解压和外周神经疾病导致疼痛的治疗。

3. 臭氧

臭氧是强氧化剂，通过破坏髓核基质中的蛋白多糖导致髓核失水、萎缩，消除髓核对神经根的压迫。臭氧还可破坏髓核细胞，使髓核内蛋白多糖的产生和分泌减少。臭氧是活跃的化学物质，无长期残留损害。

4. 脊髓电刺激（SCS）

脊髓电刺激是通过放置在硬膜外腔的电极，提供电刺激作用于脊髓后根。主要用于疼痛分布于脊髓刺激能够达到的感觉纤维或疼痛控制区域。

（三）微创治疗的适应证

由于微创治疗主要用于神经毁损，而且可能带来相邻组织的坏死、炎症、出血、感染等并发症，故使用时要谨慎。

目前所使用的微创治疗种类繁多，实践证明没有一种治疗是万能或最好的，都有一定的适应证和缺陷。椎间盘主要是颈椎间盘的射频治疗，椎间盘电热治疗（IDET），椎间盘热凝纤维环成形术（PFA），双极水冷纤维环成形术（TD），椎间盘内减压术，髓核化学溶解术，经皮椎间盘切吸术，经皮椎间盘镜下髓核摘除术，激光髓核气化椎间盘减压术，臭氧气化减压术，经皮椎间盘减压术，等离子低温髓核射频消融，经皮髓核旋切椎间盘减压术，经皮椎体成形术。

射频的周围神经痛治疗可用于神经根痛，如脉冲射频用于背根神经和背根神经节、背根神经节后支、背根神经节关节支，也可用于三叉神经痛、舌咽神经痛、蝶腭神经痛等。

硬膜外腔镜不仅可用于硬膜外腔粘连松解，也有助于诊断。

脊髓电刺激不易控制脊髓的感觉纤维，故对背部中轴痛通常无效，而且脊髓损伤时控制疼痛区域的感觉纤维可能断裂，故不用于脊髓损伤后的疼痛。脊髓电刺激主要用于脊柱手术失败后的神经根痛、蛛网膜炎，也用于周围血管疾病引起的局部缺血性疼痛、周围神经损伤引起的疼痛、幻肢痛和残肢痛、复杂性区域疼痛综合征（Ⅰ型、Ⅱ型）。正式安装脊髓电刺激器前，应先行治疗调试，只有试验有效的患者才能用于治疗。

十二、疼痛的心理治疗

1. 心理干预

药物控制不是唯一有效缓解疼痛的控制措施，在疼痛控制方面非药物治疗也扮演着很重要的角色，通过心理干预如放松、意想、分散注意力、认知—行为疗法，使患者得到疼痛被控制的感觉，恢复自我控制感，并主动参与到自己的疼痛治疗中。这些控制措施可以减低对交感神经系统的刺激、使肌肉松弛、干扰疼痛传导、刺激内源性疼痛缓解物质的释放，进而达到缓解疼痛的目的。这些非药物干预措施的认知及情感方面的作用包括降低焦虑、恢复希望、降低疲乏、改善睡眠、减轻失望和绝望情绪等。

2. 心理支持

终末期患者常伴有恐惧、焦虑、抑郁、孤独、愤怒、绝望等悲观情绪，疼痛会使这些不良情绪进一步加重，导致其他症状的出现如呼吸困难、食欲缺乏等症状，这些症状使疼痛阈值降低，导致疼痛加剧，形成恶性循环。通过关爱、鼓励和心理支持，及时了解患者的心理需求，主动与患者交谈，认真听取患者的主诉，耐心介绍疼痛的原因及治疗措施，减轻患者的精神压力和心理负担，消除紧张恐惧及其孤寂感，使疼痛及其他症状获得满意缓解，减少患者对镇痛药物的需求量，增加患者在心理和生理上的舒适感。

3. 社会和家庭支持

疼痛不仅是患者的身心问题，而且也是家庭和社会的问题，患者与其家属的和谐关系有利于癌性疼痛的改善，应重视家属在疼痛治疗中的作用，教育对象应由以患者为中心扩展到以家庭为中心。对晚期患者实施全面的规范化疼痛护理管理是现代医学发展的必然趋势。

十三、患者及其家属的健康指导

疼痛控制方案的制订应该由患者和其家属共同参与，在首次使用阿片类药物时就要和患者及其家属讲明阿片类药物的不良反应。由于对成瘾性的恐惧造成很多患者没能得到疼痛的充分控制，因此指导的重点是减轻患者对成瘾性的恐惧，还要指导患者和其家属必须在卫生保健人员的指导下才能减少阿片类药物使用剂量。如果疼痛有改变或需要增加使用阿片类药物的次数或剂量要及时告知卫生保健人员，如每天服药次数多于3次要告知医师。同时告知患者及其家属，所服用药物的不良反应及处置措施，以及所服药物的服用方法及注意事项。另外还要告知患者及其家属，如果有新情况出现，要随时和卫生保健人员联系，如出现新的疼痛或疼痛没有得到缓解，出现难以控制的恶心呕吐，以及出现意识错乱及其他精神改变等。

疼痛是患者的主观感受和体验，临床上对疼痛的衡量很大程度上依赖于医护人员与患者的交流，应鼓励患者尽量准确地表达疼痛的部位、性质、强弱、发作方式以及造成疼痛加重和减轻的因素，教会患者及其家属使用疼痛评价方法和工具，学会评估疼痛，以及对疼痛、止痛药物的认识。在病情允许的情况下，训练患者使用各种非侵害性减轻疼痛的技巧，如逐渐放松法、意念法、分散注意力法等。

十四、疼痛评价及后续治疗

评价周期要基于疼痛控制目标完成程度，随访的次数要依据疼痛的程度、干预措施及患者的反应而定，如一个处于疼痛危机期的患者需要频繁的给予再评价，处于疼痛稳定期的患者仅给予定期的评价即可。注意收集有关疼痛的信息，如从上次随访至今患者最恶劣的疼痛是怎样产生的，以及患者感觉最轻松时的情况等，根据患者潜在的病理生理状况预测、评估可能会出现的新疼痛。

在生命的终末期，疼痛控制是至关重要的，难以控制的疼痛严重影响患者的生命质量，特别是在其生命的最后几个月里，有效控制疼痛尤其珍贵和重要。

（张新星　金　静）

参考文献

［1］艾登斌，帅训军，姜敏.简明麻醉学[M].2版.北京：人民卫生出版社，2016.

［2］谢惠娟，李捷萌，李金志.右美托咪定复合舒芬太尼对剖宫产术后镇痛效果及对血清BDNF的影响[J].数理医药学杂志，2021，34（12）：1842-1844.

［3］曹彩红.区域神经阻滞技术在剖宫产术后镇痛中的应用研究进展[J].临床医药实践，2021，30（12）：923-926.

［4］雷洁昕，陈鹏，陈富超.盐酸羟考酮联合用药术后自控镇痛研究进展[J].中国医院用药评价与分析，2021，21（11）：1404-1408.

［5］周汉辉，钟国云，钱敏，等.基因多态性对老年妇科手术患者舒芬太尼术后镇痛效果的影响[J].临床和实验医学杂志，2021，20（22）：2452-2456.

［6］禹枫.超声引导椎旁神经阻滞联合全身麻醉对腹腔镜胆囊切除患者术后镇痛的效果分析[J].中国社区医师，2021，37（32）：67-68.

［7］王苗，李朋斌，王贵良，等.氟比洛芬酯、塞来昔布超前镇痛时机对骨科全麻病人苏醒期躁动及术后镇痛的影响[J].蚌埠医学院学报，2021，46（11）：1541-1545.

[8] 刘瑾, 陈勇, 杨寅奇, 等. 不同浓度罗哌卡因腰方肌阻滞对腹腔镜肾囊肿术后镇痛效果的比较 [J]. 广东医科大学学报, 2021, 39 (6): 723-725.

[9] Forero M, Adhikary S D, Lopez H, et al. The erector spinae plane block: a novel analgesic technique in thoracic neuropathic pain[J]. Reg Anesth Pain Med, 2016, 41(5): 621-627.

[10] Ueshima H, Otake H. Erector spinae plane block provides effective pain management during pneumothorax surgery[J]. J Clin Anesth, 2017, 40: 74.

[11] Chin K J, Adhikary S, Sarwani N, et al. The analgesic efficacy of pre-operative bilateral erector spinae plane(ESP) blocks in patients having ventral hernia repair[J]. Anaesthesia, 2017, 72(4): 452-460.

第二节 呼吸困难

呼吸困难是呼吸功能不全的主要症状, 是患者主观上感觉空气不足或呼吸费力, 客观上表现为呼吸频率、呼吸深度和呼吸节律的改变。呼吸困难不仅是常见肺疾病及心脏疾病的伴随症状, 更是濒死过程的伴随症状。

呼吸困难的发病率文献报道为 21% ~ 79%, 在不同人群中呼吸困难的发病率各不相同, 如终末期患者、晚期癌症患者、慢性充血性心力衰竭患者、慢性阻塞性肺疾病患者, 呼吸困难的发病率较高。终末期癌症患者呼吸困难的发病率也较高, 其严重程度随病程进展, 与不良预后相关, 且多为肿瘤导致呼吸负担加重的多种因素共同作用的结果, 病因治疗效果不理想, 舒缓治疗的对症处理是重要内容。充血性心力衰竭患者呼吸困难的发生率较高, 据报道, 急救中心因呼吸困难就诊的患者中 78% 为充血性心力衰竭患者。

一、病因

引起呼吸困难的原因很多, 主要是呼吸系统疾病和心血管系统疾病, 如气道阻塞性疾病、肺部感染性疾病、胸壁及胸膜疾病、膈肌运动障碍性疾病以及各种原因导致的左心衰竭和（或）右心衰竭、心包压塞等。引起呼吸困难的原因还包括: 神经系统疾病如脑出血、脑肿瘤、脑炎、癔症等; 血液系统疾病如重度贫血、高铁血红蛋白血症、硫化血红蛋白血症等; 中毒性疾病如吗啡类药物中毒、糖尿病酮症酸中毒等。在接受舒缓治疗的患者中疼痛刺激是导致呼吸困难不可忽视的因素, 另外热、冷及电刺激也是导致呼吸困难的原因。医护人员如果想要控制患者的呼吸困难症状, 就要了解造成呼吸困难的病理生理因素。常见导致呼吸困难的原因包括以下 12 种。

（1）原发性肺恶性肿瘤。

（2）肺栓塞。

（3）化疗导致的肺纤维化。

（4）肺炎。

（5）慢性阻塞性肺疾病及神经肌肉疾病。

（6）胸腔或心包积液。

（7）上腔静脉综合征。

（8）癌性淋巴管炎。

（9）肌肉去适应化（恶病质）。

（10）充血性心力衰竭。

（11）贫血。

（12）焦虑和抑郁。

呼吸困难是中枢感觉器官和周围感觉器官及认知方面复杂的相互作用，包括生理、心理、行为、社会及环境因素均会影响呼吸困难的发病，在舒缓治疗中，虽然患者的临床疾病不能治愈，但是呼吸困难症状大都能得到一定程度的改善。

二、发病机制

1. 不良刺激导致的呼吸困难

当体内环境发生改变时，全身的感受器都向中枢神经系统发送信息，最终导致呼吸困难的发生。研究表明疼痛刺激，热、冷及电刺激均会导致呼吸困难的发生。

2. 中毒导致的呼吸困难

在血液和大脑内存在化学感受器，可以感受血气的异常情况。中枢化学感受器对 pH 的变化非常敏感，导致二氧化碳潴留的任何情况如慢性阻塞性肺疾病引起高碳酸血症，引起 pH 降低，然后呼吸系统就会通过增加通气以排出过量的二氧化碳。代谢性酸中毒可导致血中代谢产物增多，刺激颈动脉窦及主动脉体化学感受器或直接刺激兴奋呼吸中枢导致呼吸困难。

3. 呼吸肌异常导致的呼吸困难

无论是由全身衰竭或者神经肌肉疾病导致的呼吸肌疲乏均会导致呼吸困难。许多患有终末期疾病的患者有食欲减退、恶病质和全身衰竭，他们发生呼吸困难的危险性较大。在引起肺过度充气和胸腔过度膨胀的疾病中，呼吸肌变得疲乏也会导致呼吸困难，这种呼吸困难是由机械感受器将信息传递到大脑皮质引起的。

4. 异常通气导致的呼吸困难

异常通气阻抗如气道狭窄或通气阻力增加可导致中枢呼吸兴奋性增强，当呼吸量增加仍不能满足通气需求时，就发生呼吸困难，这可能是由大脑皮层的迷走神经或机械感受器的兴奋导致的。

5. 心力衰竭导致的呼吸困难

左心衰竭或（和）右心衰竭均可导致呼吸困难的发生，尤其是左心衰竭时呼吸困难更明显。左心衰竭时由于肺瘀血导致气体弥散功能下降，肺泡张力增高刺激牵张感受器，通过迷走神经反射兴奋呼吸中枢以及肺泡弹性减退、肺循环压力升高对呼吸中枢的反射性刺激引发呼吸困难。

6. 血液因素导致的呼吸困难

重度贫血、高铁血红蛋白血症、硫化血红蛋白血症、大出血、休克等导致缺氧和血压下降，刺激呼吸中枢引发呼吸困难。

7. 认知因素导致的呼吸困难

认知因素对呼吸困难的产生也有影响，生理机制可导致呼吸困难发生，心理因素也和呼吸困难的发生有关，如焦虑、恐惧、绝望及抑郁均可引发呼吸困难，或使呼吸困难加重，而呼吸困难又可引发焦虑，焦虑加重呼吸困难并更加焦虑，也就是通常所说的滚雪球效应。当患者相信呼吸困难可以被治疗并且通过治疗很快就可以得到控制时，他们对呼吸困难的感觉会减轻。

三、呼吸困难程度的评估

呼吸困难的患者通过改变体位、缩唇呼吸及辅助呼吸肌的启动，会使呼吸困难得到一定程度的缓解，周围一些辅助措施也可以采用，如用扇子扇风或坐在打开的窗户旁。医护人员评估患者呼吸困难的简便方法是让患者对呼吸困难的程度进行量化表示，在一种用数字表示呼吸困难程度的量表上进行标记，0 表示无呼吸困难，10 表示严重呼吸困难，通过标记医护人员即可了解患者呼吸困难的程度。

有一些已证明为可靠有效的测验呼吸困难的评估工具，它们已经被应用于临床和研究设计中。针对慢性肺疾病患者传统的评估方法主要是依赖肺功能试验来量化患者病情的严重程度及对治疗的反应，然而患者通常对临床症状比较关注，特别是呼吸困难及日常生活能力受损的情况，这两种情况均对患者的生命质量影响较大。患者对严重影响生命质量的呼吸困难的认知不总是能通过呼吸量测定法评估准确地反映出来。简单地让患者在数字评价量表上评价他们的呼吸困难，可以作为一种有用的工具让患者描述他们的不适程度。在为患者选择测试量表时要考虑患者的身体状况，内容太多的测量工具通常不适宜为接受舒缓治疗的患者所用。

四、诊断

由于呼吸困难是由多种因素引发的一个症状，因此做出具体而有区别的诊断是很重要的。通过诊断可以确定患者发病的原因并监测发病过程，但必须评估检测的恰当性。诊断有时可以单独依据临床表现，但是当诊断比较复杂时，医护人员要了解患者的病史，进行体格检查、实验室检查（全血细胞计数、代谢情况）及拍胸部 X 线片等，此时，患者的负担和花费必须考虑在内。肺部诊断如呼吸量测定、肺功能测试可以提供有益信息以便医护人员做出正确的诊断，但是有些检测方法可能不适用于舒缓治疗的患者，如支气管镜检查、肺脏活组织检查、通气灌注及心肺运动试验等。

（一）病史采集

患有呼吸困难的患者常会寻求医疗帮助。接诊呼吸困难患者的医师应该特别注意询问患者呼吸困难的具体情况，由于呼吸困难通常被认为是一种主观感觉，因此出现心动过速且看起来很痛苦的患者不一定是非常严重的患者，而那些无心动过速或痛苦表现的患者可能是很严重的呼吸困难患者。对于大多数患者通过病史采集和体格检查，呼吸困难的病因通常比较容易弄清楚。

（二）检查

医护人员可通过肺部检测如胸部 X 线片、CT 扫描、核磁 MRI 以了解患者的肺部情况，通过血氧定量值、全血计数、代谢抽样试验以帮助鉴别呼吸困难的原因。对于患有阻塞性或限制性肺疾病的患者肺功能检查是很有帮助的，这些检查可为医师提供有价值的信息。

1. 呼吸量测定

通过呼吸量测定可以测量患者一定时间内吸入或呼出的空气量，帮助医护人员鉴别呼吸困难是由慢性阻塞性肺疾病或是由限制性肺疾病引起。呼吸量测定法主要通过测量第一秒用力呼气容量及用力肺活量以了解肺通气功能，第一秒用力呼气容量是指最大吸气至肺总量后，开始呼气第一秒内的呼出量，用力肺活量是指深吸气至肺总量后以最大力量、最快速度所呼出的全部气量。

2. 肺功能测试

通过肺功能测试可以测量肺的容量，主要测量肺总量（TLC）即最大限度吸气后肺内所含气量，残气量（RV）即平静呼气末肺内所含气量，正常情况下残气量占肺总量的百分比约为25%，如果残气量占肺总量的百分比超过40%，提示肺气肿。医护人员还可以通过测量肺泡—氧化碳弥散量评估患者肺泡弥散功能，弥散量降低常见于肺间质纤维化、肺气肿、肺结核、石棉沉着病、肺水肿等，弥散量增加常见于红细胞增多症、肺出血等。

五、治疗与护理

呼吸困难的治疗首先要确认和治疗致病原因，包括恰当选择针对该疾病的特定药物治疗和对症治疗，其次要考虑患者的临床诊断、不利因素、花费和预后。针对呼吸困难恰当的治疗应包括药物治疗和非药物治疗。在舒缓治疗中有两种药物已经被证明对减轻呼吸困难症状是有效的，这两种药物分别为阿片类药物和抗焦虑药物。

（一）氧疗

在舒缓治疗中医护人员通常给予呼吸困难患者氧疗，氧疗可以增加患者的血氧饱和度，减轻呼吸困难，如果患者的血氧饱和度在室内空气中下降到90%以下，可以给予患者以 $1 \sim 3L/min$ 经鼻导管氧气吸入，$20 \sim 30$ 分钟后重测患者的血氧饱和度，根据需要吸氧浓度可增加到 $6L/min$。在舒缓治疗中医护人员给予患者氧疗也要充分考虑患者的具体情况，要以尽可能地使患者舒适为目标。

（二）应用支气管舒张剂

支气管舒张剂用于治疗可逆的支气管痉挛和肺容积减小，可以大大减轻呼吸困难的症状，是哮喘和慢性阻塞性肺疾病的必备药物，并已经用于癌症患者呼吸困难症状的缓解，已经被认为是阻塞性肺疾病及长期抽烟的癌症患者最有益处的药物。属于支气管舒张剂的药物包括 β 受体激动剂、抗胆碱能药物及茶碱类药物。

1. $β_2$ 受体激动剂

由于 β 受体激动剂可以兴奋肾上腺素能受体，因此被称作肾上腺素受体激动药。常用的短效 $β_2$ 受体激动剂有沙丁胺醇、非诺特罗、特布他林，作用时间为 $4 \sim 6$ 小时，通常用于急性和近期维持治疗。常用的长效 $β_2$ 受体激动剂，如沙美特罗、班布特罗及丙卡特罗，作用时间为 $12 \sim 24$ 小时，每天两次服用。$β_2$ 受体激动剂是通过激动呼吸道 $β_2$ 受体，激活腺苷酸环化酶使细胞内的环磷腺苷（cMAP）含量增加，游离 Ca^{2+} 减少，从而松弛支气管平滑肌。其不良反应包括心悸、心动过速、震颤、低钾血症等，长期使用可引起 $β_2$ 受体功能下调及气道反应性增高，因而不主张长期使用。

$β_2$ 受体激动剂的用药方法包括手持定量雾化吸入、口服或注射，吸入法可使高浓度药物直接吸入气道，作用迅速且全身不良反应小。沙丁胺醇或特布他林的常用剂量是每次 $1 \sim 2$ 喷，每喷 $200μg$，每天 $3 \sim 4$ 次；口服用量为 $2 \sim 2.5mg$，每日 $3 \sim 4$ 次，$15 \sim 30$ 分钟起效。

2. 抗胆碱能药物

抗胆碱能药物异丙托溴铵可阻断节后迷走神经通路，降低迷走神经兴奋性，阻断因刺激引起的反射性支气管收缩，起到舒张支气管的作用。异丙托溴铵的用法为手持定量雾化吸入，每天 3 次，每次 25～75μg，约 5 分钟起效，维持 4～6 小时。抗胆碱能药物不良反应包括口干、尿潴留、青光眼，吸入性抗胆碱能药物的不良反应较小，因它经肺吸收的量较小，在舒缓治疗中使用这些药物必须权衡它的不良反应和实用性。

3. 茶碱类药物

茶碱是一种能轻微抑制磷酸二酯酶的甲基黄嘌呤，提高平滑肌细胞内的环磷腺苷（cMAP）浓度，能刺激肾上腺分泌肾上腺素，还能增强气道纤毛清除功能和抗炎作用，可使支气管舒张，改善肺换气，减少炎症，改善横膈膜长时间紧张等。茶碱类药物通常用于哮喘和慢性阻塞性肺疾病和大多数良性肺疾病的辅助治疗，类似于 β2 受体激动剂和抗胆碱能药物，其不良反应包括恶心、头痛、失眠、心悸、多尿、心律失常等。

氨茶碱的一般口服剂量为 6～10mg/kg，静脉注射剂量首次为 4～6mg/kg，要缓慢注射，日注射量一般不超过 1.0g，使用时给药剂量以达到血浆浓度 10～20mg/L 为宜。

（三）应用皮质类固醇

在晚期癌症患者中，皮质类固醇药物常被用于缓解由上腔静脉综合征引起的呼吸困难以及因化疗和放疗引起的炎症，通常使用的皮质类固醇药物是地塞米松和泼尼松龙。皮质类固醇药物用于气喘、严重慢性阻塞性肺疾病和纤维化肺疾病的控制，由于这些疾病有炎症成分的参与。皮质类固醇药物可使支气管扩张以缓解呼吸困难，当它和长效的 β2 受体激动剂联合使用时作用更强，皮质类固醇药物的不良反应包括液体潴留、胃中毒、高血糖症及骨密度降低。

皮质类固醇药物用于控制呼吸困难时推荐剂量：泼尼松龙的口服剂量短期可大剂量使用，为每天 30～60mg/d，症状缓解后逐渐减量至 10mg/d 以下；严重哮喘发作时可给予地塞米松 10～30mg/d 静脉滴注，症状缓解后逐渐减量。

（四）应用阿片类药物

在舒缓治疗中阿片类药物是控制呼吸困难的常用药物，阿片类药物缓解呼吸困难的作用机制还不清楚，可能包括降低呼吸困难的中枢感觉、降低焦虑、降低对高碳酸血症的敏感性、减少氧气消耗量及改善心血管的功能等。阿片类药物可以降低患者对呼吸困难的反应敏感程度，Mahler 等研究发现内源性阿片类物质可以通过改变中枢感知来缓解患者的呼吸困难。由于阿片类药物对呼吸有抑制作用，因此要注意安全。使用阿片类药物要参考先前使用阿片类药物的给药途径、滴定速率及潜在病理生理情况等。美国国家癌症综合网络（NCCN）《舒缓疗护临床指引》明确指出：预期生存时间较短的晚期癌症患者出现呼吸困难时，处理重点是提高患者的舒适感，使用阿片类药物是缓解症状的重要措施。

有临床研究数据表明 80%～95% 的终末期癌症患者通过使用吗啡，呼吸困难症状可得到有效缓解。有人对关于使用阿片类药物控制呼吸困难的研究论文进行了系统回顾，结论认为阿片类药物在控制呼吸困难时有显著的疗效。另外通过口服或肠外给予阿片类药物比喷雾式给药效果好，针对患有阻塞性肺疾病并发顽固性呼吸困难的患者，通过口服小剂量吗啡缓释片已经表明对呼吸困难有显著的改善作用。

达到缓解呼吸困难目的需要服用吗啡的剂量要根据患者当前对阿片类药物的使用

情况而定。初次使用阿片类药物的患者可以给予每 4 小时 5 ～ 6mg 吗啡作为起始剂量，如果患者因疼痛而正在服用吗啡并且仍有呼吸困难时，要增加原剂量的 25% ～ 50%。对于慢性呼吸困难的患者，一旦剂量确定下来，要给予阿片类持续释放药物作为基础控制，同时给予瞬时释放的阿片类药物作为突破性治疗。

阿片类药物的喷雾给药可直接到达呼吸道和肺循环，避免了肝脏的首过效应，评价喷雾阿片类药物作用效果的研究并没有得出结论性的结果。喷雾吗啡对呼吸困难的减轻不比喷雾盐水溶液的效果好，几个关于喷雾吗啡的研究结果不支持它用于控制呼吸困难，有人认为喷雾阿片类药物可能达不到足够控制呼吸困难的浓度，由于一些研究存在矛盾并且缺乏临床试验，因此关于使用喷雾阿片类药物控制呼吸困难仍有争议。

（五）应用抗焦虑药物

由于恐惧和焦虑也是诱发呼吸困难的重要因素，因此抗焦虑药物经常用于缓解这些诱因导致的呼吸困难。苯二氮䓬类和吩噻嗪类有减缓呼吸驱动的作用，可以控制因情绪而导致的呼吸困难。晚期癌症患者呼吸困难常伴焦虑情绪，导致患者呼吸困难更加恶化，如果呼吸困难症状不能得到有效控制，可适当给予镇静剂。有研究显示，吗啡加咪达唑仑可提高控制呼吸困难的疗效。初用吗啡者给予 2.5mg，每 4 小时皮下给药一次，既往使用者在既往剂量的基础上增加 25%，咪达唑仑的剂量为 5mg，每 4 小时皮下给药一次。当患者的焦虑症状比较严重时抗焦虑药物联合阿片类药物使用是很有益处的，已经证明氯丙嗪可以减缓慢性阻塞性肺疾病患者与焦虑有关的呼吸困难，吗啡与氯丙嗪或异丙嗪联合使用已经被证明可以有效地缓解呼吸困难。

抗焦虑药物的给药途径包括口服给药、胃肠外给药及舌下给药，抗焦虑药物要从小剂量开始然后逐步增加以达到有效缓解呼吸困难的剂量。常用于呼吸困难治疗的抗焦虑药物包括劳拉西泮、地西泮、咪达唑仑、氯丙嗪及异丙嗪等，劳拉西泮，每小时 0.5 ～ 1mg 直到呼吸困难得到缓解，然后每 4 ～ 6 小时 0.5 ～ 1mg；地西泮，每小时 5 ～ 10mg 直到呼吸困难得到缓解，然后每 6 ～ 8 小时 5 ～ 10mg，对于老年人给予 2 ～ 5mg；咪达唑仑，每 15 分钟 0.5mg 由静脉内给药直到呼吸困难得到缓解，然后继续皮下或静脉给药；氯丙嗪，每 4 ～ 6 小时 10mg；异丙嗪，每 4 ～ 6 小时 12.5mg。

（六）非药物治疗及护理

在舒缓治疗中经受呼吸困难的患者一般同时患有几种疾病，需要采用多种治疗方案和药物，因此医护人员应使用非药物治疗的方法使治疗效果达到最佳，同时将治疗的潜在不良反应降到最低。在治疗时联合一些非药物治疗方法如呼吸训练、放松训练、锻炼及一些应对和适应策略可以大大改善晚期患者的呼吸困难和日常生活能力。

1. 呼吸技巧的应用

很多呼吸困难的患者均体会过“噘嘴吐气法”和“腹式呼吸法”的益处。吐气时噘起嘴唇，能帮助撑开呼吸道，让呼吸道的管径不至于塌陷，从而让气体顺利地流通，同时还可增加肺的扩展并改善气体交换。腹式呼吸时可通过增加腹部压力把横膈膜向上顶，帮助肺泡收缩，把气体排出去，气体顺利被排出之后，配合腹式呼吸将腹部向外撑开，帮助横膈膜向下拉，肺泡张开的空间变大，吸入的气体也就变多了。

2. 体位

当患者出现呼吸困难时采取合适的体位可以使呼吸困难减轻，如坐位或半坐位。坐位时患者两腿下垂，两脚分开，两手支撑在两膝上，使腹壁和胸廓易于扩展，为肺扩张和换气提供大的空间。患者还应该了解更多可减轻呼吸困难的体位技巧，如当上楼时可以靠在楼梯的扶栏上，当购物时可以靠在购物推车上等，也可以自己尝试多种体位以确定哪种体位更合适自己。

3. 环境

寒冷干燥的空气会刺激相应感受器，引发咳嗽反射和过敏反应，加重呼吸困难，因此患者如果处在寒冷的环境中要戴口罩以温暖吸入的空气，当室内空气特别干燥时要使用加湿器。适合呼吸困难患者的理想环境是凉爽并有空气轻微流动的房间，凉爽的空气和直接吹到患者面部的微风可以使患者感到呼吸困难减轻，吹到患者面颊和鼻部的凉爽空气被认为可以作用于分布在三叉神经上的热感受器和机械感受器，使得呼吸困难的感觉降低。

4. 心理支持

晚期癌症患者出现呼吸困难也常由心理、生理以及营养等问题引起，因此应认识到健康教育和心理护理的重要性，为患者提供良好的医疗和心理支持。通过心理支持使患者有机会向医护人员诉说自己的感受和痛苦，有利于缓解患者的心理压力、焦虑和抑郁等负面情绪。指导患者进行呼吸锻炼，掌握对付呼吸困难的有效应对方法，从而改善呼吸困难症状，缓解焦虑和抑郁程度，提高生活质量。

5. 医护人员的举止行为

医护人员的举止行为对患者是有作用的，他们镇静、自信的行为会让患者及其家属感到安心，甚至可以减轻因呼吸困难和其他情况导致的焦虑。当患者的情况变得糟糕时，沟通和交流成为提高患者生命质量必不可少的手段。一组接受调查的患者均表示希望得到有关诊断、疾病进展情况、治疗、预后、下一步照顾计划及死亡何时可能发生等方面的信息。

6. 放松技巧的应用

全身肌肉放松可以减少氧气消耗量、降低二氧化碳的产生并降低呼吸频率，对呼吸困难的患者通常有益。因此，放松技巧如太极、瑜伽及一些控制呼吸的技巧可以帮助患者控制呼吸困难并使焦虑减轻，还有可能阻止焦虑和呼吸困难的恶性循环。

7. 锻炼

不同的患者可以承受的锻炼方式和程度各不相同，医师要鼓励患者参加自己力所能及的活动以锻炼四肢肌肉，如提物体、爬楼梯、散步、骑车等，上肢锻炼对于改善呼吸肌肌力和缓解呼吸困难很有好处。在为患者制订锻炼计划前医护人员要先咨询理疗医师，另外锻炼要从小量运动开始，根据耐受能力再逐步增加运动量，坚持至少8周。

六、健康指导及后续治疗

无论是患者还是目睹患者奋力呼吸的家属，呼吸困难都是一种令人惧怕的经历。一旦呼吸困难被确诊，医护人员要指导患者及其家属如何利用恰当的治疗措施控制症状。指导患者恰当使用改善呼吸困难的药物及给药装置，如定量吸入器、喷雾药物、口服药物等，随时评估者使用这些装置的情况及使用频率，因为会影响药物的扩散和吸收。了解患者及其家属的情感和心理也是很关键的，因为抑郁和焦虑也需要评估和治疗。

指导患者记录他们呼吸困难的发病次数、呼吸困难的程度、干预措施的应用情况及指导他们如何对呼吸困难的程度进行评分，这样做对后续治疗及评价特殊治疗效果都是有帮助的。

（张新星　陈　果）

参考文献

［1］姜晓岚.小儿急性喉炎合并呼吸困难的综合护理效果分析[J].中国医药指南，2022，20（26）：169-171.

［2］唐如冰，李繁荣，韦珏伶，等.终末期肿瘤患者呼吸困难管理的证据总结[J].中华护理杂志，2022，57（14）：1690-1695.

［3］赵毛妮，席芳，杨杰，等.COPD患者呼吸困难信念现状及影响因素分析[J].中华现代护理杂志，2022，28（18）：2412-2416.

［4］梁发存，刘梦如，游姗，等.慢性阻塞性肺疾病病人呼吸困难指数、服药依从性与焦虑水平的相关性[J].循证护理，2022，8（11）：1494-1498.

［5］刘庆益，林燕，陈虎.重症肺超改良BLUE方案在ICU急性呼吸困难患者中的临床应用[J].中国现代医生，2022，60（16）：97-100.

第三节　抑　郁

抑郁是一种常见的心境障碍，可由各种原因引起，以显著而持久的心境低落为主要临床特征，且心境低落与其处境不相称，严重者可出现自杀念头和行为。抑郁描述的是一种精神状态，它可以像微小的心情变化一样简单，也可以是功能丧失或无法应对日常生活一样严重。

重症抑郁是指严重影响患者情绪、行为、思想和身体健康的一种严重心境障碍。虽然癌症患者中抑郁的发病率很多研究报道不尽相同，但是严重情绪障碍高达25%，在患有其他终末期疾病的患者中抑郁也占有一定份额。癌症晚期疼痛患者抑郁的发生率更高，2009年刘晓玲调查发现癌症晚期疼痛患者发生抑郁所占的百分比为86%。由于重症抑郁的诊断标准已经确定，在晚期癌症患者中重症抑郁发病率的数据较以前变化不大，为5%～15%。

一、病因与发病机制

迄今为止，抑郁的病因与发病机制还不十分明确，也无明显的体征和实验室指标异常，因此通常认为抑郁是生物、心理、社会（文化）因素相互作用的结果。但是针对抑郁的病因学研究发现抑郁的发病为神经、内分泌及免疫系统的相互作用，这支持抑郁的细胞因子介导理论。下丘脑—垂体—肾上腺轴的过度活动也被认为是抑郁的发展因素。

可导致抑郁发生的危险因素包括患有慢性或危及生命的疾病；难以控制的症状如疼痛；缺乏社会支持；因体型或能力改变而导致自我形象紊乱；情感表达困难；存在精神的现实苦恼；使用有抑郁不良反应的药物包括抗高血压药、苯二氮䓬类药、皮质类固醇、安定药、两性霉素B及某些化学药物；由疾病导致的代谢改变、营养缺乏、全身性感染、高钙血症、甲状腺功能亢进症、肾上腺功能减退等。

二、抑郁评估

终末期患者临近生命终点时，情绪改变是非常明显的。虽然反应性抑郁是常见的，但是它会增加患者的痛苦，因此不能忽视。医护人员可通过对抑郁症状的评估，确定抑郁严重程度并根据病情采取恰当的应对措施，预防有抑郁倾向的患者向重症抑郁发展。

（一）抑郁严重程度的评估

当怀疑终末期患者有抑郁时，医护人员要关注他们是否有心理学症状、运动兴趣降低、注意力难以集中、无价值感及过分内疚、多次想死等。如果是重症抑郁，上述症状每天都会出现，持续至少两周。

根据症状的严重程度可以将抑郁分为轻、中、重3种。轻度抑郁的症状较轻，功能受损较少；中度抑郁的症状比轻度抑郁重，功能受损程度较重；重度抑郁的症状重，并且这些症状严重影响患者日常生活及工作、学习能力。

可以借助抑郁鉴别工具来帮助鉴别抑郁的严重程度，如Beck抑郁条目、医院焦虑和抑郁（HAD）量表、老年抑郁量表（GDS）、痛苦测试等，以帮助医护人员鉴别哪些患者需要给予更详细的评估，了解他们的抑郁状况并探索更适宜的应对措施。①Beck抑郁条目是通过让患者回答一些问题并给予一定的分数来判断抑郁的严重程度，共21个条目，将每个条目分为四级，按其所显示的症状严重程度排列，从无到极重，分别赋值为0～3分，总分范围0～63分，5～13分为无或极轻微抑郁，14～20分为轻中度抑郁，21分或更高为重度抑郁。②医院焦虑和抑郁（HAD）量表，这个14项的自评工具可以排除患者抑郁的多数常见身体症状，完成该量表需要5～7分钟的时间，但是不能区分抑郁和悲伤，只是一个筛查量表，对阳性患者应进行进一步深入检查以明确诊断。③老年抑郁量表（GDS）是1982年Brink等人创制的，专门用来评估老年人的抑郁情况。它有30条主观问答题，可以排除身体不适症状，主要关注心理症状。④痛苦测试，美国国家综合癌症网络（NCCN）推荐使用症状测试来评估患者的抑郁情况，测试根据患者的感受分为0～10分的范围，患者根据自己感受在测试量表上答一个分数，等于或超过5分的患者应受到医师的特别关注。

（二）自杀倾向的评估

所有接受舒缓治疗的患者都有导致自杀的危险因素存在，如正在进展的疾病和较差的预后，所有情绪低落的患者均要给予自杀倾向评估。医护人员必须对能导致严重自杀倾向的因素进行评估，如患者是否有难以控制的症状包括疼痛、疲乏、情绪痛苦、绝望等。患有口腔、咽部癌症及肺癌的患者有较高的自杀倾向；谵妄、有吸毒史或精神异常的患者自杀倾向较严重；有自杀家族史、与社会隔离、亲人最近去世的患者自杀倾向较严重。

为准确了解患者是否有自杀的打算，必须多和患者沟通，多方询问，以准确评估其自杀倾向的严重性。心理健康专家强调，凡是已有自杀意图及实施方法的患者均要给予彻底的精神病学评估，同时对那些正在接受抑郁治疗的患者进行抑郁严重程度的再评估也是非常重要的。

随着抑郁对身体造成影响的全身评估，了解患者的绝望感、无用感或自杀想法。同时心率和呼吸频率的改变可以提示焦虑障碍的发生，焦虑障碍经常伴随抑郁而存在。另外，医护人员还必须要确认其他导致患者身体不适的潜在原因，如疾病的、症状的或药物的原因，全身评估还包括确认难以控制的症状、代谢紊乱、内分泌异常、与抑郁有关的药物等。

三、诊断

患者通常有心境低落、兴趣和愉快感丧失，导致劳累感增加和活动减少的精力降低也是很常见的症状，还有稍做事情即感觉明显的倦怠。上述表现至少持续两周。其他常见症状有：①集中注意和注意的能力降低。②自我评价和自信降低。③自罪观念和无价值感（即使在轻度发作中也有）。④认为前途暗淡悲观。⑤自伤或自杀的观念或行为。⑥睡眠障碍。⑦食欲下降。

四、治疗

（一）治疗目标

抑郁的治疗应有多个目标。首先是患者的安全必须得到保证。为此，临床医师往往必须做出患者是否应住院的决定，必须住院的明确指征是：①有自杀和杀人危险；②伴有严重的躯体疾病；③患者总体能力下降致使不能进食且回避环境；④症状迅速恶化，如冲动、自伤等严重损害自身和危及他人等行为；⑤缺少或丧失家庭和社会支持系统的支持。存在以上指征若不住院及时处理，则后果严重。其次，必须有一个完善的诊断与长远的治疗方案。治疗一开始实施不仅要考虑当前的症状，还要考虑患者长远的健康。因为心境障碍本质上是慢性疾病，因此必须让患者及其家属接受长期治疗的策略。由于应激性生活事件与复发率有关，因此治疗过程中必须重视尽可能减少心境障碍患者生活中应激源的数量及其严重程度。

（二）一般治疗

支持性的心理治疗应是常规性的。由于老年患者理解能力降低，语言交流可能受到限制，非言语交流与支持对于改善老年抑郁患者的无力感和自卑感也有效。老年患者社会支持方面相对较差，不仅要注意加强社会支持系统，而且要帮助患者正确认知、接受支持，并学会主动寻求社会支持、主动利用社会支持。

音乐治疗可以从调节情绪的角度，作为药物治疗的辅助方法而发挥作用。因为它是综合了医学、心理学、物理学、音乐美学等学科原理而产生的一种治病技术，也是利用音乐艺术的结构特点，音响的物理性能，音乐的情绪感染力，来协调人体的神经生理功能，改善人的心理状态，增进社会交往的治疗方法。人们可以用音乐发泄情绪、交流情感，可以使内心的抑郁、不安等情绪得到疏泄，特别是老年患者，通过参加音乐活动，可增进人际间的交往，因此摆脱孤独，从关注自身不适的困境中解脱出来。同时，通过音乐的创作性活动，可加强自我尊重的行为，以获得情感上的满足和行为上适应。

（三）药物治疗

总的来说，在舒缓治疗的患者中药物代谢动力学改变的特点是过程降低，绝大多数口服药物（被动转运吸收药物）吸收不变，主动转运吸收药物吸收减少，药物代谢能力减弱，药物排泄功能降低，药物消除半衰期延长，血药浓度增高等。

1. 抗抑郁药的种类和选择

目前，抗抑郁药按作用机制的不同，可分为十大类别20多种药物。①混合性的再摄取及神经受体拮抗剂（包括叔胺类 TCA）：阿米替林、阿莫沙平、氯米帕明、多塞平、米帕明和三甲米帕明。②去甲肾上腺素（NA）选择性再摄取抑制剂（NSRI，包括仲胺类的 TCA）：去甲丙米嗪、马普替林、去甲替林和普罗替林。③选择性 5- 羟色胺再摄取抑制剂（SSRI）：舍曲林、西酞普兰、氟西汀、氟伏沙明和帕罗西汀。④选择性 5- 羟色胺再摄取增强剂：噻奈普汀钠。⑤ 5- 羟色胺和去甲肾上腺素再摄取抑制剂（SNRI）：文拉法辛和度洛西汀。⑥ 5-HT 2a 受体阻滞剂及弱 5-HT 再摄取抑制剂（SARI）：奈法唑酮和曲唑酮。⑦ 5- 羟色胺（5-HT 2a 和 5-HT 2c）受体及肾上腺素受体阻滞剂（NaSSA）：米氮平。⑧多巴胺去甲肾上腺素再摄取抑制剂（NDRI）：氨非他酮。⑨选择性去甲肾上腺素再摄取抑制剂：瑞波西汀。⑩单胺氧化酶抑制剂（MAOI）：苯乙肼、反苯环丙胺和吗氯贝胺。

应该指出，在选择上述种类的某一抗抑郁药时，应认真考虑 5 个因素，即安全性、耐受性、效能、费用和简便，有人称此为选择抗抑郁药的 STEPS 原则。其中的安全性指的是治疗指数（治疗窗）和药物相互作用（包括药效学和药代动力学）；效能是指药物的整体效能，独特的作用谱，起效速度，维持治疗与预防治疗；简便是指给药的容易程度。

三环类抗抑郁药抗胆碱作用较强，老年人使用易引起轻度的意识障碍，发生率可高达 10% ~ 20%，也易出现排尿困难，甚至尿潴留和麻痹性肠梗阻。抗抑郁药有阻断 α- 肾上腺素能受体的效应，老年人更容易出现体位性低血压。文拉法辛、度洛西汀、瑞波西汀有升高血压的作用，故患有高血压、卒中的老年人应慎重使用。比较而言，米氮平和选择性 5- 羟色胺再摄取抑制剂（SSRIs）类抗抑郁药相对安全。

研究发现，舍曲林、氟伏沙明、西酞普兰、帕罗西汀、氟西汀、文拉法辛和米氮平是较少引起心律失常的抗抑郁药。一项舍曲林治疗急性心肌梗死或不稳定心绞痛伴发的重度抑郁（SADHART）研究发现，舍曲林在明显改善抑郁症状的同时，对其他心脏功能指标如血压、脉搏、QTC、QRS、P-P 间期和左心室射血分数与安慰剂相比均无明显影响，同时严重心血管事件（心绞痛、心肌梗死）也少于安慰剂。进一步研究发现，舍曲林能有效降低患者血浆中血小板因子（PF4）和 β 血栓蛋白（β-TG），提示这些变化可能是舍曲林降低心血管严重不良事件的生物学机制。有学者对西酞普兰和人际关系心理治疗（IPT）稳定期冠心病伴有重度抑郁的研究发现，与安慰剂相比西酞普兰能有效改善抑郁症状，而人际关系治疗疗效不明显，并且西酞普兰对血压、心电图指标（包括 QTc 间期）均无明显影响。同时，有研究证实西酞普兰能显著增加血液一氧化氮（NO）的含量，NO 是血小板活动的强大抑制剂，NO 生成受损是导致动脉粥样硬化和血栓形成的重要因素。但新近 FDA 针对一项西酞普兰对 QT 间期影响的研究结果显示，西酞普兰会引起剂量依赖性 QT 间期延长，并警告使用剂量不应高于 40mg/d。

此外，文拉法辛、度洛西汀、瑞波西汀有轻度升高血压的作用，故患有高血压、脑卒中的抑郁患者应慎重选用。

2. 老年抑郁患者用药原则

（1）起始剂量小：由于老年人对精神药物的敏感性明显高于青壮年人，对药物的吸收、代谢、排泄等能力较低下，血药浓度往往较高，故容易发生严重的不良反应。

（2）加药速度慢：加药速度主要依据患者对药物的耐受性、病情的严重程度等，临床可采取滴定的方法进行加药。

（3）治疗剂量小：一般有效剂量为成人剂量的 1/3 ~ 1/2。也不否认有些老人需要与年轻患者同样的剂量才能奏效，关键在于用药的个体化和缓慢加量及避免不良反应。

（4）药物的选择：应选择使用不影响心血管系统、肝肾功能和易导致代谢综合征的药物。

（5）注意药物之间的相互作用：要高度警惕药物之间的相互作用问题，避免出现影响疗效、加重不良药物反应的现象。

（四）心理治疗

抑郁心理治疗的目标是减轻或缓解症状，改善患者对药物治疗的依从性，预防复发，恢复心理社会和职业功能，减轻或消除疾病所致的不良后果。可见，心理治疗是抑郁治疗的一种重要疗法，但必须是在药物或其他治疗的基础上进行。治疗对象除了患者，还应包括患者的亲属。常用的心理治疗应该是支持性的解释、劝慰、支持、鼓励与保证，心理治疗的种类有认知行为治疗、人际心理治疗、动力心理治疗、婚姻和家庭治疗等。心理治疗时，应将方法告诉患者，并取得家庭及周围人的协作，使患者树立信心，相信通过种种治疗，抑郁可以减轻或痊愈。

（五）光照治疗

国外经验认为，光照治疗对于具有连续两年，每年均在秋末冬初发作，可能是抗黑变激素分泌昼夜节律紊乱（正常分泌是昼少夜多，冬天昼短夜长，故夜晚分泌更多而节律失调）引发的季节性抑郁有效。方法是将患者置于人工光源中，光强度为普通室光的200倍，每日增加光照2～3小时，共1～2周。2～4天可见效，但停止治疗2～4天后又复发，疗效不稳定，复发率高，故仅为一种实验性治疗。

五、健康指导

抑郁和其他精神疾病一样给患者带来痛苦，患者及其家属需要有关抑郁诊断的指导和帮助。指导家属为患者妥善保管药物，督促并协助患者服药，防止患者将药集存起来一次服用，发现患者病情不稳时应及时复诊，及时给予干预，预防复发。针对严重抑郁患者及其家属的指导内容主要包括：①叮嘱患者及其家属严格遵医嘱服药，并讲明抗抑郁药物需要几周后才能达到治疗效果；②为患者及其家属讲解药物的不良反应；③对于患者所患躯体性疾病的症状恶化要随时指出；④要记录抑郁症的控制情况以便对治疗效果进行评估；⑤通过综合专家小组为患者提供支持和必要信息。

通过健康指导向患者介绍抑郁的发病原因、临床表现及药物治疗过程、药物不良反应及处理方法，让患者消除服药的恐惧感，了解坚持定期服药的重要性和必要性，从而提高患者服药的依从性和复诊的依从性，提高疗效。

（张新星　任　敏）

参考文献

［1］马书娟，杨纪要.老年抑郁症诊断研究概况［J］.中医临床研究，2021，13（28）：141-144.

［2］中华医学会精神医学分会抑郁障碍研究协作组.伴非典型特征抑郁症的临床评估与诊治指导建议［J］.中华精神科杂志，2021，54（2）：87-95.

［3］杨晓帆，丰雷，冯媛，等.眼动追踪范式在抑郁症评估中的研究进展［J］.神经疾病与精神卫生，2020，20（5）：333-337.

［4］李勃，梁璇，鲁莹，等.抗TNF-α药物治疗抑郁症的研究进展[J].中国病理生理杂志，2022，38（7）：1334-1339.

［5］郑春美，蒋海潮，彭玲，等.抑郁症患者药物治疗态度和依从性的影响因素研究[J].浙江医学，2022，44（2）：145-149.

［6］Vasile C. CBT and medication in depression[J]. Experimental and Therapeutic Medicine[J]. 2020, 20(4): 3513-3516.

［7］Sharma M, Achuth P V, Deb D, et al. An automated diagnosis of depression using three-channel bandwidth-duration localized wavelet filter bank with EEG signals[J].Cognitive Systems Research, 2018, 52: 508-520.

第四节 焦虑障碍

美国精神病学会出版的《精神神经病诊断统计分册》第4版（DSM-Ⅳ）认为焦虑障碍包括广泛性焦虑障碍（GAD）、惊恐障碍（PD）、恐怖症、社交焦虑障碍、强迫症、创伤后应激障碍等。《国际疾病分类与诊断标准》第10版（ICD-10）精神和行为障碍诊断标准和《中国精神障碍分类与诊断标准》第3版（CCMD-3）则把广泛性焦虑障碍、惊恐障碍从其他焦虑障碍中分离出来成为单独的一类疾病。焦虑障碍的焦虑症状是原发的，广义的焦虑障碍还包括继发于高血压、冠状动脉粥样硬化性心脏病、糖尿病、慢性阻塞性肺疾病、甲状腺功能亢进等躯体疾病的焦虑，可诊断为焦虑综合征。其他精神病理状态，如幻觉、妄想、强迫症、疑病症、老年期抑郁、恐惧症等伴发的焦虑不应诊断为焦虑障碍。老年期焦虑障碍多以躯体症状为主要表现，焦虑障碍被躯体不适症状所掩盖，容易误诊、误治。因此，临床医师应掌握老年人焦虑障碍的相关知识。

一、病因

（一）遗传因素

有学者报道广泛性焦虑障碍患者的一级亲属中本病的发病风险率为19.5%，也有研究认为惊恐障碍患者的一级亲属中本病的发病风险率为24.7%，而正常对照组一级亲属的发病风险率分别为3.5%和2.3%。但老年期起病的焦虑障碍与遗传的关系并不明显，老年期首次焦虑更多地与现实环境方面的因素或躯体方面的因素有关。

（二）心理—生物学因素

动物实验及影像学研究结果揭示了焦虑恐惧情绪的基本神经通路。杏仁核是调节警觉性和恐惧反应的关键神经结构。杏仁中央核整合感觉信息，传出信号至臂旁核，引起呼吸急促；至下丘脑外侧区，引起交感神经反应；至蓝斑核引起血压升高和心率加快，以及对恐惧的行为反应；至下丘脑室旁核，激活下丘脑—垂体—肾上腺轴，引起肾上腺素分泌增加；至中脑导水管周围灰质，诱发回避反应。上述结构中任何的异常都可能引起病理性焦虑。此外，海马功能缺陷可能导致对潜在威胁信息过度评价，从而引起病理性焦虑。动物实验发现，前额叶腹侧的损伤会影响习得恐惧的正常消退，因此推测前额叶腹侧的功能异常会影响无害刺激及威胁刺激相关既往经验的调整，从而引起病理性焦虑。

焦虑反应的生理学基础是交感和副交感神经系统活动的普遍亢进，常有肾上腺素和去甲肾上腺素的过度释放，β 肾上腺素能阻断剂能有效改善躯体症状、缓解焦虑，支持这个观点。此外，焦虑与5-羟色胺、多巴胺和 γ-氨基丁酸递质系统均有关。

（三）人格与认知因素

患者病前性格特征往往自卑、自信心不足、胆小怕事、谨小慎微、对轻微挫折或身体不适容易紧张、焦虑或情绪波动。人格测量往往情绪不稳定性偏高。部分患者具有争强好胜、缺乏耐心、时间紧迫感强、急躁易怒的 A 型人格倾向。焦虑障碍与人格障碍有很高的共病率。

对事情的看法和认知是焦虑情绪产生的重要原因。随着儿女的逐渐长大、独立，加上有些老年人伴侣的先行离去，退休后社会关系的改变，老年人的失落感与无助感、无用感与日俱增，觉得自己不被需要、重视，成为儿女的负担等，可能会因为某一生活事件诱发焦虑障碍。有些老年人总是习惯于把一些模棱两可的事件解释为负性的，或总是关注事物的消极面，低估自己处理问题的能力，有这样认知倾向的老年人容易出现焦虑障碍。

（四）生活事件因素

引起老年人焦虑情绪的更直接因素是丧偶、健康状况、经济收入、医疗保健、居住条件、子女关系、环境改变等生活事件。研究显示，无配偶老年人生活质量远低于有配偶老年人，空巢家庭老年人生活质量低于非空巢家庭老年人，无子女老年人生活质量低于有子女老年人，易出现焦虑、抑郁、孤独等情绪问题。拥有较高文化程度的老年人就业机会多，社交范围广，有较好的经济收入和养老、医疗保障，心理健康程度较低文化程度老年人高。另外，家庭生活事件，以及随子女生活，对环境的改变不能适应等也是造成老年人焦虑障碍的较常见因素。

（五）躯体疾病因素

随着老年人年龄的增长，躯体疾病日益增多。有的老年人的焦虑障碍是由一场较严重的躯体疾病引起的，如脑卒中、心肌梗死、癌症等。也有的老年人并没有很严重的躯体疾病，但由于受一些慢性疾病或症状困扰，如高血压、糖尿病、前列腺增生、胃肠功能紊乱等，对躯体症状异常关注，总是担心症状会恶化，甚至危及生命，因此引起焦虑障碍。

二、临床表现

焦虑障碍的临床表现主要两种，即惊恐障碍（PD）和广泛性焦虑障碍（GAD），老年期焦虑性神经症以后者居多。由于老年人对自身健康的不安全感，对某些处境适应不良，对自身"角色"的定位或转变不适应，容易产生焦虑状态。其主要表现为心理学症状，如焦虑不安，经常或持续的无明确对象和固定内容的恐惧害怕或莫名其妙的提心吊胆或似大难临头。PD 时可出现意识模糊感，担心即将晕倒，注意力不能集中，记忆力减退，思考较为简单，甚至出现怕失去控制而发疯或濒临死亡的威胁，有失去支持和帮助感。行为方面可因注意涣散而出现小动作增多，东张西望，坐立不安，甚至搓手顿足，惶惶不可终日，对外界缺乏兴趣，工作和社交中断。有的老年患者表现为激惹，言语和动作行为偏激，行动怪异、过激，情绪激动在晚上多见；在情绪极度偏激时有自杀念头。生物学症状表现为多种躯体不适症状，各种表现及主诉纷繁复杂，常有肌肉紧张、震颤、头痛、心悸、脉快、胸闷、气短、大汗淋漓、口干、腹痛、便稀、尿频、食欲缺乏或其他疼痛的表现及其他自主神经功能紊乱的一系列症状等，部分患者可表现为几天不进食，体重减轻。如有睡眠障碍，如入睡困难、睡眠时间短、睡眠不足可使患者感觉头昏脑涨，困乏无力，兴趣锐减，话语重复，甚至思维紊乱。躯体不适常是焦虑老人最初出现的症状，可涉及任何内脏器官和自主神经系统，但老年人的焦虑障碍常需排除器质性病变，因为焦虑症状可能是器质性疾病的一部分（脑部表现）或心理继发症状，也常与其他精神障碍共病。

三、焦虑症状与其他精神疾病共病现象

（一）与抑郁共病

焦虑和抑郁共病在老年人群中很常见，为30%～70%，可见于社区、门诊及住院的老年患者，但目前对焦虑与抑郁是并存还是其中一种疾病继发于另一种仍不清楚，所以有人提出了"混合性焦虑抑郁障碍"的问题，考虑了同一疾病的多面性。抑郁与焦虑共病有其临床特征，如比单纯抑郁具有更严重的躯体症状，可使治疗药物不良反应增多。患者的社会功能更为低下，增加躯体疾病及不良预后的危险性，使患者功能丧失加重，自杀观念及自杀率增加，增加苯二氮䓬类药物的应用。

（二）与痴呆共病

焦虑常见于主观性记忆丧失的患者，但也可能是痴呆的前驱症状。认知功能损害或轻度痴呆患者的焦虑患病率增加，大多可能与共存的抑郁有关。焦虑导致严重痴呆患者行为问题发生的机制仍不清楚，但老年患者较差的挫折耐受及冲动控制能力容易使病情复杂化，诊断难以明确。

（三）与躯体疾病共病

焦虑症状可能是脑器质性疾病的一种表现，也可能是躯体疾病引起大脑功能变化所致，也可以是躯体性疾病的心理反应，也有可能是药物不良反应（摄取或戒断）所致。患有躯体疾病的老年患者更易发生混合性焦虑抑郁。这些焦虑症状可在许多疾病中发展成焦虑障碍，如甲状腺功能亢进、糖尿病、心绞痛、心律失常、CAD（冠状动脉疾病）、COPD（慢性阻塞性肺疾病）、胃肠道疾病等。

比较老年及年轻患者焦虑与躯体疾病共病的特点发现，在老年患者中，焦虑比抑郁少见；有焦虑症状的患者同时也多伴有抑郁，有躯体疾病时老年人焦虑的程度较年轻人轻，患躯体疾病的老年人更可能有混合性焦虑/抑郁。

焦虑与躯体疾病共病可能导致躯体疾病的预后更差，如焦虑与冠心病共病后，男性焦虑患者患致命性冠心病的可能性为无焦虑者的两倍；心肌梗死后焦虑很常见，焦虑程度越高，心脏病复发的可能性就越大；一些资料也表明焦虑、抑郁加剧心肌梗死的发生，表明疾病间的相互关系。共病焦虑也增加了卫生保健费用。

与焦虑的共病可对老年患者造成不良影响，如增加患躯体疾病的风险及其不良预后，增加公共医疗卫生服务使用，增加老年人功能丧失及损害，增加老年人自杀风险。

老年人焦虑与高血压有很大的关系。研究表明，抑郁、焦虑能促使高血压发生，同时高血压也容易使焦虑、抑郁加重，两者互相促进，甚至形成恶性循环。研究发现，原发性高血压患者中，11%～64%存在焦虑情绪，15%～52%伴有轻度抑郁，30%同时存在焦虑、抑郁情绪。另有研究发现，原发性高血压患者情绪障碍发生率为68%，表明中老年高血压患者抑郁、焦虑患病率高。由于高血压患者对精神因素易感性增高，因此精神因素成为高血压性精神障碍促发因素。

四、诊断与鉴别诊断

老年焦虑障碍患者诊断较复杂，各种不同的临床表现用现有的诊断标准来诊断分类确实存在一定的困难，还要考虑焦虑和抑郁混合、与其他疾病共病、症状的改变、早发型与晚发型的问题等。同时，还要考虑由于躯体衰老而较难识别的情况，如是否有类似症状的躯体共病、是否有功能性缺陷（视力差及夜行症），以及是否有正常的焦虑、"回避"情况。

（一）诊断工具和标准

老年期焦虑障碍的诊断应根据临床症状、病史、病程、躯体检查、神经系统检查和实验室检查综合分析做出。可供使用的诊断标准有《中国精神障碍分类与诊断标准》第 3 版（CCMD-3）、《国际疾病分类与诊断标准》第 10 版（ICD-10）、美国精神病学会（APA）制订的《诊断与统计手册：精神障碍（DSM-IV）》。各种量表有利于帮助诊断，如焦虑症自评量表（SAS）、贝克焦虑量表（BAI）、医院焦虑抑郁量表（HAD）、汉密尔顿焦虑量表（HAMA）、焦虑状态特质问卷（STAI）等。

（二）鉴别诊断

产生焦虑症状的患者往往继发于其他精神障碍或躯体疾病。抑郁症患者常有焦虑症状，广泛性焦虑障碍患者也会有情绪低落的表现，在鉴别时要注意焦虑症状与抑郁症状何者为先，而不是一种继发性的症状。对老年期患者，要与药物所致的不良反应及躯体不适加以鉴别。老年期神经症患者往往有多年的药物治疗史，此时询问和了解患者的运动性不安与自主神经症状的起病时间、有无波动、持续时间，以及如何缓解等对鉴别有重要的帮助。另外，可以根据针对性的实验室检查来排除一些躯体疾病的可能性。PD 易误诊为 GAD，要加以鉴别。

在老年患者中要注意到有些痴呆患者会表现出恐惧的情绪，谵妄的患者也会有极度恐惧的体验。所以，对于这类患者要详细检查患者的智能和意识情况，详细的体格检查和实验室检查也很重要。

1. 躯体疾病所致焦虑

易出现焦虑症状的内科疾病包括二尖瓣脱垂、甲状腺功能亢进、甲状旁腺功能亢进、心脏疾病（如心律失常）、冠状动脉供血不足、嗜铬细胞瘤、低血糖和真性眩晕等，某些神经系统疾病如脑炎、脑血管病、脑变性病和系统性红斑狼疮等。临床上对初诊、年龄大、无心理应激因素、病前个性素质良好的患者，要高度警惕焦虑是否继发于躯体疾病。鉴别要点除了详细病史采集、进行躯体和精神状况检查外，还应有针对性地做一些实验室检查，包括三大常规、肝肾功能、血糖、血电解质及心电图，必要时还可以进一步做 24 小时动态心电图和心肌酶、脑电图、MRI 等检查，以利确诊。

2. 药源性焦虑

应仔细询问患者的服药史。许多药物在中毒、戒断或长期应用后可致典型的焦虑障碍。如某些拟交感药物苯丙胺、可卡因、咖啡因，某些致幻剂如麦角酸二乙基酰胺（LSD）、乙醇及阿片类药物也有可能造成 PD，尤其是类似很多药物中毒、戒断反应的表现。还要鉴别长期应用激素、镇静催眠药、抗精神病药物等情况。鉴别时首先要仔细病史采集，包括对知情人的询问，因为有的患者可能隐瞒药物滥用；其次要考虑中毒反应和撤药反应的可能。

3. 精神疾病所致焦虑

精神分裂症患者可伴有焦虑，只要有分裂症症状，就不考虑焦虑症的诊断；抑郁是最多伴有焦虑的疾病，当抑郁与焦虑严重程度主次分不清时，应先考虑抑郁的诊断，以防耽误抑郁的治疗而发生自杀等不良后果；其他神经症伴有焦虑时，焦虑症状在这些疾病中常不是主要的临床表现或属于继发症状；还需要鉴别的精神疾病包括诈病、做作性障碍、疑病症、人格解体神经症、恐惧症。鉴别时要注意患者的发病是否具有不可预测性，是否具有特定的指向和境遇，是否具有某种目的和动机，以及是否具有其他特征性的临床表现。

五、治疗

目前，治疗老年期焦虑症比较有效的是药物治疗和非药物治疗，即心理与环境治疗相结合。药物治疗一般采用：①抗焦虑药如苯二氮䓬类，如艾司唑仑、阿普唑仑、劳拉西泮、氯硝西泮等；②抗抑郁剂均有抗焦虑作用，以前多采用三环类与四环类药物，目前临床上多采用 SSRI、SNRI 类药物；③ β 受体阻滞药普奈洛尔对某些老年期焦虑与激惹有很好的疗效，抗组胺药苯海拉明对轻中度焦虑也有很好的疗效。非药物方法包括心理治疗与调整环境因素等，而认知行为治疗（CBT）目前已成为国内外治疗老年期焦虑症的常规方法。

（一）药物治疗

1. 三环类（TCA）和四环类抗抑郁药

这类药物具有抗焦虑作用，但不良反应比较多，所以对于老年患者，这类药物不做首选。可从小剂量开始逐渐加量。三环类药物治疗本病需用 8 ～ 12 周方可达到最佳疗效。

2. 新型抗抑郁药

选择性 5-HT 再摄取抑制剂（SSRI）具有抗焦虑作用，如氟西汀（10 ～ 40mg/d）、帕罗西汀（20mg/d）、舍曲林（50mg/d）、西酞普兰（20mg/d）和氟伏沙明（50 ～ 150mg/d）。SSRI 的不良反应比三环类和四环类抗抑郁药要少得多，而且服用方便，每天只需服药 1 次，药物过量也比较安全，比较适合老年患者使用。这类药物的不良反应主要为 5-HT 亢进症状，如恶心、呕吐、腹泻、激越、失眠、静坐不能、震颤、性功能障碍和体重减轻等。各种 SSRI 引起的上述不良反应的严重程度和频率可有不同。

3. 单胺氧化酶抑制剂

适用于对其他抗抑郁药不能耐受者，对合并非典型抑郁或社交恐惧症的患者可作为首选。

4. 苯二氮䓬类药

适用于对各种抗抑郁剂不能耐受者，对预期焦虑或恐怖性回避效果很突出，需要快速见效的病例可做首选。常用药物有阿普唑仑（0.4 ～ 2.0mg/d）、氯硝西泮（1 ～ 4mg/d）、地西泮（5 ～ 20mg/d）、劳拉西泮（0.5 ～ 2mg/d）。一般可分为长效制剂（半衰期 20 小时左右），如地西泮、氯硝西泮、氟西泮等；中效制剂（半衰期 12 小时左右），如阿普唑仑、劳拉西泮等；短效制剂（半衰期 3 小时左右），如三唑仑、咪哒唑仑等。半衰期较短的药物多用于入睡困难患者，但记忆障碍、撤药综合征较多；半衰期较长的药物适合焦虑、激惹和睡眠的维持治疗，嗜睡、运动损害较重。常见不良反应有头晕、共济失调、呼吸抑制、认知功能损害、精神运动性损害、车祸及跌倒、耐药、成瘾等。苯二氮草类药能增强乙醇和抗精神病药的镇静作用，突然停药可致抽搐，使用时应加以注意，应尽可能用小剂量。

5. 丁螺环酮

丁螺环酮为非苯二氮䓬类抗焦虑药，没有镇静作用，对认知功能和运动功能没有影响，也没有明显的药物依赖性和戒断症状，所以比较适合老年期焦虑障碍者，常用剂量为 15 ～ 45mg/d，该药起效比较慢。

6. 其他药物

5-HT 和去甲肾上腺素再摄取抑制剂（SNRIs）文拉法辛（75 ～ 225mg/d）和新型抗抑郁药（NaSSA）米氮平（15 ～ 30mg/d）可用于其他药物疗效不佳的患者，其抗胆碱及心血管系统的不良反应小，耐受性也比较好，且起效比 SSRI 快，可酌情选用。普萘洛尔（10 ～ 30mg/d）用于减轻患者自主神经功能亢进的躯体症状有一定疗效，但也有较多的禁忌证。

老年焦虑治疗时要考虑的因素包括焦虑的识别率偏低、抑郁与焦虑共病，治疗时指导治疗的证据较少，主要根据年轻人群的研究进行推断。合并用药要注意其危险性，要注意疾病—药物相互作用。苯二氮䓬类药物的使用还需要较大的临床试验支持。临床上常见老年人焦虑与抑郁共病，但缺乏相关研究，对于共病如何影响治疗反应仍不清楚，对于一种症状的改善如何与另一种症状的改善相关联也不清楚。

（二）非药物治疗

1. 心理健康教育

向患者介绍本病的性质和相关知识，让患者对疾病有一定了解，可以缓解患者对健康的过度担心，并取得与医师的合作。对老人的焦虑程度进行评定；指导和帮助老年人及其家属认识分析焦虑的原因和表现，正确对待离退休问题或其他生活事件，想办法解决家庭经济困难，积极治疗原发疾病，慎用可引起焦虑症状的药物；指导老年人保持良好的心态，学会自我疏导和自我放松，建立规律的活动与睡眠习惯；老人的子女要学会谦让和尊重老人，理解老人的焦虑心理，鼓励和倾听老人的内心宣泄，真正从身心去关心体贴老人。老年人可以有意识地多参加一些有益的社会活动，培养健康的兴趣爱好，让精神世界充实而不空虚，把注意力转移开，化解不良情绪。也可试试气功训练，如调气训练、放松训练，户外活动如打太极拳、跳健身舞、郊游等也有利于减轻焦虑症状。

2. 认知行为疗法（CBT）

CBT 能有效地缓解焦虑状态。用于老年患者时，要根据需要调整 CBT 方法，以有效改善焦虑、烦恼及抑郁状况。CBT 包括焦虑处置技术和认知重建两种方式。医师可以通过让患者回忆、想象焦虑时的情绪、思维及行为诱导出焦虑，然后进行放松训练来减轻紧张和焦虑时的躯体症状；也可以通过帮助患者认识认知模式，寻找负性自动性的思维和纠正根本性的信念，来进行认知重建，而自信心的建立非常重要。

良好的治疗关系是心理治疗的先决条件。如果患者对治疗师不信任、不认可，则治疗不能顺利进行。积极的自我推断作为内归因，是改善焦虑的最好途径。老年性焦虑常伴有惊恐障碍（PD），有预感性，定时发作，伴濒临死亡和失去控制感。通过认知疗法，嘱患者顺其自然，接受症状，将其注意力指向外界，发挥积极的内归因自我推断作用，阻断恶性循环，其焦虑症状会逐渐消退。要加强内省力，促进个性完善。焦虑症患者的人格缺陷，表现为暗示性强，敏感多疑，易于毫无批判地接受外界的指示或负面影响，要注重帮助患者解除对主、客观性判断紊乱所致的心理困惑，增强应对挫折的顺应性。

3. 生物反馈疗法

利用现代电子仪器，将生物体内的生理功能予以描记，并转换为声、光等反馈信号，使患者根据反馈信号来学习调节自己体内不随意的内脏功能及其他躯体功能，达到防治疾病的目的。在生物反馈中，进行全身肌肉松弛训练可以缓解焦虑的躯体症状，这对于伴有躯体疾病的焦虑症患者和老年人都会有良好的效果。

六、健康指导

为患者及其家属提供焦虑症治疗的相关信息非常重要，包括通过控制临床症状以缓解焦虑的诱因，如有可能，和患者及其家属讨论焦虑症的识别和控制。患者及其家属均是焦虑症的高发人群，并且一个人患了焦虑症可能会加重另一个人的焦虑，因此既要为患者也要为其家属提供焦虑相关信息，如提供准确的症状评估和控制方面的信息；纠正针对药物治疗的误解和恐惧（如成瘾性、呼吸抑制等）；帮助患者及其家属识别焦虑的征兆；指导患者及其家属放松及缓解压力的技巧；解释焦虑是需要治疗的症状；指明通过非药物方法如咨询控制焦虑的益处；讲解恰当使用抗焦虑药物的重要性及可能发生的潜在不良反应；指导患者及其家属在停用某种药物前要咨询医护人员。

（陈　果）

参考文献

［1］肖茜，张道龙. ICD-11 与 DSM-5 关于焦虑障碍诊断标准的异同 [J]. 四川精神卫生，2020，33（1）：79-83.

［2］李清伟，陆峥. 焦虑障碍的常见症状和诊断要点 [J]. 中华全科医师杂志，2016，15（5）：325-327.

［3］曲姗，胜利. 广泛性焦虑量表在综合医院心理科门诊筛查广泛性焦虑障碍的诊断试验 [J]. 中国心理卫生杂志，2015，29（12）：939-944.

［4］梁武龙. 采用重复经颅磁刺激联合坦度螺酮治疗广泛性焦虑障碍患者的随机对照研究 [J]. 现代医学与健康研究电子杂志，2022，6（16）：35-38.

［5］谷景阳，史利静，冀紫阳，等. 认知应对疗法联合帕罗西汀治疗广泛性焦虑障碍的随机对照试验 [J]. 中国心理卫生杂志，2022，36（8）：633-638.

［6］Strawn J R, Geracioti L, Rajdev N, et al. Pharmacotherapy for generalized anxiety disorder in adult and pediatric patients: an evidence-based treatment review[J]. Expert opinion on pharmacotherapy, 2018, 19(10): 1057-1070.

［7］McDowell C P, Dishman R K, Gordon B R, et al. Physical activity and anxiety: a systematic review and meta-analysis of prospective cohort studies[J]. American journal of preventive medicine, 2019, 57(4): 545-556.

第五节　失眠障碍

DSM-Ⅳ-TR 将失眠障碍描述为"入睡或维持睡眠困难或睡眠后精力未恢复，持续至少一个月，引起具有临床意义的困难或损害"。这种相当常见的障碍多发于生命后期、女性以及具有易担忧和焦虑人格特质的人身上。失眠与持续的高唤醒状态有关联，一般会伴随新陈代谢率的提高以及促肾上腺皮质激素（ACTH）和皮质醇水平的全面提高。入睡困难是失眠障碍最常见的表现，次级症状包括中度焦虑、抑郁、易激惹、注意力集中困难和疲劳，会干扰日间的活动。

一、睡眠障碍分类

（一）根据临床表现分类

（1）入睡困难型：此型在失眠患者中最多见，表现为上床后长时间不能入睡，入睡时间大于半小时。

（2）保持睡眠困难型：这类失眠表现为睡不安稳，夜间易觉醒，或觉醒后不能再入睡。从睡眠实验室研究中发现，这类失眠患者在一夜中的觉醒时间达 15% ～ 25%，是睡眠正常者的 3 ～ 5 倍（睡眠正常者夜间觉醒时间约为 5%），且非快速眼动睡眠的 Ⅲ 期明显减少，故醒后多感体力恢复不佳。

（3）早醒型：早晨醒来的时间比通常的起床时间或本人希望的时间早 2 个小时以上，且不能再次进入睡眠。

（4）熟睡困难型：是一种没有得到良好休息的睡眠感，尽管睡眠时间足够长。正常人的熟睡感与深 NREM 睡眠的量相关。

（二）根据病程分类

（1）急性或一过性失眠：病程＜ 4 周。

（2）亚急性或短期失眠：病程＞ 4 周且病程＜ 6 个月。

（3）慢性或长期失眠：病程＞ 6 个月。

（三）根据严重程度分类

（1）轻度失眠：偶发，对生活质量影响较小。

（2）中度失眠：每晚发生，中度影响生活质量，伴有一些其他症状，如疲乏、焦虑、易怒等。

（3）重度失眠：每晚发生，严重影响生活质量，临床症状表现突出。

（四）根据病因分类

（1）适应性睡眠障碍（急性失眠）。

（2）心理生理性失眠。

（3）矛盾性失眠。

（4）特发性失眠。

（5）精神障碍所致失眠。

（6）睡眠卫生不良性失眠。

（7）青少年行为性失眠。

（8）内科疾病所致失眠。

（9）药物或物质滥用所致失眠。

（10）非物质滥用或确定的躯体疾病所致失眠（非器质性失眠）。

（11）生理性失眠（待分类）。

二、临床表现

在失眠患者之中，难以入睡是最常见的主诉，其次是维持睡眠困难和早醒，患者的临床表现通常是以上情况并存。以入睡困难为主的患者，害怕夜幕降临，害怕上床休息，就寝前表现烦躁、焦虑、紧张，辗转反侧难以入眠，并经常过多地考虑如何得到充足的休息、个人问题、健康状况及失眠引起的不良后果。失眠患者常试图以服药或饮酒来应付自己的紧张情绪，清晨常有头脑昏沉、全身疲乏之感；白天则感到抑郁、紧张、担心、易激惹及对自身健康的过分关注。如果一个人反复失眠，他就会对失眠越来越恐惧并担心其后果，久而久之，就形成了一种恶性循环，使得失眠的问题持续存在。

（一）一般表现

（1）入睡困难：是最主要的表现。一般来说，如果上床后久久不能够入睡（往往超过30分钟），持续一段时间就会被认为存在入睡困难。患者常躺在床上前思后虑、不能入睡、辗转不安，虽然采用多种措施也无济于事。

（2）睡得不实：睡得不实是失眠的第二大特点。主要表现为入睡后睡得浅。患者似乎处在一种惊恐不安的情绪状态中，一些细小的干扰，如声响或活动等足以将患者从睡眠中唤醒，醒来之后再次睡眠则十分困难。

（3）早醒：清晨早醒是指患者入睡困难不明显，但睡眠持续时间不长，其转醒时间较平常提前2小时以上，常在凌晨2～3点钟就醒来，之后再无睡意而嘘叹夜长，或只能放任自流进入一种不安定与不满意的睡眠状态。这与老年人的早起习惯不同。另外，抑郁患者存在早醒的生物性特点，应注意鉴别。

（4）担心失眠：患者因失眠的痛苦，逐渐形成具有极度关注失眠的优势观念。

（5）躯体症状：包括头痛、头晕、头胀、精神疲惫、健忘、疲乏、心悸、易激动、情绪急躁、忧虑、记忆力下降、食欲缺乏等症状。

（二）心理表现

（1）睡眠障碍：对自身睡眠状况不能正确评估，无法区分睡眠时间和潜伏期时间，自身认定的睡眠时间与实际测定时间差距较大，一般自身认定睡眠时间大于实际睡眠的50%以上。

（2）疑病心理：睡眠情况正常，但自认为夜间较难入睡，一旦入睡则处于深度睡眠，对周围发生的事情不存在任何记忆。此类型患者认定自身是失眠，且处于极度恐慌状态，其原因在于患者对失眠的理解较低，临床上常将此类患者称为"假性失眠"。

（3）依赖心理：常见于患者在偶然服用助睡眠药物后，对药效产生依赖性而在白天也使用药物进行睡眠时间的弥补，造成对药物的依赖性。

（4）睡前心理：患者存在睡前心理障碍，并对睡眠有较大的心理障碍，常为恐惧心理，在睡前很长时间就进行睡前思考。使用各种助睡眠方式尝试进入睡眠失败后，导致心理对于睡眠的反感度进一步上升，出现较多的负面情绪，从而导致睡眠更难以进入，形成恶性循环现象。

三、诊断

失眠障碍被认为是机体对时间的觉醒失调，在生理上表现为机体代谢率、血压、皮质醇以及大脑糖代谢的增高，在睡眠中表现为脑电的过度活动；通过电生理及 PET、SPECT 和 fMRI 等多种方法探究其深层的神经功能改变，发现失眠患者的脑内存在多个局部及整体功能异常，主要集中于情绪及认知相关区域；对患者的大脑进行不同阶段的扫描，发现失眠患者大脑左侧眶额叶皮质、楔叶前后皮质和海马回的灰质容量减少，并且与失眠的严重程度呈负相关。失眠障碍的患者常常表现出对睡眠质量的过度担心、强制思维以及对卧室周围环境的过度敏感。过去，我们习惯于将失眠障碍分为原发性的失眠以及继发性的失眠，以此来明确失眠的根本原因。但是，随着生物—心理—社会医学模式的开展，发现很多情况下各种身体疾病（高血压、冠心病）、精神疾病（抑郁、焦虑障碍等）以及失眠障碍这三者间互为因果关系，因此这种二分式的诊断方法其实是不准确的。因此，第 5 版的《精神障碍患者的诊断和统计手册》（DSM-5）对失眠障碍诊断不再进行严格分类，失眠障碍既可以作为单独诊断，也可以作为其他疾病的并发症。推荐患者每天记录关于入睡时间、夜晚醒来情况以及早上醒来时间，持续 1 个月，有助于发现影响其睡眠的干扰因素。此外，患者常常对入睡时间进行高估（即总认为自己很晚才睡着）而对整个睡眠时间进行低估（即总认为昨晚没有睡够），在这种情况下，多导睡眠脑电图的使用有助于鉴别患者的主观与客观性失眠。

四、治疗

失眠障碍治疗过程中，一般需要每个月进行一次临床症状评估。在治疗过程中每 6 个月或旧病复发时，需对患者睡眠情况进行全面评估。评估方法包括主观性评估（临床症状、量表评估和问卷调查）与客观性评估（主要包括神经电生理监测，如 PSG、体动记录检查等）。持续性评估有助于分析治疗效果和指导制订下一步治疗方案。

在进行一种治疗方法或者联合治疗方法无效时，应该考虑更换其他心理行为疗法、药物疗法与联合疗法，同时应该注意重新进行病因筛查与其他共存疾病的评估。中止治疗 6 个月后需要重新进行评估，因为中止治疗 6 个月后是失眠症状复发的高发期。失眠障碍的治疗流程参见 P105 图。

失眠的治疗目标首先是建立良好的睡眠卫生习惯和正确的睡眠认知功能；教育患者学会控制与纠正各种影响睡眠的行为与认知因素；改变与消除导致睡眠紊乱慢性化的持续性因素。其次是帮助患者重建较"正常"的睡眠模式；修复正常的睡眠结构；摆脱失眠的困扰。

世界卫生组织（WHO）在睡眠问题的治疗指南中，给患者及其家属提出的须知是：①处于应激状态或患躯体疾病时常发生暂时性的睡眠问题；②正常的睡眠需要量差异很大，并且随着年龄的增加而减少；③睡眠习惯的改善（不借助催眠药）是治疗失眠的最好方法；④如果担心睡眠困难会加重失眠；⑤乙醇可能有助于入睡，但会导致睡眠不安及早醒；⑥兴奋性物质（包括咖啡和茶）能够引起或加重失眠。以上这些须知是治疗失眠的基础，也是应该强调的基本原则。

（一）对症治疗

躯体疾病导致失眠者，首先正确诊断、积极治疗原发病，同时给患者耐心解释疾病的病因、治疗等知识，解除因对疾病的不了解而引起的焦虑及恐惧。随着治疗的进行、症状的改善，患者可酣然入睡。对各种神经症或精神疾病患者，应充分了解引起睡眠异常的原因，有针对性地进行宣传教育，失眠严重患者应给予药物协助入睡。

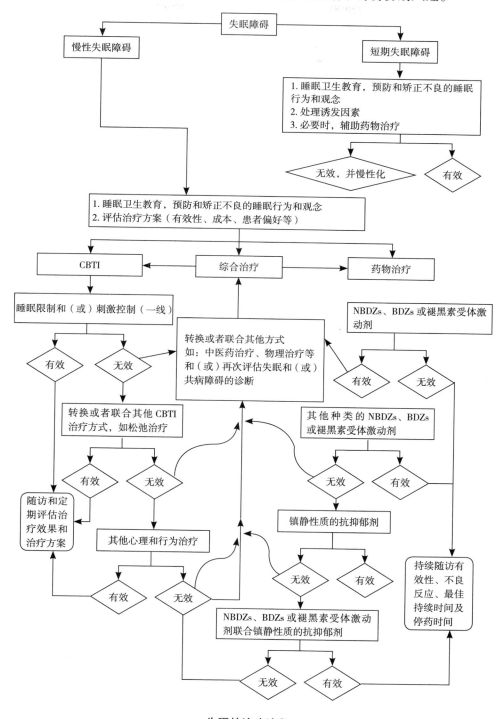

失眠的治疗流程

CBTI：认知行为治疗；BZDs：苯二氮䓬类药物；NBZDs：非苯二氮䓬类受体激动剂

（二）心理治疗

治疗失眠障碍的心理和行为治疗包括不同的形式。目前，证实单独实施有效的包括刺激控制、睡眠限制、放松训练、综合的认知行为治疗（CBTI）。治疗失眠障碍时，这些治疗方法是首选的标准治疗方法。虽然其他形式的治疗方法如矛盾意向、音乐疗法、催眠疗法等心理和行为疗法也比较常见，并且在有些研究中也证明有效，但是这些疗法并没有达到普遍有效性。另外，目前没有足够的研究支持单独实施睡眠卫生教育可以获得确切的疗效，但事实上每位失眠患者在治疗之初都应该得到充分的宣教并尝试实践。当睡眠卫生疗法与其他疗法联用，充当辅助疗法时，可以取得很好的疗效。

实践中，特定的心理疗法和行为疗法经常被联合使用，最常见的就是CBTI，包括睡眠卫生宣教、认知疗法、睡眠限制和刺激控制。研究揭示，对于长期失眠的患者，CBTI与药物疗法的短期疗效相当；长期来看，CBTI的疗效优于药物疗法。标准CBTI有着过程复杂、耗费时间、经济效应低等缺点，故近些年来，CBTI也出现了一些新颖的形式，如简易行为学疗法、阶梯式CBTI，通过网络进行CBTI。这些形式使CBTI更快捷，灵活，也表现出与标准CBTI相似的疗效，但CBTI的核心内容并没有改变。

1. 睡眠卫生教育

不良的生活、睡眠习惯以及不佳的睡眠环境往往是失眠发生与发展中的潜在危险因素。睡眠卫生教育主要目的是帮助失眠患者意识到这些因素在失眠障碍的发生与发展中的重要作用，找出患者的不良生活与睡眠习惯，询问患者的睡眠环境，从而帮助患者建立良好的生活、睡眠习惯，营造舒适的睡眠环境。目前，尚没有足够的证据证明单独运用睡眠卫生疗法有确切的疗效，睡眠卫生疗法需要与其他心理行为治疗方法同时使用。但是该疗法被推荐作为所有成年失眠患者最初的干预措施，以成为联合别的疗法的基础。

（1）午饭后避免喝咖啡，睡前6小时不喝酒。

（2）夜晚，特别是接近睡眠时间时，避免吸烟。

（3）睡前3小时可以进行温和的体育锻炼，但避免剧烈的锻炼。

（4）睡前不看连续剧、小说，禁止打麻将、扑克或者其他易引起兴奋的游戏。

（5）睡前避免大量摄入过多的液体或过多的食物。

（6）保持卧室环境安静、整洁、舒适以及适宜的光线及温度。

（7）每天坚持规律的体育锻炼，根据自身情况，选择快走或者慢跑，每天不少于30分钟。

（8）白天避免小睡，午睡不要超过半小时，下午一点半前完成午睡。

2. 刺激控制

失眠患者的睡眠紊乱往往导致患者产生沮丧、担忧等不良情绪，并采取赖床等方式来试图继续入睡或缓解疲乏。但是卧床时过多的觉醒状态，使大脑产生了床与觉醒而不是睡眠之间的消极联系。刺激控制疗法通过减少卧床时的觉醒时间来消除患者存在的床和觉醒、沮丧、担忧等这些不良后果之间的消极联系，尽量使患者在卧床时大部分时间处于睡眠状态，从而重建一种睡眠与床之间积极明确的联系以使得患者迅速入睡，严格执行规定的睡眠作息以促使稳定睡眠—觉醒时间表的形成。刺激控制疗法可作为独立的干预措施应用。

（1）将卧床仅仅当作睡觉的地方。

（2）只有晚上有睡意或者到了规定的睡眠时间时才上床休息。

（3）如果卧床后感觉到约 20 分钟内无法入睡时（无须看表），应离开卧室，进行一些放松的活动，直到感觉有睡意再返回卧室睡觉。

（4）如果再次感觉到约 20 分钟内依然无法入睡时，重复策略（3），如果有必要，可整晚都重复该过程。

（5）无论前一天晚上的睡眠时间多少，第二天早晨都在同一时间起床（包括周末）。

3. 睡眠限制

失眠患者往往企图用延长卧床时间来增加睡眠的机会，或通过卧床来缓解白天的疲乏、精力不足，而这往往使患者睡眠质量进一步下降。通过睡眠限制缩短了夜间睡眠的卧床时间，增加了睡眠的连续性，直接提高了睡眠效率，并且通过禁止白日的小睡，增加白天的睡眠驱动力。同时因为有了固定的睡眠觉醒时间，睡眠的生理周期也得到了调整与巩固。当睡眠持续性得到改善时，睡眠时间限制被适当放松，以便患者能够通过睡眠得到充分休息，同时为新出现的睡眠持续做准备。这一疗法的目的并不是为了提高睡眠总时间，而是为了达到改善睡眠持续性以及提高睡眠质量的目的，并且这一疗法和刺激控制疗法的目的一致，都是通过最小限度地缩短在床上的觉醒时间，来达到重建床和睡眠之间联系的目的。

（1）根据患者的前一周睡眠状况设置总的睡眠时间，总睡眠时间不得少于 5 小时。

（2）与患者共同商议一个双方都能够接受的"睡眠指示"，规定患者早晨的起床时间。

（3）根据固定的起床时间来设置固定的上床时间（建立总睡眠时间，按 85% 睡眠效率，确定总卧床时间）。

（4）如白天有小睡或者午睡，则夜晚应扣去白天卧床时间。

（5）根据患者每天记录的睡眠日记，一旦患者的睡眠质量达 85%～90%，那么每星期增加 15～20 分钟的总卧床时间。

（6）向患者解释，短期的睡眠剥夺可能会导致第二天的不适，但是患者 2 周后可以从中开始获益。并嘱咐患者在此期间谨慎进行驾驶等不安全行为。

4. 松弛疗法

失眠患者因为对睡眠过度担忧而在睡眠时表现出过度警觉、紧张的情绪，而这些情绪又可能导致患者难以入睡或夜间频繁觉醒。放松治疗可以缓解上述因素带来的不良效应，其目的是降低失眠患者睡眠时的紧张与过度警觉性，从而促进患者入睡，减少夜间觉醒，提高睡眠质量。该疗法适合夜间频繁觉醒的失眠患者。患者初期应在专业人士指导下进行松弛疗法训练，并应坚持每天练习 2～3 次，练习环境要求整洁、安静。松弛疗法可作为独立的干预措施用于失眠治疗，也可与 CBTI 联用。

（1）睡前 1 小时可以在昏暗的灯光下通过如深呼吸，灯光下的伸展运动、瑜伽，听放松的音乐等活动进行放松的活动，使自己从白天的压力中放松下来，提高睡眠质量。

（2）专业人员通过影像、书籍、面对面等方式授予压力释放以及放松的相关技能训练，例如渐进式肌肉放松、指导式想象、生物反馈、冥想、意向训练等。

5. 认知疗法

失眠患者对于失眠的过分恐惧、担忧、焦虑等不良情绪往往使失眠进一步恶化，而失眠的加重又反过来影响患者的情绪，两者形成恶性循环。认知疗法着力于帮助患者认识到自己对于睡眠的错误认知，以及对失眠问题的非理性信念与态度，使患者重新树立起关于睡眠的积极、合理的观点，从而达到改善失眠的目的。

（1）帮助患者纠正不切实际的睡眠期望。

（2）教育患者理性看待失眠的不良后果。

（3）指导患者保持自然入睡，不要过于关注并试图努力入睡。

（4）告诫患者不要担忧自己失去了控制自己睡眠的能力。

（5）向患者理性分析失眠可能的原因。

（6）教育患者不要将夜间睡眠时多梦与白天不良后果联系在一起。

（7）告诫患者不要持有夜间睡眠时间不足而采取白天多睡的补偿心理。

6. 患者自主指引

（1）白天。

1）做运动，保持身体健康。

2）白天不要睡觉，也不要打瞌睡，尽量做到只有在晚上上床时间才睡眠。

3）下午四点以后，避免食用咖啡、茶、尼古丁以及其他刺激性物质。

（2）睡前准备。

1）让自己放松下来，准备进入休息状态。

2）不要担忧明天的事情。

3）睡前至少 1.5 小时内不做容易引起兴奋的脑力劳动或观看容易引起兴奋的书籍和影视节目。

4）睡前 2 小时不要剧烈运动。

5）睡前不要大吃大喝或进食不易消化的食物。

6）睡前听点轻音乐有助于进入放松状态。

（3）入睡时。

1）有睡意时才上床，而不是觉得是时候该去睡觉了。

2）设定闹钟每天同一时间起床，连续 7 天以上，不管前一晚睡眠时间多长，直到形成固定的睡眠模式。

3）不要在床上做与睡眠无关的活动，如进食、看电视、听收音机及思考复杂问题等；并且在另一个房间做这些事。

4）卧室环境应安静、舒适，光线、温度应适宜。

5）如果你有经常醒来或打鼾的床伴，眼罩或者耳塞会非常有用。

6）确保卧室有足够厚的窗帘遮挡早上的光线。

7）不要一直看闹钟。

（4）入睡困难时。

1）睡不着很常见，不要觉得气馁。

2）如果卧床 20 分钟不能入睡，应起床离开卧室。

3）可以从事一些简单活动，不要担忧明天。

4）好的一个睡眠模式需要几周的时间去建立。

5）不要企图通过喝酒帮助睡眠，它对睡眠有害。

7. 矛盾意向

一种特殊的认知疗法，该疗法的理论假设是患者在有意进行某种活动中改变了自己对该行为的态度，态度的变化使得原来伴随该行为而出现的不适应的情绪状态与该行为脱离开。失眠患者对失眠的恐惧、担心和急于摆脱症状的心理状态使患者焦虑不安的心情加剧，也进一步加重了症状本身。这一疗法的目的是为了让使患者直面觉醒（努力入睡却没有能够成功）和失眠可能带来的后果所引起的恐惧与焦虑。通过指导患者在床上努力保持清醒状态，而不是去努力入睡，可以让患者更放松，而无必须要入睡的压力，这反而能促使患者快速入睡。

8. 多模式疗法

使用多种行为学疗法（刺激控制、放松疗法、睡眠限制）和进行睡眠卫生教育。在失眠障碍的诊疗中，很多临床医师会使用不同组成形式的多模式疗法。

9. 音乐疗法

轻柔舒缓的音乐可以使患者交感神经兴奋性降低，焦虑情绪和应激反应得到缓解。另外，音乐疗法也有着将患者的注意力从难以入眠的压力中分散出来的作用，这可以促使患者处于放松状态从而改善睡眠。用于治疗的具体音乐的选择需要考虑到不同人群的特点，包括患者的年龄、音乐偏好、音乐素养、文化背景等因素。该疗法适用于因过度紧张、焦虑而难以入眠者。

10. 催眠疗法

催眠疗法可以增加患者放松的深度，并通过放松和想象的方法减少与焦虑的先占观念有关的过度担忧以及交感神经兴奋。催眠过程包括通过专注于躯体的想象以减少生理觉醒、想象愉悦的场景引起精神放松、想象中性物体来分散注意力等各种类型。经过专业人士训练的患者可以独立实施该疗法。

（三）药物治疗

1. 失眠的药物治疗指征

失眠继发或伴发于其他疾病时，应同时治疗原发疾病。一般原则是不论是否进行药物治疗，首先帮助患者建立健康的睡眠习惯。不同类型的失眠有不同的治疗原则：急性短暂性失眠多为一过性失眠，持续数日，一旦导致失眠的原因消除，症状即可缓解或消失，这种情况一般无须药物治疗；否则，给予小剂量快速排泄的安眠药一两天，可能已足够。短期失眠一般持续数日至数周，应早期药物治疗联合认知行为疗法，通过心理治疗，解除患者紧张因素，改进其个体的适应能力；给予患者精神松弛方面的劝告和训练，指导安排合理的睡眠制度；避免白天小睡，不饮用含咖啡因的饮料，睡前散步或饮用适量的温牛奶等可能均会有所裨益；应用催眠药，先给予最小有效剂量，时间勿超过3周；或可间断给药，如服药一两晚即睡眠很好，以后就可减少用量，或再维持一两天。长期慢性失眠，病程持续数月建议咨询相关专家，需要经过专门的神经、精神和心理等方面的评估，如有精神障碍必须给予适当的治疗；对药物成瘾者，应进行解毒或康复治疗；疼痛引起者可服用镇痛剂；夜间肌阵挛可用氯硝西泮或作用相似的苯二氮䓬类药物加以缓解。药物治疗必须是与睡眠卫生教育、心理治疗等并行的。催眠药仅是作为达到这一目的而采取的辅助手段，即打断失眠的恶性循环，消除对失眠的恐惧和焦虑，减少较多的情绪和生理觉醒。服药 8 周内应及时对患者的状况进行再评估。根据病程长短决定治疗的疗程。

2. 持续治疗与间断治疗

对于需要长期药物治疗的患者从安全的角度考虑，提倡间断性用药，但相关研究甚少，且推荐剂量各异，目前尚无成熟的间断治疗模式，可推荐进行"按需用药"。"按需用药"的原则是根据患者白天的工作情况和夜间的睡眠需求，考虑使用短半衰期镇静催眠类药物，强调镇静催眠药物可在症状出现的晚上使用，待症状稳定后不推荐每天晚上用药（推荐间断性或非连续性使用）。结合临床实践经验，"按需使用"镇静催眠药物的具体策略是：①预期入睡困难时，于上床前 15 ～ 30 分钟服用；②根据夜间睡眠的需求，于上床 30 分钟后仍不能入睡时，或比通常起床时间早 2 小时醒来，无法再次入睡时服用；③根据白天活动的需求，即当第二天白天有重要工作或事情时服用。

3. 不同类型失眠的药物治疗

（1）急性短暂性失眠：失眠持续数日，多由环境变化或一过性精神压力引起。治疗上应注意睡眠卫生，按时睡眠和起床，白天适当进行体育运动。使用催眠药物则用低剂量，只用 2 ～ 3 天。对考试前不能入睡，最好只使用超短作用或短作用药物，如唑吡坦或扎莱普隆，其对记忆和操作的影响比 BZDs 少。

（2）短期失眠：失眠持续数天至数周，通常由个人的生活事件所引起，如疾病、工作压力等。非药物治疗是基础，可使用催眠药 7 ～ 10 天，最好是间断使用，如隔天用药。

（3）长期慢性失眠：失眠持续数月至半年以上，不一定有特定的刺激。对此类患者应进行全面评估。治疗方面应非药物治疗与催眠药物治疗相结合。如睡眠卫生教育、睡眠限制法与刺激控制法相结合等。应遵循催眠药的使用原则，长期使用催眠药会降低疗效并产生耐受性，在停药后易引起反跳性失眠，故应每周间断使用，在催眠药物的种类上应交替使用。

慢性失眠患者的药物治疗持续时间目前尚有争议，一般推荐疗程为数周。但在临床工作中，多数专家认为治疗持续时间没有明确规定，并且应根据患者情况而调整剂量和维持时间。因此，药物治疗失眠的前几周一般采用持续治疗，在随访过程中根据患者睡眠改善状况，适时采用间歇治疗。药物治疗应和行为治疗及培养健康的睡眠习惯相结合。与所有的慢性疾病一样，失眠的治疗可能会长期存在。约有 2/3 的催眠药物治疗患者为慢性病程，症状时有波动，反复的短期药物治疗可避免产生药物耐受和依赖。

4. 特殊人群失眠的药物治疗

（1）老年患者：老年人的睡眠是多时相（一天内有多次睡眠发生，像婴儿一样），除了夜间睡眠以外，他们在白天有一次或多次打盹。因此，评价老年人的夜间睡眠是否足够有时比较困难。对老年失眠患者应详细病史采集并进行严格的体格检查，最好能做睡眠日记。首选针对病因的治疗和培养健康的睡眠习惯等非药物治疗手段，必要时采取药物治疗。老年人应慎用苯二氮䓬类药物，以防发生共济失调、意识模糊、反常运动、幻觉、呼吸抑制以及肌肉无力，从而导致外伤或其他意外。一些药物在老年人发生代谢动力学的变化，老年人由于体液减少、肾功能下降、体内脂肪增加而使 BZDs 的半衰期延长，血药浓度递增，药物容易蓄积，特别是长作用 BZDs，使用 1 周可能出现日间模糊，使用 3 周可能引起遗忘。故老年人使用 BZDs 治疗焦虑或失眠时，不应持续使用，并应观察日间的不良反应。老年人失眠以新型非 BZDs 短效催眠药为宜。需注意一些代谢产物仍有活性的药物，它们会导致日间过度镇静和其他残留效应。

建议老年患者的治疗应采取最小有效剂量、短期治疗（3～5 天），且不主张逐渐加大剂量，同时需密切注意观察不良反应。非苯二氮䓬类药物清除快，故不良反应相对较少，更适合老年患者。

（2）儿童患者：催眠药物在儿童失眠治疗中的有效性和安全性尚未证实，个别病例可考虑短期使用，但须严密监测。如确实需要药物治疗，应该将患者转诊给睡眠医学专家。

（3）妊娠期及哺乳期患者：目前尚无相关资料证明妊娠期及哺乳期妇女使用镇静催眠药物的安全性，建议这类患者慎用。

（4）围绝经期患者：对于围绝经期和绝经后的失眠妇女，应首先排除此年龄组中影响睡眠的常见疾病，如抑郁障碍、焦虑障碍和睡眠呼吸暂停综合征等。若存在上述疾病应同时治疗原发病。

（5）伴有呼吸系统疾病的患者：对于病情稳定的慢性呼吸系统疾病或轻到中度睡眠呼吸暂停综合征的患者，使用催眠药物时需考虑个体化。

失代偿的慢性阻塞性肺疾病（COPD）、高碳酸血症以及失代偿的限制性肺病患者禁用苯二氮䓬类药物，但使用唑吡坦和佐匹克隆治疗病情稳定的轻到中度 COPD 的失眠患者，尚未发现有呼吸功能不良反应的报道。唑吡坦和佐匹克隆治疗睡眠呼吸暂停综合征的失眠患者不会引起明显损害，但扎来普隆治疗伴有呼吸系统疾病的失眠患者的疗效尚未肯定。其他躯体疾病伴发的长期失眠，主要是原发疾病的治疗。疼痛性疾病可考虑疼痛与失眠的共同治疗。催眠药以间断使用非苯二氮䓬类催眠药为主。

（6）伴有精神障碍的患者：精神障碍患者常有继发失眠症状，应该按专科原则治疗原发病，同时治疗失眠。精神分裂症患者伴有失眠时，应选择抗精神病药物的治疗，大多数抗精神病药具有镇静催眠作用，治疗原发的精神疾病有助于改善失眠。抑郁患者多有继发性失眠，有些抗抑郁药也具有引起失眠的不良反应，在治疗早期可合并使用镇静催眠药改善失眠症状，随着抑郁症状的好转，失眠也会逐渐改善。有些抗抑郁药如曲唑酮、米氮平、阿戈美拉汀等可改善睡眠，早期可与其他抗抑郁剂合并使用。躁狂发作时精力充沛、睡眠需要减少，早期治疗可合并 BZDs。焦虑障碍产生继发失眠时，日间加用抗焦虑药治疗十分有效。焦虑障碍患者近年来使用 BZDs 药物的频率正在减少，因为 SSRIs 和 β 受体拮抗剂可用于治疗焦虑障碍。但在治疗初期需要短期使用 BZDs 或其他催眠药改善失眠和减轻焦虑，以增加患者服用 SSRIs 等具有抗焦虑作用的抗抑郁药的依从性，待 2 周左右抗焦虑作用显效时逐渐停用镇静催眠药。

5. 失眠药物治疗的换药指征

（1）一般指征：考虑换药的情况如下。①推荐的治疗剂量内无效；②产生耐受性；③不良反应严重；④与治疗其他疾病的药物有相互作用；⑤长期大量使用（大于 6 个月）；⑥老年患者；⑦高危人群（有成瘾史的患者等）。

（2）苯二氮䓬类药物换为其他药物：目前很多研究针对长期接受苯二氮䓬类药物治

疗的慢性失眠患者，用非苯二氮䓬类药物（唑吡坦或佐匹克隆等）替代治疗。换药时，苯二氮䓬类药物应逐渐减量，同时非苯二氮䓬类药物开始使用并逐渐加量至治疗剂量，在2周左右完成换药过程。

6. 终止药物治疗的指征

当患者感觉能够自我控制睡眠时，可考虑逐渐停药。如失眠与其他疾病（抑郁）或生活事件相关，病因去除后，也可考虑逐渐停药。停药应按照一定的步骤逐渐停药，需要数周至数月时间。如在停药过程中出现严重或持续的精神症状，应对患者重新评估。常用的减量方法为逐步减少夜间用药，在持续治疗停止后可间歇用药一段时间。禁止突然终止药物治疗，因为一旦突然停药，将发生失眠反弹。

（四）综合治疗

失眠障碍的发生原因很多，单靠催眠药物治疗失眠很难成功，并且极易产生诸多的不良反应。因此，对失眠障碍的治疗可采用综合疗法：①建立良好的睡眠习惯；②心理行为指导，帮助患者正确处理和对待日常生活中的应激事件，改善情感表达及家庭成员关系，注意人际交往和建立新的生活模式；③当患者存在酒或药物戒断症状时，应积极采用相应的治疗手段；④合理应用镇静催眠药物，对该类药物的不良反应应有足够的认识。

（五）补充和替代医学治疗

1. 锻炼

一种普遍性认识是体格锻炼可增强睡眠质量，这种推荐常融入促进优质睡眠的实践和睡眠卫生教育的程序中。流行病学资料表明，锻炼可使失眠主诉减少，而体力活动水平低联系着较高的失眠患病率。有限的研究提示，社区开展的耐力训练程序（如有氧运动、快速行走）可显著改善老年人睡眠持续时间和潜伏期，轻微增加睡眠效率。在几项随机对照研究中，完成快步走或低强度有氧运动的患者感到入睡加快、总睡眠时间增加、醒来精力更好。

完成锻炼的次数和强度会影响对失眠的疗效。通常推荐每周完成3～4次锻炼，每次至少20分钟，强度轻到中度，完成时间不迟于就寝前3～4小时。长期适度有氧锻炼可使慢性失眠患者的睡眠、情绪和生活质量得到改善，但安排锻炼的时间可能并非重要。例如，完成6个月团体式踏车训练（每周3次，每次50分钟）的慢性失眠患者，其主客观睡眠参数和一些生活质量、情绪指标均有改善，但上午和傍晚锻炼的疗效没有区别。Meta分析数据表明，锻炼对匹兹堡睡眠质量指数（PSQI）总分和某些分项分如主观睡眠质量、睡眠潜伏期和睡眠药物使用有中度益处，而睡眠时间参数如睡眠时间、效率和紊乱的结构没有改善。由于不良反应少、费用低，参加社区基础的锻炼程序也许是中老年人防止和治疗失眠优先而容易完成的治疗方式。

2. 身心干预

（1）冥想：冥想是一种人格转化活动和包含集中注意力、认识和慈悲的自我调节。正念冥想或专注冥想是吸引西方文化注意的一种冥想形式，在行为医学中的应用日益增加。1990年出现了第一个专注冥想应激下调（MBSR）程序，包括实验成分（正念冥想）、授课（对身心应激反应的教育）和团体处理与支持。MBSR程序通过将正念技术整合到日常生活中来改变生活方式，鼓励参加者维持规律性冥想实践。自我调节和将正念冥想的原则融入日常生活是这种程序有长期效益的可能原因。已发现MBSR可改善癌症患者和具有物质滥用史青少年的睡眠。

正念失眠治疗（MBT-I）是正念方法和行为治疗的联合。它整合了睡眠医学、行为治疗和冥想实践，目的是帮助患者增进对发生慢性失眠的心身状态的了解。MBT-I 包括降低夜间觉醒、有效管理对睡眠紊乱和日间疲劳的情绪状态。正念冥想的原理和实践允许睡眠打折而不是努力睡眠。使用知觉作为平台，要求参加者用正念技巧对睡眠紊乱做出反应，而不是通过增加努力休息的自动反应。通过睡眠限制和刺激控制完成特别的行为改变。患者可以使用正念冥想管理对情绪紊乱和日间疲劳的情绪反应。这是催眠药物不能针对和多成分治疗难以解决的目标。

通过对 30 例原发性失眠患者的初步研究表明，6 周 MBT-I 治疗使睡前唤醒、睡眠努力和睡眠相关的不良认知显著下降，半数参加者睡眠发生后觉醒减少超过 50%。冥想实践可能真正导致唤醒下降，因为冥想次数与特质性唤醒负相关。这种治疗可能有长期益处，因为 61% 的参与者 1 年内无失眠复发。

（2）太极和瑜伽：太极和瑜伽在治疗失眠中的应用也日益普遍。两者均可能改善睡眠质量、降低睡眠潜伏期和失眠程度。太极是一种缓慢的运动形式，兼具放松和有氧运动要素，对老年失眠患者具有吸引力。研究表明太极比健康教育有效，实践者的睡眠质量、睡眠效率、睡眠持续时间和睡眠紊乱指标均有显著改善。对于那些有失眠主诉但不满足失眠障碍诊断标准（缺乏日间临床损害）的老年人群，由于有氧锻炼耐受性差，接受 CBT-I 又过于昂贵且容易受到医疗资源的限制，太极可视为对促进其睡眠质量有用的非药物治疗方法。这适合于有中度失眠主诉（PSQI ≥ 5 分）的老人。总体而言，太极可减轻失眠的严重程度（总分），但对睡眠持续时间和质量的疗效差。

少量瑜伽的研究也显示对失眠治疗可能有效。一项 6 个月瑜伽练习（热身、基础瑜伽轻柔拉伸、放松和指引想象式冥想）随机试验表明，社区 60 岁以上人群的睡眠质量（睡眠时间、主观睡眠质量、睡眠效率、睡眠紊乱、睡眠药物使用和日间功能损害）改善优于对照组。长期瑜伽实践者（至少 3 年实践）睡眠质量较好。但该研究的研究对象并非是满足失眠诊断标准的患者。同时处理方法中也包括了非瑜伽成分，如指引性想象和冥想。

（陈　果　杨秀梅）

参考文献

［1］邓方仪，唐瑞，张丽清，等.成人失眠障碍的临床亚型及其临床意义 [J]. 中国全科医学，2022，25（14）：1667-1673.

［2］高祖涛，魏慧军，赵晓东.失眠障碍认知行为治疗的临床研究进展 [J]. 世界睡眠医学杂志，2020，7（5）：920-922.

［3］叶增杰，梁木子，胡蕖，等.失眠障碍的国内外研究进展 [J]. 医学与哲学（B），2017，38（5）：60-63.

［4］López-Muñoz F, Shen W W, D'ocon P, et al. A history of the pharmacological treatment of bipolar disorder[J]. International journal of molecular sciences, 2018, 19(7): 2143.

第六节 疲 乏

疲乏被认为是主观体验，对它的定义存在一定困难。最近20年内人们提高了对疲乏的认识，了解到疲乏的发生率对所有患者都非常高。研究表明疲乏广泛存在于癌症患者的各个阶段，不分性别和年龄。在癌症患者中疲乏是最常见的症状，它干扰了患者的日常活动并降低生命质量。

随着人们对疲乏治疗和研究的关注，需要一个通用定义以方便人们对疲乏这一症状更好地理解。早在1987年，Piper等人将疲乏定义为持续的精疲力竭感，并且身体和心理的疲惫不能通过休息和睡眠得到恢复。1998年有学者将疲乏定义为不可抗拒的持久的精疲力竭自觉状态，身体和心理能力下降，并且通过休息，这种身体和心理能力的下降不能得到恢复。最新的定义是2005年美国国家综合癌症网络上提出的，将疲乏定义为由于癌症或癌症治疗而导致的持久的精疲力竭的主观感觉，并且严重影响患者的日常生活能力。疲乏的定义除了包括特定的诊断标准如严重性、持续时间、通过休息不能缓解的结果，还应包括对生命质量和身体功能的影响。疲乏可能包括类似于全身疲乏、虚弱、无力、没精打采等症状。

大多数的研究者认为与癌症有关的疲乏是多原因及多维症状的。多数报道认为终末期患者疲乏的发生率为75%～100%。疲乏是发生于癌症患者最常见的症状，使患者变得非常痛苦和虚弱，正在接受癌症治疗的患者和终末期患者对疲乏的感觉更严重，这会导致患者的各项功能持续下降。疲乏会先于癌症诊断出现并使患者更加虚弱从而拒绝更进一步的抗癌治疗。对于一些慢性病患者疲乏也是常见症状，如风湿性关节炎、糖尿病、艾滋病等，因此疲乏值得更多的研究。

一、发病机制

疲乏的发病机制复杂，目前认为可能的机制包括中枢性和外周性机制。中枢性疲乏机制包括细胞因子失调、下丘脑—垂体—肾上腺（HPA）轴紊乱、昼夜节律紊乱、5-羟色胺（5-HT，又称血清素）失调和迷走神经传导激活等假说，外周性疲乏机制主要包括肌肉代谢失调假说。

（一）中枢性疲乏机制

1. 细胞因子失调假说

持续的炎症在疲乏中发挥重要作用。化疗或（和）放疗引起的组织损伤可导致细胞因子活性升高。细胞因子 [C反应蛋白（CRP）、白细胞介素（IL）-1β、IL-6、干扰素（IFN）、肿瘤坏死因子-α（TNF-α）等] 可通过贫血、恶病质等机制诱发中枢性疲乏。同时，研究显示，疲乏患者的细胞因子标志物水平显著高于非疲乏患者和健康对照者。

2. HPA 轴紊乱假说

HPA轴调节诸多身体活动，如消化、免疫、情绪、能量储存和消耗。HPA轴紊乱假说认为，癌症或其治疗直接或间接扰乱HPA轴，引起内分泌变化，从而诱发疲乏。细胞因子（如IL-1、IL-6、TNF-α）、5-羟色胺水平和睡眠障碍可能导致HPA轴紊乱。

有研究表明，疲乏患者皮质醇浓度较健康人低，提示癌症患者可能在癌症治疗过程中出现 HPA 轴功能变化和内分泌紊乱。

3. 昼夜节律紊乱假说

昼夜节律紊乱会造成机体免疫功能降低，可能增加肿瘤相关细胞因子［如 IL-6、TNF-α、转化生长因子-α（TGF-α）］的产生。皮质醇分泌的改变和昼夜节律的紊乱是 HPA 轴功能障碍的标志，而 HPA 轴功能障碍又与各种临床条件下细胞因子信号的增加和疲劳有关。研究显示，疲乏受试者皮质醇的昼夜节律水平改变与疲劳有关。另一项研究显示，与非疲劳者相比，乳腺癌患者夜间皮质醇水平较高，斜率明显平缓。

4. 5-HT 失调假说

5-HT 的诸多功能包括：对食欲、睡眠、记忆、学习、体温等的调节，对心情、行为、心血管功能、肌肉收缩、激素分泌等的控制。疲乏可能是由于大脑 5-HT 水平异常升高或降低而导致的。

5. 迷走神经激活假说

迷走神经传入通道可被癌症或其治疗引起的外周神经递质（细胞因子、前列腺素和 5-羟色胺）释放激活，从而减少躯体运动活动，调节躯体肌肉张力，并引起与疲劳相关的大脑区域持续性变化。

（二）外周性疲乏机制（肌肉代谢失调假说）

三磷酸腺苷（ATP）是大多数细胞行使功能的能量源，大多数细胞的 ATP 主要是在线粒体内生成的。ATP 失调假说提出，癌症治疗时，线粒体的规则结构和功能通过不同信号转导途径被破坏，造成线粒体功能障碍，从而导致 ATP 合成受阻，而骨骼肌是高度代谢的器官，需要足够的 ATP 代谢，因此在线粒体功能出现障碍时，患者易出现疲乏症状。

此外，癌症患者常因食欲下降导致能量摄入减少，在治疗过程中尤其严重。由于蛋白质类物质合成减少及某些代谢产物的蓄积，肌肉细胞内 ATP 代谢发生改变，这也可能是疲乏出现的原因之一。

二、疲乏评估

准确的评估和检测是有效控制疲乏的关键，目前针对疲乏已经有了一些有效的评估工具，包括癌症疲乏量表、疲乏自评量表、多维疲乏条目量表等。1998 年 Piper 等人提出从 0 到 10 标记疲乏的严重程度在很多情况下都是可行的，同时列出了患者要回答的几个问题，如疲乏是怎样影响日常活动的？集中注意力的能力和记忆能力受到影响了吗？疲乏是怎样影响心情的？通过提问反映出来的问题有助于确定更进一步评估以及支持性治疗需求情况，如家庭照顾、专业治疗及使用辅助装置等。

初始评估主要了解目前的情况，如疲乏对日常生活的影响，确定导致疲乏的事件，同时评估导致疲乏缓解和加剧的影响因素。实验室检查可包括全血细胞计数、血电解质、血清钙、血肌酐、血葡萄糖和转氨酶，如果怀疑甲状腺功能减退时还要评估促甲状腺激素的水平。

有关疲乏的评估还要解决 3 个问题：第一个问题是如何区分疲乏和抑郁，疲乏和抑郁有共同的症状如注意力无法集中等；第二个问题是如何利用患者对疲乏的自评作为制订临床决策的依据；第三个问题是如何及时发现疲乏的随时变化，因为当患者接受化疗和放疗时疲乏的程度可能会出现很多变化。

疲乏是一组多维问题，很多成熟的评估工具对一些病例的病情评估是有帮助的，虽然大多数的评估工具是为研究而形成的，但是如果它们便于使用，在临床实践中也是有帮助的。多维评估工具如 Piper 疲乏自评量表，包括疲乏严重程度、抑郁情况以及对疲乏的影响，在临床实践中是可以应用的，并且对治疗策略的评价也是有帮助的。

三、诊断

1. 病史采集

无论是初次了解病史或是后续随访，关注患者的疲乏情况是很重要的。疲乏可能会被患者或其家属认为是不可避免的，也许直到更麻烦的症状出现才被注意到，因此注意询问有关疲乏的 5 个方面的因素是很重要的，包括疼痛、抑郁、睡眠障碍、贫血、甲状腺功能减退。医护人员必须要注意查找造成疲乏的潜在原因和相关因素，如通过询问患者夜间服药的时间也许可以揭示患者晨间疲乏的原因，通过了解患者服用的所有药物以确定是哪种药物导致了患者的疲乏或嗜睡，同时还要对症状进行综合考虑，评估活动能力以及营养和代谢情况等，这些都是必须要做的。所有可以治疗的原因都必须给予充分的评估和治疗。患有中度或重度疲乏的患者需要给予全面评估，要有完整的病史。当评估可能导致疲乏的原因时，所有潜在的影响因素如疾病类型、对治疗的反应以及治疗本身均应该给予充分考虑。

2. 检查

是否给予患者实验室检查或放射检查要根据具体情况而定，由于检查会增加患者的花费，加重患者的负担，因此只有当致病原因不确定或需要改变治疗措施时才考虑给予必要的检查。同时充分了解患者对治疗的目标要求和疲乏对患者造成的影响也是很关键的。对于可能存在的血液和代谢问题的诊断，实验室检查是很有帮助的。

四、治疗

（一）对因治疗

疲乏的可治疗因素包括疼痛、情感障碍、贫血、睡眠障碍、营养不良及并发症（器官功能障碍或衰竭、感染等）。关于可治疗因素的干预，相应的药物使用可参考相关临床指南，如对癌痛使用非甾体类抗炎药、吗啡等；对情感障碍使用 5-HT 再摄取抑制剂；对肿瘤化疗引起的贫血可使用铁剂、促红细胞生成素，严重者可予输血。研究显示，胸腺法新能够减轻肿瘤患者治疗后出现的疲乏、虚弱等不良反应。

1. 心理干预

疲乏治疗中，对肿瘤患者心理干预可分为临床医护人员能做的心理干预及专业的心理干预。临床医护人员能做的心理干预包括支持性干预和教育性干预。支持性干预旨在帮助患者处理痛苦情绪，告知自身已存在的优势，促进对疾病的适应性应对。教育性干预是通过健康教育来进行干预的方法，包括疾病及治疗相关信息、非药物干预措施、应对策略等。

专业性的心理干预需要专业的心理治疗师进行，包括认知行为疗法（CBT）、正念减压训练（MBSR）等多种干预方法。CBT 涉及情绪、行为和认知过程，并将它们应用于目标导向的系统活动。CBT 常用于解决以下问题：如何应对癌症及担心疾病复发、睡眠障碍、活动异常、低社会支持和负社会互动等。MBSR 将冥想练习与心理教育元素、认知行为干预和运动练习结合起来。核心的做法是静坐冥想和集中注意力、瑜伽、步行冥想和洞察力冥想。

2. 营养管理

恶性肿瘤确诊时，约半数患者存在营养不良。营养不良严重影响患者治疗效果和生活质量。有效的营养风险筛查与评估有利于对营养问题做到早发现、早诊断和早治疗。营养咨询有助于患者全面了解营养知识，分析导致营养不良的社会、家庭、疾病、心理和生理因素（如疼痛、食欲缺乏、吞咽困难、药物影响等），提出针对性、个体化的营养管理计划，给予患者及其家属饮食指导和饮食调整建议（如调整饮食结构、增加饮食频次、优化食物加工制作、改善就餐环境等）。若患者通过饮食摄入仍不能有效达到营养目标时，建议口服营养补充剂。当"营养咨询＋口服营养补充剂"不能满足患者营养需求目标时，过渡至肠内营养；当肠内营养提供的营养需求仍不足，或患者不适宜采用肠内营养时，应过渡至肠外营养。对营养不良者，左旋肉碱、辅酶 Q10 等对疲乏也可能有积极作用。

3. 睡眠管理

睡眠障碍可加重患者的疲乏症状，属于可治疗因素。睡眠障碍的管理包括药物治疗和非药物治疗。药物治疗主要包括苯二氮草类受体激动剂、抗抑郁药、褪黑素受体激动剂及具有镇静作用的抗精神病药。非药物治疗包括松弛疗法、刺激控制疗法、睡眠限制疗法、睡眠卫生、认知行为疗法等。松弛疗法主要包括想象性放松、冥想放松、渐进性肌肉放松、腹式呼吸训练、自我暗示法等。刺激控制疗法包括当有睡意时立刻就寝，每晚几乎在同一时间睡觉，以及每天保持规律的起床时间，无论是刚开始就寝还是在半夜醒来，如果 20 分钟内无法入睡就起床。睡眠限制疗法要求避免长时间的午睡、限制在床上的总时间。睡眠卫生包括促进夜晚良好睡眠和建立有利于睡眠的环境，例如黑暗、安静、舒适的环境等。Meta 分析显示，认知行为疗法不仅对慢性失眠的临床疗效可靠，也可改善肿瘤患者的疲乏情况。美国睡眠医学会（AASM）推荐用于慢性失眠者的干预措施包括：放松训练、认知行为疗法和刺激控制疗法。明亮白光治疗可用于情绪障碍和睡眠障碍。在乳腺癌化疗患者疲乏的管理中，通过刺激下丘脑视交叉上核，可调节昼夜节律，进而缓解疲乏。但目前为止，明亮白光治疗的最佳治疗时机和时间有待进一步研究。

（二）对症治疗

1. 非药物干预措施

（1）健康教育：对癌症患者及其护理者进行疲乏相关知识的健康教育，如疲乏产生的原因、发生率、持续时间、临床表现和相关的治疗措施等。及时告知患者当接受放疗、化疗等抗肿瘤治疗时，可能会出现中重度疲乏，甚至治疗结束后仍存在疲乏，但这并不代表所采取的治疗措施无效或病情加重。患者应适时调整心态，可采用节约体能法和分散注意力法来干预疲乏，并加强对患者疲乏的动态筛查和评估。

（2）运动疗法：鼓励正在接受抗癌治疗或治疗后的患者进行中等强度运动。具体的运动计划应根据患者的年龄、性别、肿瘤类型、接受治疗的情况及身体状况来定，应循序渐进，并根据患者的具体情况适时调整。美国卫生及公共服务部推荐成人每周进行150～300 分钟的中等强度运动［如快走（5km/h）、有氧和对抗性运动等］，或每 2 周进行 75 ～ 150 分钟的高强度有氧运动或中高强度的有氧运动的等效组合。多项研究推荐，每周进行 180 ～ 300 分钟中等强度运动。当出现下列情况时患者应慎用运动疗法：骨转移、血小板减少、贫血、发热、活动性感染及由于肿瘤转移或其他疾病导致的限制。瑜伽运动运用于积极抗肿瘤患者，被美国国立综合癌症网络（NCCN）指南定义为 1 类证据。

2. 药物性干预措施

（1）中枢兴奋剂：仅对重度疲乏患者有效，代表性药物包括哌醋甲酯，老年患者使用时应谨慎，因其所需剂量要低于年轻患者。多项研究显示，哌醋甲酯较安慰剂更能改善疲乏患者的临床症状。哌醋甲酯也可缓解部分临终患者的疲乏症状，而莫达芬尼则不能。需要注意的是，部分患者服用此药可能会出现头痛、恶心等不良反应。

（2）抗抑郁药：目前关于抗抑郁药在疲乏治疗中应用的证据较少，仅有两项研究显示，帕罗西汀在改善疲乏方面具有有效性。

（3）类固醇皮质激素：如泼尼松及其衍生物、地塞米松等可短期缓解患者的疲乏症状，提高患者生活质量，但鉴于其长期使用的毒性及不良反应，建议仅用于终末期患者、合并食欲缺乏症患者、脑转移或骨转移引起疼痛患者。

（陈　果　陈　爽）

参考文献

［1］刘芯言，云洁，吴琪，等. 癌症患者癌因性疲乏与希望相关性的 Meta 分析 [J]. 牡丹江医学院学报，2022，43（5）：82-86.

［3］魏炜，崔臣，刘秀连，等. 肝癌肝移植患者术后疲乏的现状调查及影响因素分析 [J]. 肝癌电子杂志，2022，9（3）：22-26.

［4］徐丽伟，朱立德，陈漉，等. 中西医治疗癌因性疲乏研究进展 [J]. 吉林中医药，2022，42（4）：493-496.

［5］聂胜男，郭芳，宋冬华. 认知行为干预对肺癌介入治疗患者癌性疲乏和生存质量的影响 [J]. 社区医学杂志，2021，19（6）：388-390.

［6］McElhiney M C, Rabkin J G, Daughters S B, et al. Returning to work after fatigue treatment and counseling in HIV/AIDS[J]. Work(Reading，Mass.), 2019, 64（4）：843-852.

［7］Mohandas H, Jaganathan S K, Mani M P, et al. Cancer-related fatigue treatment: An overview[J]. Journal of Cancer Research and Therapeutics, 2017, 13（6）：916-929.

第七节　恶病质

恶病质是癌症患者较为常见且复杂的并发症，主要表现为食欲缺乏、早饱、严重的体力和体质量下降、虚弱、贫血、水肿等虚弱症状。其发病率和致死率均较高，据统计，超过 50% 的癌症患者可能会发生恶病质，20% 以上的癌症患者可能直接死于恶病质。癌症恶病质并非仅仅发生在癌症晚期，许多早期的癌症患者可能也存在恶病质。恶病质降低了机体对药物、放射线等抗肿瘤治疗反应的敏感性与耐受性，直接影响肿瘤治疗效果，增加并发症，降低患者的生存质量，也缩短癌症患者的生存期，因此，癌症恶病质应当得到越来越多的关注。

一、发病机制

研究发现，癌症恶病质的发生机制可能与下列因素相关。

1. 系统性炎症反应与炎症因子作用

机体靶器官在癌症组织持续、低强度的刺激下，导致自身免疫性慢性炎症反应出现且持续进行；机体处于长期、过度的变态反应中且无法自我修复，导致一系列代谢改变；慢性炎症反应在癌症的整个发生、发展、转归及恶病质形成过程中均发挥了重要作用。其中重要的炎症因子包括 IL-6、IL-10、IL-8、TNF-α 等。

2. 三大代谢异常

癌症患者蛋白质及氨基酸代谢异常主要表现为骨骼肌蛋白分解增加、合成减少，蛋白转换率升高，低蛋白血症，C 反应蛋白升高，血浆氨基酸谱异常，以及机体呈现负氮平衡。脂类代谢异常主要是脂肪动员增加、合成减少，脂肪转换率增高，高三酰甘油血症；脂肪分解以及脂肪酸氧化增加导致机体脂肪储存减少，体重下降。因此，癌症恶病质的主要特征之一就是脂肪的大量消耗。糖类代谢异常主要表现为糖酵解增强，葡萄糖氧化和利用降低，糖异生增强，以及出现胰岛素抵抗，葡萄糖代谢供能可能是肿瘤细胞主要或者唯一的来源。

3. 食欲缺乏

食欲缺乏是癌症患者常见的临床表现，也是引起癌症恶病质消瘦、营养不良的主要原因之一。一方面，癌细胞在生长过程中，其代谢产物作用于食物摄取中枢或相关的外周信号通路，导致食欲减低；另一方面，癌症本身常常导致肠梗阻、胃排空延迟、消化吸收障碍、体液异常丢失，均可引起食欲减退或缺乏。

总的来说，癌症恶病质的发病与恶性肿瘤本身、机体以及恶性肿瘤与机体的相互作用密切相关。

二、诊断标准

总的来说，人们对癌症恶病质的认识是逐步深入的，其诊断标准也在逐步演变中。2006 年 Fearon 等在对胰腺癌恶病质患者预后的研究中发现恶病质最重要的 3 个影响因素是体重减轻、摄食减少及系统炎症；2008 年 Evans 等报道了美国临床营养学家关于恶病质的诊断标准，具备主要条件：12 个月内体重下降 ≥ 5%，或存在潜在的疾病（体质指数 ≤ 20.0kg/m^2），体重下降 < 5%。同时具备下列 5 条中的 3 条：①肌力降低；②疲劳；③食欲缺乏；④低的去脂质量指数；⑤异常的生化反应，即炎症标志物增加（C 反应蛋白 > 5.0mg/L，IL-6 > 4.0pg/mL）、低的血清清蛋白（A < 32g/L）、贫血（HG < 120g/L）。

2011 年 Fearon 等报道了全球 8 个国家不同领域专家关于癌性恶病质的诊断标准专家共识：①6 个月内体重下降 ≥ 5%；②当 BMI < 20kg/m^2 时，6 个月内体重下降 > 2%；③对合并少肌症（四肢骨骼肌质量与身高的平方的比值，男性 < 7.26，女性 < 5.45）患者，6 个月体重下降 > 2%。符合以上 3 点中的任一条，癌症恶病质诊断即可成立。

2014 年张蕴超等报道了中医癌症恶病质诊疗指南（草案）标准：①3 个月来渐进性消瘦，体质量较诊断时下降 7.5%，或 IBM 指标 < 80%；②伴有食欲缺乏、疲乏；③生

化指标：总蛋白＜ 55g/L，清蛋白＜ 35g/L，前清蛋白＜ 250mg/L。符合①、②、③中的两项可诊断恶病质。

随着人们对癌症恶病质的认识逐渐深入，其诊断标准已有专家共识，从而便于开展进一步的临床研究，但由于恶病质诊断标准主要以临床表现为主，还缺乏特异性的客观指标支撑，仍需要进一步的研究及制订高水平的诊疗指南。

三、治疗

恶病质的治疗需要多学科团队的协作，随着机体状况的变化，需反复再评价。对于严重消耗、濒死的恶病质患者，积极治疗并不总是有效的。

（一）调整代谢紊乱

在舒缓治疗中调整恶病质患者潜在的代谢紊乱是提高患者生命质量、改善机体功能的第一步。应用 ω–3 脂肪酸类是改善恶病质潜在代谢紊乱的一个干预措施。二十碳五烯酸是 ω–3 脂肪酸类的一种。有研究表明患者可以耐受每天 18g 二十碳五烯酸的用量，而每天 2.2g 的二十碳五烯酸的使用量被认为是既有效又可以将不良反应减少到最小的剂量。

可以通过口服或其他肠内营养方式将混合二十碳五烯酸的鱼油与日常饮食一同摄入，或以胶囊及除臭液体形式的鱼油进行口服。根据标准的胶囊供应，每天 8 ～ 10 粒可以获得 2.2g 的二十碳五烯酸。对于很多吞咽丸剂有困难的患者，采用鱼油除臭液体可能是较好的选择。

（二）营养支持治疗

1. 肠内营养

肠内营养是一种侵入性的干预措施，但是如果患者希望用一种方法提高生命质量和延长生命时间时，它是支持患者的恰当措施。只有当患者要求时，才可以给予患者肠内营养，它要求了解并遵照管饲的规则，并且具备有功能的肠道。

肠内营养适合已经有五天以上或更长时间经口进食不能满足身体对营养需要量的50% 的患者，或者是蛋白质、能量营养不良和严重吞咽困难的患者。在一些情况下利用空肠饲管代替胃饲管可以避开病变部位，如顽固性恶心或呕吐、上段肠梗阻、胃轻瘫等。利用空肠饲管代替胃饲管的禁忌证包括肠梗阻远端延伸到饲管插入部位、难以控制的肠动力不足、严重的顽固性腹泻和急性胰腺炎。如果不能保证侵入性营养支持的安全时，肠内营养是禁忌的。

当确定需要给予患者肠内营养支持时，首先咨询注册营养师以选择恰当的营养方案（如高蛋白、纤维素含量、营养成分等）和方式（泵、重力运送或推注），同时要排除肠内营养问题。针对微量营养素缺乏的患者，要给予维生素和矿物质的补充，如贫血患者补充铁剂、维生素 B_{12} 和叶酸是有益处的，但是它引发的潜在不适也有可能会大于补充微量元素的益处。如果不良反应严重影响到患者的生命质量，中断使用应该更合理，但必须和患者及其照顾者进行沟通交流，根据具体情况决定营养剂的取舍。

2. 肠外营养

对于一些患者来说，给予肠外营养支持可能是合适的。如果患者的预计生存期在3 个月以上同时又没有更好的管理措施，肠外营养支持也许能为患者带来益处。有研究显示，人工补液可以缓解脱水症状，但是也会使外周水肿、腹腔积液及胸腔积液加重，因此必须要权衡肠外营养支持为患者带来的潜在益处和害处。舒缓治疗医师的重要角色是根据具体情况针对肠外营养支持的益处和害处对患者及其家属进行指导，使他们了解肠外营养支持带来的潜在并发症和不适，以便他们做出知情选择。如肠外营养支持不是一定能改善患者的生命质量或延长生存时间，以及其昂贵的花费及侵入性。它引起的感染、肝脏及肾脏并发症可能要大于它带来的益处等。

四、缓解症状的饮食调护

在舒缓治疗中，如果恶病质的症状影响到患者营养摄入和食欲，那么必须对这些症状给予治疗和处理。

（一）恶心及呕吐

空腹状态会使患者恶心症状加重，因此要鼓励患者少食多餐，避免空腹。指导患者进食温热且易消化的食物，如燕麦粥、小麦粥、烤面包、烤馍等。避免刺激性气味食物，食物要由别人准备好，尽量不要让患者自己准备饮食，也可以考虑选用气味小、易熟的食物，如蒸蛋等。进餐时要取坐位，餐后不能立即躺下，至少要一小时后才能取卧位。避免过甜、过腻及油炸食物，如炸马铃薯片等，限制乳制品的摄入量。

医护人员与患者及其家属针对恶心、呕吐的控制要多进行沟通交流，指导患者遵医嘱按时服药，即使暂时没有症状也不能自行随便停药，还要向患者及其家属解释虽然控制症状容易，治愈比较困难，如果发展为难治的、顽固的恶心及呕吐，营养支持也是无效的。

（二）腹泻

在选择药物治疗腹泻时，要与患者及其家属多进行沟通，同时联合药物治疗腹泻时，恰当的营养支持会发挥很好的作用。针对腹泻患者每天要饮用一定量的饮品以补充液体的丢失量，但不要单独饮水，以免引起电解质异常。要饮用室温下的饮品，避免过热或过冷，两餐之间服用饮品要优于和进餐同时进行。每腹泻一次要补充一杯含电解质的液体，要适当服用一些含盐的清淡饮食以补充丢失的钠盐，限制油腻食物及乳制品如油条、酸奶等。增加富含细纤维的食物摄入量如燕麦片、精白米、白面包等。

（三）食欲缺乏

针对食欲缺乏的患者，饮食调护包括评估患者体内锌的含量并确定是否需要给予补充及补充的量，避免摄入过多非能量饮品如白开水、茶等。鼓励少食多餐，制造一个令人愉悦的进食氛围，尽量不要让患者独自进食，鼓励患者与其家人一起进食。不要限制患者进食的时间、地点及食物的种类，只要患者愿意随时随地可以进食任何食物。鼓励患者每间隔一小段时间就要进食，不要等到饿了再进食，因为患者本身就缺乏食欲，很难有饥饿感。要像对待服药一样对待患者进食，间隔30分钟到一小时就要鼓励患者进食1～2口食物，要饮用高能量、高蛋白饮品如液体营养液。饮品可以使胃的容积增大，减轻胃满的感觉。

（四）味觉改变

口腔溃疡、缺锌均可引起味觉的改变，这些情况可通过药物治疗或饮食调护得到改善。包括根据临床症状给予硫酸锌口服，指导患者及其家属通过细致的口腔护理阻止口腔感染，不要长期食用含香料过多的食物或本身味道过重的食物如薄荷、番茄酱、芥末等。吃饭前用茶水、盐水或小苏打水漱口，达到清洁味蕾的作用。可以考虑食用气味小、烹饪时间短的食物，如蒸蛋、奶酪、燕麦片、米糊等，以及有酸香味的季节性新鲜食物如柠檬、柑橘等。

（五）口腔溃疡

针对口腔溃疡患者在选择恰当的药物治疗时，联合饮食调护会有更好的疗效。包括认真细致地做好口腔护理以预防继发性细菌感染，进食要清淡、柔软、易消化，同时为促进溃疡的愈合要进食高蛋白、高能量的食物。可以将食物与牛奶、燕麦粥、面汤、豆乳等混合浸泡食用，以增加食物的柔软度。饮用饮品时可通过吸管以避开口腔的溃疡部位（肠胀气除外），饮用非碳酸饮品，如苹果汁、梨汁、桃汁或葡萄汁等，如果患者腹泻要禁止饮用葡萄汁。禁止辛酸饮食如柑橘及番茄制品等，禁止乙醇、咖啡及香烟。

五、临终患者的营养支持

在生命的最后时期，患者上下消化道的功能都有明显的衰退，味觉功能也减退，患者没有饥饿的感觉，几乎不会因营养状况差而感到不适，强迫进食会产生反作用而引起患者的不适。在这一时期要想仍然保持患者的体力及营养状况是不现实的。患者对食物和液体摄入量的减少是濒死的正常表现，脱水也是濒死期的一个正常表现。因脱水而引起的不适使患者感到口干，可以通过用水、冰片及湿润纱布擦拭口唇得到缓解。要适当评价和应用人工补液，如果患者已经在接受人工补液和营养支持，每天补液量可逐渐减少，有助于避免因尿量增加、胃肠道负担重、肺水肿而引起的不适。

所有能自己做决定的患者都有权利接受或拒绝任何形式的治疗及人工补液。如果已经有患者的事前声明，那么它就代表患者对待包括人工补液及营养支持性干预措施的愿望。如果患者表示坚决拒绝进食和饮水，首先要考虑出现该情况的原因，是否出现了患者及其家属认为难以接受的症状如疼痛、虚弱、极度疲乏等。其次要评估患者是否有能力做决定，必须得到心理保健专家的评估，以排除可以治愈的抑郁和其他心理健康问题，还要评估患者的预期生存期。患者无力做决定时，针对能进食或愿意进食的患者，不能停止他们的食物或液体供应。

人工补液和营养被认为是和药物、手术、透析、机械通气及其他医学干预一样用于维持患者生命的医疗手段，这些问题的决定要和其他医学干预措施一样应该符合道德及法律的标准。如果一项干预措施的益处大于它的代价就认为是合理的。如果它是没有益处的或者是它的代价大于它的益处就认为是不合理的。

（张新星　陈　爽）

参考文献

［1］杨洪戬，王华芹，阎敬.癌症恶病质代谢异常的研究进展［J］.解剖科学进展，2022，28（4）：499–501.

［2］朱向阳，沈王琴，王美华，等.肿瘤恶病质患者心理痛苦与应对方式的相关性研究［J］.当代护士（下旬刊），2022，29（7）：151–153.

［3］王杰敏，贾维慧，厉丹阳，等.肺癌患者恶病质的药物治疗与营养支持研究进展［J］.中国肺癌杂志，2022，25（6）：420–424.

［4］张凤，杜建，冷吉燕.肌肉减少症与恶病质［J］.中国老年学杂志，2022，42（4）：

999-1006.

［5］郑志斌，周业江.癌症恶病质的临床研究进展及意义[J].医学综述，2014，20（22）：4085-4087.

［6］Hakozaki T, Nolin-Lapalme A, Kogawa M, et al. Cancer Cachexia among Patients with Advanced Non-Small-Cell Lung Cancer on Immunotherapy: An Observational Study with Exploratory Gut Microbiota Analysis[J]. Cancers, 2022, 14（21）：5405.

［7］Mohamad Alahmad MA, Acharya P, Gibson CA, et al. Cachexia Is Associated With Adverse Outcomes in Patients Admitted With Heart Failure[J]. The American Journal of Cardiology, 2022, 186: 30-35.

第八节　腹　泻

健康人约每日解成形便一次，量不超过 200 ～ 300g。排便次数增多（每天超过 3 次），粪便量增加（＞ 200g/d），粪便稀薄（含水量＞ 85%）称为腹泻。腹泻超过 3 ～ 6 周或反复发作称为慢性腹泻。肿瘤患者合并腹泻容易导致脱水、电解质紊乱，严重影响患者的生活质量和治疗效果，甚至危及生命。

肿瘤患者腹泻可分为肿瘤相关性、治疗相关性和感染性。肿瘤相关性腹泻常见于内分泌肿瘤，如功能性胃肠神经内分泌肿瘤、胰岛素瘤等，这类肿瘤可分泌或促进多肽、5- 羟色胺等释放而直接引发腹泻。如合并贫血、恶病质等，也会影响消化吸收功能而出现腹泻。治疗相关性腹泻是指外科手术并发症，或者是化疗、放疗导致的腹泻。化疗相关性腹泻占所有肿瘤相关性腹泻的 40%，应格外引起重视。感染性腹泻是肿瘤患者腹泻的重要因素，肿瘤患者免疫功能低下、营养不良、侵袭性操作等均影响肠道正常菌群，易并发肠道感染，从而导致感染性腹泻。

一、病因及病理生理

腹泻按病因及病理生理分为以下 4 种。

1. 分泌性腹泻

是由于肠黏膜受到刺激而致水、电解质分泌过多或吸收抑制所引起。可刺激肠黏膜的递质包括细菌肠毒素、肿瘤病理性分泌的胃肠多肽、前列腺素、5- 羟色胺等，以及内源性导泻物质如胆酸、脂肪酸、某些泻药等。这种腹泻每日排便可达数升，多呈水样便，禁食 48 小时后腹泻仍持续。

2. 渗透性腹泻

因肠道内存在大量高渗性的食物、药物，体液中的水分顺渗透压梯度涌进肠道所致。常见原因：糖类吸收不良，使用了含镁、钠的轻泻剂，使用了聚乙二醇等通便药或者治疗便秘的药物等。此类腹泻一般在禁食后停止或显著减轻。

3. 渗出性腹泻

是由于肠黏膜完整性受炎症、溃疡等病变破坏而大量渗出所致，多由感染、自身免疫性疾病、炎症性肠病、肿瘤、放射线和营养不良等引起，可排出脓血便。

4.胃肠动力失常

部分药物、疾病和胃肠道手术可改变肠道正常的运动功能，促进肠蠕动，使肠内容物过快地通过肠腔，与黏膜接触时间过短，从而影响消化吸收而导致腹泻。特点是粪便不带渗出物，往往伴有肠鸣音亢进，腹痛可有可无。

二、腹泻评估及体格检查

为确定腹泻的原因并给予恰当的治疗需要对患者进行全面的评估和体格检查，确定腹泻的严重程度要依据腹泻的性质和量。

1.腹泻性质和量的评估

通过评估腹泻的性质和量可以提供病变线索。如小肠或近侧结肠病变可引起大量腹泻，大便多色浅或呈油腻样，可见未消化食物，但通常不含血液；左侧结肠或直肠病变多为少量腹泻，色深并含有黏液或血液，还会伴随直肠急迫感；大便苍白且油腻并有恶臭味提示脂肪泻或脂肪吸收障碍；便秘后出现腹泻提示可能出现了大便堵塞或部分梗阻；渗透性腹泻于禁食后会停止，如果禁食2～3天后腹泻仍未停止，提示有过度分泌的存在。

2.体格检查

体格检查包括：①听诊肠鸣音，如听诊高音调并伴随腹部绞痛提示肠梗阻；②触诊腹部是否有肿块；③是否有腹腔积液或腹胀；④检查直肠如直肠壶腹是否有粪便及排便情况；⑤评估发热情况，如果发热提示有感染可能；⑥注意脱水症状，是否有体位性低血压、皮肤肿胀、尿排出量减少；⑦评估营养状况。

三、诊断

通常情况下，详细的病史和临床检测就可以确定腹泻的原因，而不需要更多的诊断评估，但是如果所得信息不充分，可以对粪便进行脓液、血液、脂肪及粪便培养检测。如果粪便愈创木脂检测呈阳性提示腹泻为渗出性，如慢性放射性结肠炎、癌性肿块或感染。

计数粪便的重量克分子浓度可以帮助诊断腹泻是渗透性还是分泌性的：如果粪便的重量克分子浓度大于50mmol/L，腹泻为渗透性的；如果粪便的重量克分子浓度小于50mmol/L，腹泻为分泌性的。另外，计数阴离子间隙、血清中存在促分泌因子，如胃泌素、降钙素也指示为分泌性腹泻。

为确定炎症原因，内镜检查、活组织检查以及钡餐放射检查也是必需的，但在考虑采取这些侵入性且会给患者带来不适的诊疗措施时，要充分考虑患者的身体状况和承受能力以及确定腹泻原因的可治愈性。

四、治疗

恰当的治疗主要是控制或消除导致腹泻的病因、预防并发症、提升患者的舒适度、提高患者的生命质量。

（一）对因治疗

1.感染

对于长期因感染而导致的腹泻，使用抗炎药物。抗炎药物的选择要根据已经记录的致病原因，在设计治疗方案时要评估患者身体状况和对治疗的意愿以及治愈的可能性。对于肾功能不全的患者抗炎药物的剂量通常需要减小。另外，还可以咨询传染病专家。

针对正在接受高效抗逆转录病毒治疗并发腹泻的患者，当急性感染得到控制后是否继续给予抗炎药物维持治疗，目前存在争议。抗逆转录病毒对隐孢子虫病的治疗效果很好，另外也可以采用硝唑尼特 500mg 每 12 小时口服一次，连服 3 天；或者巴龙霉素 25 ～ 30mg/kg，分 3 次口服，连服 5 ～ 6 天。

某些沙门菌属感染通常使用环丙沙星 500 ～ 750mg，每天 2 次口服，轻度感染时服药 7 ～ 14 天。贝氏等孢子球虫感染使用甲氧苄啶—磺胺甲噁唑（80 ～ 160）mg/（400 ～ 800）mg，每日 2 ～ 4 次口服，连服 10 天，治疗有效。巨细胞病毒通常对更昔洛韦或膦甲酸治疗有效，可以采用静脉给药，连续给药 21 ～ 28 天。如果症状不严重，通过口服给药也可以满足需要，可采用口服更昔洛韦或缬更昔洛韦进行治疗。如果细菌培养结果为阳性时要给予广谱抗炎药如环丙沙星或甲硝唑，还要给予抗病毒药物。

2. 脂肪吸收障碍

如果腹泻是因脂肪吸收障碍引起的，要考虑给予胰酶治疗。胰酶或胰脂肪酶的起始剂量为两粒和饮食一起口服或一粒和零食一起口服，根据需要可以增加剂量到 3 粒和饮食一起口服。法莫替丁为 H_2 受体拮抗剂，已发现也可增加脂肪的吸收，推荐剂量为 20mg，每天 2 次口服。

3. 胆盐吸收障碍

如果腹泻是由于胆盐吸收障碍引起的，可给予考来烯胺治疗，它可以和胆盐结合形成不溶解的物质通过粪便排出体外，剂量为 4 ～ 8g，每日 3 次口服。

（二）止泻治疗

1. 前列腺素抑制剂

前列腺素抑制剂有助于急性腹泻的控制，除吲哚美辛外，一些非类固醇抗炎药物对控制腹泻也是有帮助的。次水杨酸铋也是前列腺素抑制剂，推荐剂量为 30mL 或 2 片，每 30 ～ 60 分钟口服一次。

2. 阿片类药物

阿片类药物是控制腹泻的主干药物，它通过减缓胃肠道的运动，增加液体吸收量达到控制腹泻的目的。洛哌丁胺是用于控制腹泻的首选阿片类物质，为长效药物，每天只需服用两次。当洛哌丁胺不能控制腹泻时，有时也可使用阿片酊，它可以通过血脑屏障，因此可引发神经系统的阿片效应。洛哌丁胺的初始剂量为 4mg，之后每次腹泻后服用 2mg，通常可以接受的最大剂量是每天 16mg。10% 的阿片酊 0.3 ～ 1mL，每天 4 次口服。

3. 奥曲肽

奥曲肽可抑制胃肠道运动及胰腺分泌，有效控制因化疗而导致的腹泻以及倾倒综合征引起的腹泻。在控制因分泌器官肿瘤和内脏神经阻滞而导致的腹泻时，也被证明是有效的。它的不良反应包括恶心、注射部位疼痛及头痛。由于奥曲肽价格昂贵，因此通常是当患者对其他药物治疗无效时才考虑使用。临床专家建议剂量是：针对化疗或放疗导致的腹泻给予 100μg，每天两次皮下注射；针对胃切除术后倾倒综合征给予每日 300μg，持续静脉点滴；针对癌类综合征给予 150 ～ 300μg，每日两次静脉点滴。

五、健康指导

为了更好地评估患者腹泻的潜在诱因并制订恰当的治疗措施，有必要对患者和家属的情况进行详细的了解。医护人员必须及时地将病情变化详细地告知患者和家属，针对肠道功能情况进行讨论。鼓励患者经口摄入足够的液体以补充因腹泻而丢失的液体量，针对购买或自制含糖和电解质的溶液提供相应指导，对静脉导管放置点护理及输液维持给予指导。给予患者相应的饮食指导，如要少食多餐，避免过冷、过热或辛辣食物，避免奶产品、油腻食物及生的水果和蔬菜。根据患者的耐受能力逐步扩展食谱，帮助患者记住可以食用的食物，指导乳糖酶缺乏症患者要使用不含乳糖的食品。指导患者恰当使用所有药物包括止泻药、抗胆碱药及抗感染药物。

指导长期腹泻的患者要规律服用止泻药而不是腹泻时才用。对于需要接受奥曲肽治疗的患者要指导皮下注射或持续静脉滴注的有关事项。强调肛周护理的重要性，腹泻患者肛周皮肤常处于潮湿和粪便侵蚀状态容易使其完整性受到破坏，常常引起肛周皮肤破损、红肿，甚至溃烂，给患者带来很大痛苦。指导患者及其家属使用温水轻拭肛周的方法，如何检测皮肤破溃的情况以及如何正确使用护肤产品。

（张新星　夏玉兰）

参考文献

［1］章从恩，马致洁，黄璐琦. 中西医治疗抗生素相关性腹泻的药物研究进展［J］. 中国医院用药评价与分析，2022，22（7）：769-774.

［2］白银双. 中老年危重症患者抗生素相关性腹泻98例临床分析［J］. 中国处方药，2022，20（6）：121-123.

［3］孙洋. 大便常规检验在季节性腹泻检验中的应用价值观察［J］. 当代医学，2022，28（11）：174-176.

［4］肖长娥. 老年重症患者肠内营养期间腹泻发生的危险因素分析［J］. 中国社区医师，2022，38（8）：145-147.

［5］Pohlmann P R, Graham D, Wu T, et al. HALT-D: a randomized open-label phase Ⅱ study of crofelemer for the prevention of chemotherapy-induced diarrhea in patients with HER2-positive breast cancer receiving trastuzumab, pertuzumab, and a taxane[J]. Breast Cancer Research and Treatment. 2022 Dec; 196（3）：571-581.

第九节　吞咽困难

一、概述

吞咽困难是指食物从口腔、咽部和食管到达胃的过程中受阻而产生梗阻、停滞或发噎的感觉。通常在咽下固体食物时感到困难，严重者饮水也有困难。吞咽困难的发生可能因局部病变所致，也可能由全身病变引起。吞咽困难根据梗阻部位可分为口咽性吞咽困难和食管性吞咽困难。患者多可明确指出发生咽下困难及感到不适的部位，而且与病变的部位相吻合，对吞咽困难发生部位的定位诊断很有帮助。吞咽困难也可根据病因分类，由于大块食团梗阻或管腔本身狭窄引起的吞咽困难称为机械性吞咽困难；由于食管无力蠕动收缩或非蠕动性收缩和括约肌松弛障碍引起的吞咽困难称为动力性吞咽困难，常由神经、肌肉病变引起。

二、诊断

（一）病史采集

应询问发病的诱因、发病的缓急、病程长短、是否为进行性、与饮食的性质有无关系、与情绪精神因素有无关系、间歇性还是持续性、伴随症状等；询问梗阻或发噎的部位，以协助区分是口咽性吞咽困难还是食管性吞咽困难；询问可能与吞咽困难有关的既往病史。

1. 病程的长短

了解病程的长短有助于诊断，短暂的吞咽困难可能是炎症过程，持续几周至数月进行性加重的吞咽困难提示食管癌。持续多年的间断的对固体食物吞咽困难提示为良性病变。

2. 与饮食的关系

固体食物发生吞咽困难多为食管梗阻性疾病，固体及液体食物吞咽皆发生困难则多见于神经、肌肉疾病引起食管运动功能障碍或晚期食管癌。

3. 间歇性还是持续性

间歇性吞咽困难见于贲门失弛缓症、弥散性食管痉挛、早期反流性食管炎、Plummer-Vinson 综合征；而持续性吞咽困难见于食管癌、腐蚀性食管炎、反流性食管炎的晚期。

4. 可能与吞咽困难有关的既往病史

如长期置入鼻胃管、吞服强酸强碱病史、局部手术或放疗病史、皮肤黏膜病病史，均可考虑为口咽部或食管狭窄的原因。有艾滋病或处于其他免疫功能低下状态的患者出现吞咽困难应该考虑机会性感染引起的食管炎或特殊肿瘤，如念珠菌、单纯疱疹病毒、巨细胞病毒感染，卡波西肉瘤和淋巴瘤。

5. 伴随症状

可为诊断提供重要线索。

（1）中老年人进行性吞咽困难，同时有明显体重下降，应首先考虑食管癌。

（2）吞咽时伴鼻腔反流和气管支气管误吸是咽麻痹或食管—气管瘘的特点；与吞咽无关的气管支气管误吸可能是由于贲门失弛缓症、Zenker 憩室或胃食管反流。

（3）声嘶是重要的诊断线索，先声嘶后吞咽困难通常原发病变在喉部，先吞咽困难后声嘶常提示食管癌累及喉返神经。有时声嘶可能是因为胃食管反流导致的喉炎引起的。

（4）伴有哮喘、呼吸困难常见于纵隔肿物压迫食管与大气道。

（5）伴明显胸痛常见于弥散性食管痉挛和相关的动力性疾病，大的食团梗阻于食管也可以产生类似于弥散性食管痉挛的胸痛。

（6）伴有吞咽时咽部疼痛见于急性扁桃体炎、扁桃体周围脓肿、咽后壁脓肿、急性咽炎、咽或喉白喉、口腔炎、口腔溃疡；吞咽时发生胸骨后疼痛见于食管炎、食管溃疡、食管异物、晚期食管癌、纵隔炎。

（7）伴有反流时，根据反流物的性质，可初步了解引起吞咽困难的性质。晚期食管癌反流物为黏液或血性黏液；贲门失弛缓症反流量大，为几小时前或几天前咽下去的食物，因未与胃酸接触故不呈酸性，同时有黏液及唾液；食管憩室反流物为未经消化有臭味的腐败食物。

（8）伴有呛咳、构音困难、饮水反流到鼻腔，多由于脑神经疾病引起。咀嚼无力、发音困难、呼吸困难、全身肌无力，见于多发性肌炎、重症肌无力、营养不良性肌病。重症肌无力吞咽困难的特点为进食过程中吞咽困难逐渐加重。

（9）伴有全身性阵发性抽搐，见于破伤风、狂犬病。

（二）体格检查

体格检查对诊断口咽性吞咽困难非常重要，查体多有阳性发现，如口腔、舌、咽部有无炎症表现及溃疡，扁桃体是否肿大，有无炎症表现。仔细检查颈部以除外甲状腺肿大和颈椎异常。注意有无延髓性麻痹或假性延髓性麻痹的迹象，如构音障碍、发音困难、上睑下垂、舌萎缩等。检查软腭、声带是否麻痹，舌活动、吞咽运动是否正常，肌肉有无压痛、肌萎缩，肌力情况如何。注意有无其他脑神经体征。同时，体检也可以发现由于口咽性吞咽困难引起的肺部并发症——急性或慢性吸入性肺炎的体征。

体格检查对食管性吞咽困难往往无阳性发现。应注意营养状态、贫血、脱水征、左锁骨上淋巴结是否肿大，张口有无困难。皮肤和四肢的改变（如皮肤有无硬化）可能提示系统性硬化症和其他胶原血管病或皮肤黏膜疾病，如类天疱疮或大疱性表皮松解症（食管可能受累）。若因纵隔肿物、主动脉瘤、二尖瓣狭窄引起左房肥大压迫食管时，查体可发现相应体征。

（三）辅助检查

（1）实验室检查：结合病史完善相关检查如免疫学及肿瘤标志物，必要时评价身体营养状态。

（2）饮水试验：将听诊器放在剑突下，让患者饮一口水，经过 8 ～ 10 秒后，在剑突下可听到气过水声。若需较长时间，则表示有食管梗阻。

（3）食管脱落细胞学检查：以食管拉网方法做食管脱落细胞检查，对诊断早期食管癌是一种简便易行的方法，可用于大量普查工作。

（4）X 线钡餐食管造影检查：可判定病变的部位及确定大部分食管疾病的性质，同时可以观察食管运动及食管下端括约肌活动情况。

（5）电子内镜检查：此为目前应用最广而可靠性很大的检查方法，可以看到病变的部位、性质，结合活体组织检查对诊断食管疾病很有价值。如条件许可，患者无内镜检查的禁忌证，应作为吞咽困难的首选检查方法。检查中要特别注意对食管上端的观察，避免漏诊。超声内镜（EUS）对观察食管局部病变有帮助。

（6）对于怀疑食管动力性吞咽困难，除了前面提到的 X 线钡餐食管造影检查外，食管测压、食管 pH 测定、阻抗测定都是有用的诊断方法。

（7）如果考虑为口咽性吞咽困难，应考虑行电视 X 线透视吞咽功能检查（VFSS）、喉镜检查和神经系统评价。

三、治疗

应针对病因治疗原发病，在此基础上进行适当的对症支持治疗。如食管癌，首选手术、放化疗；如果失去手术时机，为了提高患者生活质量或延长其生命，可考虑行狭窄部扩张、放置支架治疗等，以缓解症状，保证患者能进流质或半流质饮食。贲门失弛缓症、弥散性食管痉挛、胡桃夹食管患者可口服钙通道阻滞剂或硝酸酯类药物。药物治疗效果不满意时，贲门失弛缓症可考虑行球囊扩张术或外科手术治疗。反流性食管炎，可以选用抑酸药物（如质子泵抑制剂或 H_2 受体拮抗剂），可酌情加用促动力药。

（张新星　杨秀梅）

参考文献

［1］叶文，蔡雨欣，刘玲玲，等.欧洲卒中后吞咽困难诊断和治疗指南（2021版）解读［J］.华西医学，2022，37（5）：646-651.

［2］冯洁惠，徐建宁，金爱云.ICU获得性吞咽障碍的研究现状［J］.护理与康复，2016，15（4）：325-330.

［3］汪文婧，孙慧男，陈旭昕，等.吞咽困难的发病原因及治疗研究进展［J］.转化医学杂志，2015，4（6）：377-381.

［4］Gurevich N, Osmelak D R, Osentoski S. A Preliminary Study of Nursing Practice Patterns Concerning Dysphagia Diet Modification: Implications for Interprofessional Education With SLPs[J]. Perspectives of the ASHA Special Interest Groups, 2021, 6（4）：1-15.

［5］A.S F, Josef F. SARS-CoV-2-Associated New Dysphagia in Parkinson's Disease Requires Exclusion of Differentials[J]. American Journal of Physical Medicine and Rehabilitation, 2022（2）：101.

第四章　老年心血管疾病

第一节　老年循环系统的衰老变化

随着增龄，老年人的循环系统可发生一系列解剖组织学及生理变化，这些变化在心血管疾病的发生发展中起重要作用。掌握老年心血管系统的特点和心脏随增龄而发生的变化有助于认识老年心脏病的病理机制。目前，一些国内外的研究还关注衰老机制，以便从根本上理解和改善老化所造成的损伤。

一、心脏的增龄变化

1. 心脏传导系统的增龄变化

心脏传导系统（CCS）是由特殊分化的心肌细胞和间质构成。CCS组织结构、功能的改变与年龄递增、人体衰老的关系非常密切。国内外研究一致认为，CCS的增龄性变化从40岁开始，之后随着年龄的增长而发生结、束细胞的逐渐减少，脂肪组织浸润，纤维组织增生。40岁前，窦房结起搏细胞占70%，到70岁后则减少至10%～30%，这是老年人发生病态窦房结综合征的重要原因之一。70～79岁老年人的房室束细胞由10～19岁时的57%降至43%。

老年人心脏功能减弱，若窦房结严重纤维化或脂肪浸润则可发生病态窦房结（病窦）综合征。心脏传导系统结、束细胞的退行性变主要表现为线粒体的改变，线粒体是细胞内生物氧化的主要场所，三羧酸循环、呼吸链电子传递和氧化磷酸化等产能过程都在此进行，细胞线粒体的蜕变，提示细胞氧化供能的能力下降，导致细胞生命活动能力下降，且结细胞所含脂褐素随年龄增长而逐渐增多，也提示细胞在发生衰老变化。还须注意的是，分析窦房结等结构增龄性生理变化，可避免与窦房结退行性改变、纤维化或严重脂肪浸润等病理改变相混淆。

临床病例中病态窦房结综合征的患病率随着年龄增长而增加。动物实验证明，窦房结的功能存在明显的增龄性衰退现象。由于窦房结老化，其自律性降低，表现为最大心率及固有心率可随增龄而降低，窦房结恢复时间延长，静息心率和运动最大心率降低，运动后恢复到静息心率的时间延长。同时老年人左心房扩大，心房肌纤维化，淀粉样变性，易发生房性心律失常。

2. 心肌的增龄变化

（1）心肌细胞形态结构：老年心肌细胞的形态结构无论在细胞水平还是在亚细胞水平均不同于年轻人。心肌细胞老化的典型表现是脂褐素（老化色素）沉积，位于细胞核的两极，一般从45岁开始逐年增多，可使衰老的心肌颜色变深，呈棕色。现已证实，脂褐素沉积是线粒体被破坏所致，可引起细胞内蛋白质合成障碍，从而减少心肌细胞内收缩蛋白的补充。

　　老年人心肌间质容易发生结缔组织增生、脂肪浸润及淀粉样变等改变。正常心脏结缔组织占 20%～30%，随着年龄增长，心肌之间的胶原纤维和弹性纤维增生。脂肪浸润可发生于老年心脏的任何部位，尤以右心房、右心室明显，几乎波及心脏全层；房间隔的脂肪浸润可累及传导系统，产生房室传导阻滞。心脏淀粉样变在 60 岁前少见，之后随增龄而升高，75～79 岁组的病理检出率为 73%，80～84 岁为 81%，85～89 岁为 89%，90 岁以上为 100%。淀粉样物质在心房主要沉积在心内膜下，而在心室主要沉积于心肌纤维之间。在冠状动脉主要沉积于其内膜和中层，以弥散性病变为主，85 岁以上老年人冠状动脉淀粉样变甚至重于动脉粥样硬化。对于老年心力衰竭、心律失常患者，应考虑心脏淀粉样变性的存在。灶性淀粉样变意义不大，而广泛地沉积则可引起心房颤动、传导阻滞及心衰。

　　（2）心肌代谢的增龄变化。

　　1）Ca^{2+} 代谢的增龄变化：老年心肌肌质网（SR）Ca^{2+} 摄取和释放功能降低，从而使老年心肌更易发生 Ca^{2+} 超载。线粒体是细胞的能源工厂和离子稳态的重要调节系统，但老年人内源性心肌保护作用明显减弱，使心肌在经受缺血—再灌注时更易受损伤。钾通道开放剂二氮嗪可减轻 Ca^{2+} 超载，从而减轻老年线粒体结构和功能的损伤，但目前尚缺乏有效保护老年心肌线粒体的方法。

　　细胞中 Ca^{2+} 稳态的保持很大程度上取决于细胞膜的结构和通透性。老年心肌细胞在遭受缺血—再灌注等外界刺激时细胞膜的结构和功能都受到影响，从而更易引起 Ca^{2+} 超载。细胞"重构"是老年心肌细胞不能耐受 Ca^{2+} 超载的机制之一，细胞体积增大及钙调蛋白活性变化的原因之一可能是基因表达变化；其次是细胞膜调节 Ca^{2+} 代谢的蛋白成分的变化；最后，细胞内活性氧成分增加也起到一定作用。伴随衰老过程以上因素也发生变化，从而导致老年心肌细胞内更容易发生 Ca^{2+} 超载。基因治疗、营养疗法或抗氧化疗法等或许可以恢复钙调蛋白活性，从而减少这种危险。

　　心率的改变也与细胞 Ca^{2+} 内流密切相关，成年心肌随刺激频率增加，细胞缩短率也明显增加，舒张时细胞内 Ca^{2+} 外流和细胞舒张速度也明显加快，而在老年心肌则没有这种明显变化。提示老年心肌随心率加快对收缩和舒张功能的调节功能比成年心脏明显下降，这些变化可能与老年心脏功能下降有关。应激时慢 Ca^{2+} 通道对肾上腺素受体的反应性明显降低，这可能是随年龄增大而引起的心脏储备功能下降的主要原因。

　　2）一氧化氮（NO）代谢的增龄变化：NO-cGMP 通路在老年心脏内皮细胞中上调，NO 生物活性受损或该信号通路异常与心室随年龄出现的心室舒张延迟有关；不同年龄其 NO 合酶（NOS）活性在离体心肌细胞内无明显差异，而在体内时老年心肌比年轻心肌明显升高，说明内皮细胞 NOS 活性有年龄差异。

　　3）氧化应激：氧化应激是指促氧化与抗氧化之间的平衡失调导致氧化应激性损害。这种损害主要是通过体内的活性氧（ROS）来实现的。ROS 是一组含有化学性质活泼的含氧功能基团的化合物，包括氧自由基、氧的非自由基衍生物、过氧化物、氯过氧化物、脂质过氧化物、环氧代谢物等。当自由基产生过多或清除自由基的酶类如超氧化物歧化酶（SOD）、过氧化氢酶（CAT）等活性下降时，这些自由基就可以损害线粒体。线粒体膜较其他原生质膜含有更多的不饱和脂肪酸，对脂质过氧化更敏感。线粒体

DNA（mtDNA）是裸露的，无组蛋白保护；催化 mtDNA 复制的 DNA 聚合酶不具有校读作用，致使错误率高；与核 DNA 相比，mtDNA 缺乏有效的修复机制，故 mtDNA 易受自由基等毒性物质攻击而损伤，损伤后又不易被修复而累积；不仅可以导致"老年心脏"，心力衰竭的发生率随年龄的增大而增加，而这有可能是缺血性心脏病患者最终发生心力衰竭的机制。

3. 心脏结构与功能的增龄变化

随着年龄的增加，人类左心室会发生一定程度的肥大。在动物模型，由于压力负荷或阻抗所导致的心室肥大使心肌松弛时间延长，左心室舒张早期充盈和最大舒张期充盈率减少，与年龄相关的左心室射血阻力增加可伴有左心室肥大和舒张期延长。心脏的这种与年龄有关的舒张特性的变化在强调年龄与疾病的问题时有重要意义。年龄还明显影响正常人对运动的血流动力学反应，表现为与年龄相关的左心室负荷或阻抗增加，后者是由于中央动脉系统僵硬度增大所致；以及 β 交感反应的普遍减弱，导致心率和心室肌收缩力（肌力状态）增加的幅度减少，以及动脉血管的扩张程度减少。

要了解人类心脏功能随年龄的变化，必须将正常的增龄变化与增龄和疾病的相互影响相区别，因为随年龄增加，大多数获得性心脏病的患病率上升，病情加重。老年人心脏储备功能明显降低，临床上常表现为左心室射血分数下降、左心室舒张末容积增大等，同时后负荷增大。这种变化在正常人 50 岁时就开始，此时心室舒张功能已明显减弱。心脏随年龄增大其表达增强的 β 肌球蛋白重链导致心肌纤维交联速度显著减慢，从而引起随衰老而出现的心功能下降。

人体最常见的年龄变化之一是动脉系统内脉搏波速率的增大。脉搏波是左心室射血期间中心主动脉内压力的上升，此压力波沿中央动脉系统传向脑、上臂和足，传导速率在老年人较年轻人明显加快，这种增加与年龄呈线性关系。脉搏波传导速度（PWV）的这种增加反映了由于与年龄相关的血管及其周围的胶原和基质结构、组成发生细微变化，导致中央动脉顺应性变化。这些动脉也可发生某些与增龄有关的扩张。一些证据显示，随着年龄的增长，内皮介导的血管扩张作用减弱，从而提示血管内皮舒张因子减少。

即使没有疾病存在，老年人收缩压也趋于增高。老年人收缩压的增高在中央主动脉较外周动脉更为显著，这是由于左心室射血的直接压力波和由外周返回中央主动脉的返折波在中央动脉处发生重叠的结果。

随着增龄，对左心室射血的阻抗显著增大，成为主要的临床征象。老龄心脏可能对缺血时损伤更加敏感，后果也更为严重。

4. 心包、心内膜及心瓣膜的增龄变化

老年人心包膜下的脂肪沉着增加，分布不均匀，心包增厚僵硬，使左心室舒张期顺应性下降。心内膜包括瓣叶、瓣环及其纤维支架，老年人心内膜可发生进行性增厚钙化，此变化主要发生在主动脉瓣基底部及二尖瓣环，极少累及瓣缘，也很少引起瓣叶变形及叶间粘连。三尖瓣及肺动脉瓣极少发生退行性变。

在 80 岁左右的老年人中，90% 有老年性多瓣膜关闭不全，但一般不引起明显血流动力学障碍，无重要临床意义。但在有器质性心瓣膜病或伴有心脏负荷突然增加时，易诱发心力衰竭。

5. 交感神经调节功能的增龄变化

心血管系统对运动的反应机制与增龄所致的中央动脉僵硬度改变和交感反应性降低直接有关。这一规律也适用于疾病状态，如充血性心力衰竭。在 β 肾上腺素能被阻滞的情况下，年轻人和老年人心血管对运动的反应十分相似，这表明造成心血管系统老年化改变的主要因素是 β 交感神经反应性的下降。

在健康老人中观察到的心血管系统对运动反应的许多改变，包括最大心率的降低，左心室舒张末期和收缩末期容积的增加，射血分数和左心室收缩能力的下降，都与增龄所致的心血管系统对运动的交感调节能力下降有关。因此，在应激期间，老年人心脏面临着增加的射血阻抗和增大的静脉回流量，其做出的反应是通过增大左心室舒张期的容积以增加心脏做功，与此同时心脏的收缩性和心率有所下降，Frank-Starling 机制发挥作用，以增加每搏做功和容积，满足外周组织对血流增加的需要。

上述心脏的老化性改变，最终表现为心脏顺应性下降，心肌收缩功能减低，心脏储备能力下降，运动时心排血量降低等病理生理变化。

二、老年血管系统的增龄变化

与年龄有关的血管变化可见于动脉、静脉及毛细血管，可表现为血管的组织结构和功能变化，如血管硬度增加、弹性下降及血管舒缩功能失常。血管衰老的进程改变了各种心血管疾病的病理生理机制，从而改变了疾病发生的阈值、严重程度和预后。

近年来提出的脉搏波速度（PWV）是评价血管硬度的较好指标，国外已应用于大规模人群研究。PWV 随增龄明显增加，这与血管结构改变（胶原增加、弹性纤维减少和断裂、钙沉积等）和增龄相关的非酶促糖基化增加（引起纤维交联增加）有关。PWV 的提高反映了多个潜在的风险因子：收缩压的上升、脉压的增大、血管壁质地的改变。动脉弹性减退是多种心血管危险因素对血管壁早期损害的综合反映，它不仅是血管病变的早期特异性和敏感性标志，参与心血管疾病的发生和发展，同时血管硬度的增加可独立于动脉粥样硬化而存在，因而对动脉弹性的研究正成为一个热点。

近年来研究发现，颈动脉内膜中层厚度（IMT）会随年龄增加而增加，90 岁人群 IMT 比 20 岁人群增加 2～3 倍。IMT 是未来心血管事件的预测因子。

1. 动脉变化

正常主动脉中层含有丰富的弹性纤维，具有较大的弹性和可扩张性。当左心室收缩射血时，主动脉扩张缓冲了心室射血时压力的升高，并将这部分压力转变为势能，储存于血管壁；心室舒张时，这部分势能释放转化为压力，推动血液在血管中持续流动。老年人主动脉胶原纤维增生和弹性纤维减少、断裂或变性，使主动脉壁硬度增加，管壁中胶原与弹性蛋白比值失调、中层钙化及内膜粥样硬化，一方面表现为主动脉扩张性能减退和主动脉 PWV 增快（从 5 岁时的 4.1m/s 增至 65 岁时的 10.5m/s）；另一方面表现为主动脉容积增大，管壁增厚延长屈曲和下垂及主动脉根部右移。80 岁老年人主动脉容积较年轻人增加 4 倍。主动脉壁增厚以内膜增厚明显，40 岁为 0.25mm，70 岁后可超过 0.5mm，中膜也有轻度增厚。导致血压升高，尤其是收缩压增高，脉压增大。且运动时收缩压升高的幅度大于中青年人，恢复至静息血压所需的时间延长。脉压＞65mmHg时，心血管病、脑卒中及周围血管病的发生率明显升高。脉压增大是老年人心血管事件发生和死亡的独立危险因素，其预测价值大于收缩压和舒张压。脉压每增大 10mmHg，冠心病发生率增高 36%，脑卒中增高 11%，总病死率增高 16%。最近研究表明，小于 50 岁组舒张压仍然是发生心血管事件最强的预测因素；50 ~ 59 岁舒张压、收缩压和脉压在心血管事件的预测价值相似；大于 60 岁老年人脉压是心血管事件最重要的预测因子，且几乎都伴有收缩压升高。对老年人而言，脉压和收缩压已经取代舒张压，成为预测心血管事件最重要的指标。

2. 静脉变化

静脉的增龄变化有管壁胶原纤维增生、弹性降低、管腔扩大、内膜增厚、静脉瓣萎缩或增厚，因而老年人容易发生静脉曲张。一般浅层静脉可有轻度硬化，极少有脂质沉着或钙化，深层静脉则不发生硬化。另外，老年人血流回心脏的动力减弱，动脉血压升高的同时静脉压反而下降，静脉血管床扩大，血液易于淤滞，尤其是在活动减少时，或长期卧床时易发生深静脉血栓形成。在 20 ~ 40 岁，静脉压平均为（95.0±4.4）cmH_2O，60 ~ 70 岁为（71.0±4.0）cmH_2O，80 岁以上者仅为（56.0±4.0）cmH_2O。上下腔静脉压代表右心充盈压，维持有效的右心充盈压才能保证左心室有足够的血液充盈。因此，中心静脉压对维持正常的心排血量至关重要。而中心静脉压的稳定需要静脉系统对血容量和血流的分布做出及时的代偿性调节。随着增龄，静脉压调节功能减退，因此，老年人易发生体位性低血压。常在热水浴后，或进餐后出现低血压。脱水、血容量减低、感染等诱因下更易发生心排血量急剧降低，导致重要器官的灌注不足。

由于增龄，大动脉阻力增高，静脉压降低，使心脏维持血液循环的耗能增加，引起左心室代偿性肥大。由于静脉瓣萎缩而易引起下肢静脉曲张。

3. 毛细血管变化

随着年龄的增长，毛细血管内皮细胞减少，基膜增厚，管腔缩小，有些毛细血管袢区发生痉挛或完全闭塞，在单位面积内有功能的毛细血管数目减少。同时毛细血管壁的弹性降低，脆性增加，通透性增加，易发生局部组织液增多和水肿。

心脏毛细血管的储备能力主要来源是毛细血管数量的增多，而高龄后心肌冠状动脉细动脉稀疏，所以衰老心脏冠状动脉阻力和储备能力降低。小鼠心肌老化的重要改变是在终末端血管床水平毛细血管和小动脉的密度降低。老龄动物血管生成能力减弱，伴随 VEGF 表达减少，血管内皮细胞增生能力减弱，加入 VEGF 等因子后可恢复细胞的增生能力。

4. 冠脉循环变化

冠状动脉循环的增龄性变化与冠心病鉴别有一定困难。老年冠状动脉循环特点如下。①冠状动脉流量减少：心肌的血液供应主要发生于舒张期。随增龄心脏舒张功能障碍，必然导致心肌供血不足。在一般情况下，这种供求不平衡并不明显，但在应激状态下，则可出现明显的冠状动脉灌注不足的现象。②冠状动脉血流灌注速度减慢：冠状动脉的血流量 60% ~ 80% 是舒张期流入的，由于心肌顺应性降低，射血时间延长，舒张期充盈延长，因此充盈速度减慢。当心率加快时，心脏舒张期缩短，会加重冠状动脉灌注不足。③心肌内冠状动脉血管床减少：在正常情况下，心肌内冠状动脉的毛细血管密度非常大，可达 2500 个 /mm^2，远远超过骨骼肌，所以冠状动脉的储备能力相当大。其能量主要依赖有氧代谢维持。由于冠脉循环的动脉和静脉的血氧差已经很大，应激时只能靠冠状动脉的扩张来提高冠状动脉流量。但老年人由于心肌纤维化、硬化及小冠状动脉硬化致使血管床减少，冠状动脉储备能力降低。因此，一旦机体突然增加活动量，在短期内心肌需氧显著增加，就会产生明显的缺血缺氧。

5. 外周血管阻力变化

有研究表明，20～40岁人群外周血管阻力为（13.13±6.12）kPa，而60～70岁为（15±1.12）kPa，提示老年人外周血管阻力明显高于非老年人。主要有两方面的原因：①器质性原因，随着年龄增长，小动脉粥样硬化的程度加重，管腔缩小甚至闭塞，导致血管压力高；②功能性原因，在衰老过程中，血管平滑肌β受体的反应性降低，而α受体的活性却无明显变化，导致血管收缩占优势，外周血管阻力升高。

6. 细胞外容量与血流量变化

多数老年人血浆肾素水平和血管紧张素Ⅱ水平低下，且对食物中的钠很敏感，导致细胞外容量增加。由于老年人动脉扩张度和容积降低，容积压力曲线左移，轻度的容量增加就可使血压尤其是收缩压明显升高。老年人由于心排血量下降（从30岁到80岁平均减少30%）和血管阻力增大，所以导致器官血流量减少，尤以肾脏血管阻力增大和肾血流量减少最为明显。老年人冠脉血流量减少，仅为青年人的65%，故易发生心肌缺血。

7. 颈动脉窦和主动脉弓压力感受性反射变化

老年人颈动脉窦和主动脉弓压力感受器敏感性下降，反射性调节血压能力降低，对于抗重力效应的正常代偿机制减弱，突然由仰卧位变为坐位或立位时，易发生直立性低血压。当合并高血压、心绞痛时，心血管功能更差，表明老年人机体环境平衡调节机制的敏感性降低。

（金　静　王文艳）

参考文献

［1］李若川，刘路路，芮海英，等. 细胞衰老与心脏重构的研究进展 [J]. 中华心血管病杂志，2021，49（10）：1048-1052.

［2］李稳，李刚. 老年心肌病与衰老 [J]. 中国临床保健杂志，2018，21（5）：589-592.

［3］赵靖华，尚美生，姚艳. 衰老与心律失常 [J]. 临床心电学杂志，2017，26（5）：371-374.

［4］Li C, Jiang S, Wang H, et al. Berberine exerts protective effects on cardiac senescence by regulating the Klotho/SIRT1 signaling pathway[J]. Biomedicine & Pharmacotherapy = Biomedecine & Pharmacotherapie, 2022 Jul; 151: 113097.

第二节　高血压

高血压已成为对全球病死率影响最大的危险因素，是全球疾病负担的第3大主要原因，损失6400万残疾调整寿命年（DALY）。随着全球的老龄化，增龄相关的血压升高正逐渐成为一个巨大的公共卫生问题。高血压除是公认的心血管病和脑卒中的危险因素外，也是引发慢性肾病、心房纤颤、充血性心力衰竭（CHF，包括舒张功能不全）和认知功能障碍的一个重要危险因素——相对危险度均在 2.0 ～ 4.0。对于 65 岁老人，如果收缩压降低 10mmHg、舒张压降低 5mmHg，可使心肌梗死、脑卒中、CHF 的发病率分别降低 25%、40% 和 50%，病死率总体下降 10% ～ 20%。尽管如此，目前高血压的控制率仍然非常低，尤其是老年女性患者。

一、病因

高血压的病因至今未明，目前认为是在一定的遗传易感性基础上由多种后天的环境因素导致的。

（一）遗传因素

高血压具有明显的家族聚集性。父母双方无高血压、一方有高血压或双方均有高血压，其子女发生高血压的概率分别为 3%、28% 和 46%。约 60% 的高血压患者有高血压家族史。高血压被认为是一种多基因遗传病，这些基因的突变、缺失、重排和表达水平的差异，即多个"微效基因"的联合缺陷可能是导致高血压的基础。那些已知或可能参与高血压发病过程的基因称为高血压的候选基因，据推测可能有 5 ～ 8 种。

（二）环境因素

环境因素包括年龄、饮食习惯、饮酒、超重和精神因素等。年龄是高血压的危险因素，随增龄高血压的患病率增加。钠盐摄入与血压升高有关。我国人群食盐摄入量高于西方国家。北方人群食盐摄入量每人每天 12 ～ 18g，南方为 7 ～ 8g。流行病学研究证实，膳食钠摄入量与血压水平呈显著相关性，北方人群血压水平高于南方。在控制了总热量后，膳食钠与收缩压及舒张压的相关系数分别达到 0.63 及 0.58。平均每人每天摄入食盐增加 2g，则收缩压和舒张压分别升高 2.0mmHg 及 1.2mmHg。膳食中饱和脂肪酸含量增加也有升压作用。饮酒量与血压水平呈线性关系，每天饮酒量超过 50g 乙醇者高血压发病率明显增加。男性持续饮酒者比不饮酒者 4 年内高血压发生危险增加 40%。体重对人群的血压水平和高血压患病率有显著影响，超重或肥胖是高血压重要的危险因素。中国人群血压水平和高血压患病率北方高于南方，与人群体质指数差异相平行。基线体质指数每增加 3，4 年内发生高血压的危险女性增加 57%，男性增加 50%。腹型肥胖即男性腰围 ≥ 90cm、女性 ≥ 85cm 高血压的危险为腰围低于此界限者的 3 倍。精神心理因素与血压升高有关系。长期处于高度紧张和心理压力增大时易患高血压，脑力劳动者高血压患病率比体力劳动者高。

二、发病机制

高血压的发病机制，即遗传因素和环境因素通过什么环节和途径升高血压，目前尚不十分清楚，可能与下述机制有关。对于某一个高血压个体来说，血压升高的机制不同，也可能多种机制参与了高血压的发生。

（一）交感神经系统活性增强

在高血压的形成和维持过程中，交感神经活性亢进起到了非常重要的作用。40% 的高血压患者循环血液中儿茶酚胺水平增加，肌肉交感神经活性增强，血管对去甲肾上腺素反应性增加，心率增快。长期的精神紧张、焦虑和应激状态使大脑皮层下中枢神经系统功能紊乱，交感神经系统活性增强，儿茶酚胺释放增加，引起小动脉收缩、心排血量增加，血压升高。

（二）肾素—血管紧张素—醛固酮系统激活

肾素由肾小球旁细胞分泌，可激活肝脏产生的血管紧张素原而生成血管紧张素Ⅰ，在肺血管内皮细胞，经血管紧张素转换酶的作用产生血管紧张素Ⅱ，后者具有强有力的直接收缩小动脉的作用，或者通过刺激肾上腺皮质球状带分泌醛固酮而增加血容量，或者通过促进肾上腺髓质和交感神经末梢释放儿茶酚胺，均可显著升高血压。此外，体内其他激素如糖皮质激素、生长激素、雌激素等升高血压的途径也主要是经过肾素—血管紧张素—醛固酮系统。

（三）肾脏潴留过多钠盐

肾脏是机体调节钠盐的主要器官，肾脏潴留钠盐过多，一方面使容量负荷增加引起血压升高；另一方面小动脉水钠潴留，使外周血管阻力增加。各种肾脏疾病或者无肾脏疾病，过多摄入钠盐，均可使体内钠盐潴留，引起血压升高。另外，根据盐负荷后是否引起血压升高，将高血压人群分为盐敏感性和盐不敏感性高血压。老年人随年龄增加，肾脏的排钠排水能力降低，也是老年高血压的机制之一。

（四）胰岛素抵抗

高血压患者中约50%的人存在胰岛素抵抗现象。胰岛素抵抗（IR）是指机体组织或靶细胞对胰岛素作用缺乏正常反应，其敏感性和（或）反应性降低的一种病理生理状态，其结果是胰岛素在促进葡萄糖摄取和利用方面的作用明显受损，一定量的胰岛素所产生的生物学效应低于预计水平，导致继发性高胰岛素血症。后者通过激活 Na^+-K^+ 交换和 Na^+-K^+ATP 酶活性，使细胞内钠增加，导致钠潴留；还可使机体对升高血压的血管活性物质反应性增强，血中儿茶酚胺水平升高；高胰岛素血症还可影响跨膜阳离子转运，使细胞内钙离子浓度增加，加强缩血管作用，并增加内皮素释放，减少舒血管活性物质前列腺素的合成，从而影响血管的舒张功能。

（五）内皮细胞功能障碍

内皮细胞具有调节血管舒张和收缩的功能。正常情况下，内皮细胞分泌一定量的舒血管和缩血管活性物质，维持血管的功能。当内皮细胞受损，舒血管的活性物质如 NO、前列环素等分泌减少，而缩血管活性物质如内皮素、血栓素 A_2 分泌增加时，导致血管收缩增强，血压升高。长时间血压升高，可进一步损伤血管内皮结构和功能，是高血压导致靶器官损害和各种临床并发症的重要原因。

三、病理改变

高血压的主要病理改变是动脉的改变和左心室肥厚。随病程的进展可引起心脏、脑、肾脏和外周血管的损害。

（一）心脏损害

高血压导致的心脏损害主要包括左心室肥厚和动脉粥样硬化。长时间血压升高，儿茶酚胺和血管紧张素Ⅱ刺激心肌细胞肥大和间质纤维化，使左心室体积和重量增加，从而导致左心室肥厚。左心室肥厚是影响预后的独立危险因素，病情进一步进展还可发生心力衰竭。血压升高可引起冠状动脉粥样硬化和微血管病变，冠状动脉粥样硬化斑块体积的增加或者破裂出血，可产生严重的心肌缺血，甚至心肌梗死。血压升高引起左心室压力和容量负荷增加，继之左心房负荷增加，是心房颤动等心律失常的病理基础。

（二）脑损害

脑小动脉尤其是颅底动脉是高血压动脉硬化的好发部位，可造成脑缺血和脑血管意外，颈动脉的粥样硬化也可造成同样的结果。高血压的脑血管病变部位，特别容易发生在大脑中动脉的豆纹动脉、基底动脉的旁正中动脉和小脑齿状核动脉，这些血管直接来自压力较高的大动脉，血管细长而且垂直穿透，容易形成微动脉瘤和闭塞性病变。近半数的高血压患者颅内小动脉有微小动脉瘤，是脑出血的重要原因。

（三）肾脏损害

长期高血压使肾小球内囊压力加大，肾小球纤维化、萎缩，加上肾动脉硬化，进一步导致肾实质缺血和肾单位不断减少，严重者导致肾衰竭。

（四）外周血管损害

小动脉病变是高血压的重要病理改变。早期表现为全身小动脉痉挛，长期反复的痉挛使小动脉内膜因压力负荷增加、缺血缺氧出现玻璃样变，中层平滑肌细胞增生、肥大，使血管壁发生重构，后期发生管壁纤维化、管腔狭窄。随年龄增加，大动脉也逐渐硬化，其顺应性降低是老年单纯性收缩期高血压的重要病理基础。高血压后期，主动脉可发生中层囊样坏死和夹层分离，后者好发部位在主动脉弓和降主动脉交界处，也可发生在升主动脉处。

四、临床表现

（一）单纯收缩期高血压患病率高和脉压大

流行病学研究显示，收缩压、舒张压以及脉压随年龄变化的趋势，显现出收缩压随年龄的增长逐渐升高，而舒张压在 50～60 岁之后开始下降，脉压则逐渐增大。1991 年我国第 3 次高血压抽样调查发现，60 岁以上的人群，按 WHO 诊断标准，高血压患病率高达 40.4%，老年单纯性收缩期高血压患病率高达 21.50%，占老年高血压总人数的 53.2%。流行病学研究显示，收缩压（SBP）升高是心血管病死亡的主要危险因素之一，这说明单纯收缩压升高对老年人的健康和生命是非常有害的。在老年患者当中，50% 以上的患者有单纯收缩期高血压，这是由主动脉弹性减退和很隐蔽的血管收缩所引起的，是老年人动脉硬化的表现。所以，单纯收缩期高血压已成为老年高血压的最重要特征。在 SBP 升高和脉压增宽的患者中，舒张压（DBP）越低，危险性则越大。通过对比研究发现，中青年单纯收缩期高血压主要是左心室收缩力增强，用 β 受体阻滞剂治疗比较有效，危险性较小，预后也较好。而老年患者主要是主动脉顺应性减退，扩血管剂治疗较为有效，但危险性大，预后较差。由于动脉血管口径决定了器官的血流量，所以之前只重视了 DBP 的危险性。近年来研究显示，老年心脑血管并发症与 SBP 密切相关，而且靶器官受损程度与 SBP 水平呈正相关，通过积极的治疗可使并发症和病死率明显降低，因此老年单纯收缩期高血压得到了社会各界人士的关注。

（二）血压波动大

老年人的压力感受器敏感性减弱，反应变慢，这直接影响心率和血压的变异性，因此，使心率的变异性变低，血压的变异性增大。故老年患者无论是 SBP、DBP、脉压都比中青年患者波动大，尤其是 SBP，而心率波动则比中青年患者小。老年高血压患者在 24 小时之内常见血压不稳定、波动大，这要求医师不能以 1 次血压测量结果来判定血压是否正常，每天至少常规测量 2 次血压。如果发现患者有不适感，应随时监测血压。

1. 体位影响

长期的高血压损害了压力感受器调节血压功能，可能与血管收缩因子活性下降或分泌量不足有关，也可能是血管收缩因子功能失调所致。任何导致失水过多的急性病、口服液体不足，以及长期卧床的患者，降低了心血管顺应性，以及某些降压药的应用，使1/3的老年患者发生直立性低血压，重者立卧可相差10.07/4.0kPa（80/30mmHg）以上，其恢复时间也较长。糖尿病伴高血压患者如果立位SBP 3～4分钟比卧位降低2.7kPa（20mmHg）以上，5年生存率明显降低。有直立性低血压患者不能耐受某些降压药物治疗，容易出现不良反应。

直立性低血压：测量患者平卧10分钟血压和站立3分钟后血压，站立后血压值低于平卧位，收缩压相差＞20mmHg（1mmHg=0.133kPa）和（或）舒张压相差＞10mmHg，诊断为直立性低血压。直立性低血压的主要表现为视物模糊、头晕目眩、软弱无力、站立不稳等，严重时会发生大小便失禁、出汗，甚至昏厥等症状。药物引起的直立性低血压较常见，应高度重视。常见药物包括抗高血压药物、镇静药物、抗肾上腺素药物和血管扩张药物。

2. 昼夜影响

老年患者血压的昼夜节律未发生特殊变化，但一日内SBP波动达5.33kPa（40mmHg），DBP波动2.7kPa（20mmHg），少数一日内波动达12/5.3kPa（90/40mmHg），易误诊为嗜铬细胞瘤。

3. 季节影响

中青年人以DBP变化明显，春季高于冬夏季。老年人由于自主神经功能紊乱，约有1/3的老年患者血压呈季节性变化，以SBP变化明显，尤其是70岁以上的老年人，一般冬季高、夏季低，一年内SBP可波动2.7～17.3kPa（20～130mmHg），因而应加强冬季血压的监测与控制。

（三）晨峰高血压现象

老年人血压在深夜处于低谷水平，然后逐渐上升，在凌晨清醒后的一段时间内迅速达到较高水平，这一现象称为老年晨峰高血压。晨峰高血压现象在老年高血压患者中比较常见。晨峰高血压幅度计算方法不同，常用的方法：6：00～10：00血压最高值和夜间血压均值之差，若收缩压晨峰值＞55mmHg，即为异常升高，有的患者可达70～80mmHg。

（四）症状少，并发症多

老年人反应迟钝，对持续高血压有较长时间的适应，在靶器官明显损害前，半数老年患者无症状，往往在健康查体或因其他疾病就诊才发现。因此，定期对老年人群进行健康查体，能够提高早期确诊率。

老年患者高血压并发症发生率为40%，明显高于中青年患者（20.4%），这是因为脏器老化，长期高血压加速动脉硬化发展，无症状时未及时治疗，使老年患者容易发生心、脑、肾等靶器官损害。并发症的发生与血压密切相关，与血压正常组相比，老年高血压心力衰竭发生率高2倍，冠心病高3倍，心血管意外高8倍。血压越高，病程越长，年龄越大，并发症也越重。并发症大致分为两类：①与高血压本身有关，如心力衰竭、脑出血、高血压脑病、肾细小动脉硬化、肾衰竭及主动脉夹层分离；②与加速动脉粥样硬化有关，如冠心病、一过性脑缺血性发作、脑血栓形成、肾血管病及动脉阻塞性病变。西方国家以冠心病多见，我国则以脑卒中多见。

（五）致残、致死率高

老年高血压致死率为 13%，而一般成年高血压为 6.9%。从死因来看，西方国家以心力衰竭占首位，我国以脑卒中为最多，在幸存的脑卒中，75% 以上患者有不同程度的残疾，其中大部分是老年人。

五、实验室检查和特殊检查

（一）血压的测量

血压测量是诊断高血压及评估其严重程度的主要手段，目前主要用以下 3 种方法。

1. 诊所血压

诊所血压需要由医护人员在标准条件下按照统一的规范进行测量，是目前评估血压水平和临床诊断高血压并进行分级的标准方法和主要依据。具体要求如下：选择符合计量标准的水银柱血压计或经过国际标准（BHS 和 AAMI）检验合格的电子血压计进行测量。选择大小合适的袖带，袖带气囊最低应包裹 80% 的上臂。被测量者至少安静休息 5 分钟，取坐位，最好坐靠背椅，裸露右上臂，上臂与心脏处于同一水平。如果怀疑外周血管病，初次就诊时就要测量左、右上臂血压。老年人、糖尿病患者及出现直立性低血压患者，应加测站立位血压。将袖带紧贴缚在被测者的上臂，袖带的下缘应在肘弯上 2.5cm。将听诊器探头置于肱动脉搏动处。测量时快速充气，使气囊内压力达到桡动脉搏动消失后再升高 30mmHg，然后以恒定的速率（2 ～ 6mmHg/s）缓缓放气。在放气过程中医护人员应仔细听取柯氏音，观察柯氏音第 I 时相（第一音）和第 V 时相（消失音）水银柱凸面的垂直高度。收缩压读数取柯氏音第 I 时相，舒张压读数取柯氏音第 V 时相。严重贫血、主动脉瓣关闭不全、甲状腺功能亢进，以及柯氏音不消失者，以柯氏音第 IV 时相（变音）定为舒张压。应相隔 1 ～ 2 分钟重复测量，取 2 次读数的平均值记录。如果收缩压或舒张压的 2 次读数相差 5mmHg 以上，应再次测量，取 3 次读数的平均值记录。

2. 家庭血压

家庭血压对评估血压水平及严重程度，评价降压效应，改善治疗依从性，增强治疗的主动参与，具有独特之处。其另一优点是无白大衣效应，可重复性较好。虽然患者家庭自测血压在评价血压水平和指导降压治疗上已经成为诊所血压的重要补充，但是对于精神焦虑患者或根据血压读数常自行改变治疗方案的患者，不建议自测血压。我们建议使用符合国际标准（BHS 和 AAMI）的上臂式全自动或半自动电子血压计。家庭自测血压低于诊所血压，家庭自测血压为 135/85mmHg，相当于诊所血压 140/90mmHg。

3. 动态血压

动态血压监测在临床上可用于诊断白大衣性高血压、顽固难治性高血压、隐蔽性高血压、发作性高血压或低血压，评估血压升高的严重程度短时变异和昼夜节律，评估心血管调节机制、预后意义、新药或治疗方案疗效考核等，不能取代诊所血压测量。动态血压测量建议使用符合国际标准（BHS 和 AAMI）的监测仪。动态血压的正常值推荐使用以下参考标准：白昼平均值 < 135/85mmHg，夜间平均值 < 125/75mmHg，24 小时平均值 < 130/80mmHg。一般情况下，夜间血压均值比白昼血压值低 10% ～ 15%。动态血

压测量时间间隔一般设定为每 30 分钟一次。可根据需要而设定所需的时间间隔。

（二）血液生化检查

对血糖、总胆固醇、低密度脂蛋白胆固醇（LDL-C）、高密度脂蛋白胆固醇（HDL-C）、三酰甘油、尿酸、肌酐、血钾等进行常规检查，必要时可进行一些特殊检查，如血液中肾素、血管紧张素、醛固酮和儿茶酚胺等。

（三）尿液分析

检测尿比重、pH、尿蛋白、尿微量蛋白和肌酐含量，计算清蛋白/肌酐比值。

（四）心电图检查

可诊断高血压患者是否合并左心室肥厚、左心房负荷过重和心律失常。

（五）超声心动图检查

诊断左心室肥厚比心电图更敏感，并可计算左心室重量指数。还可评价高血压患者的心脏功能，包括收缩功能和舒张功能。

（六）颈动脉超声检查

颈动脉病变与主动脉、冠状动脉等全身重要血管病变有着很好的相关性。颈动脉为动脉硬化的好发部位，其硬化病变的出现往往早于冠状动脉及主动脉，而颈部动脉位置表浅，便于超声检查，是评价动脉粥样硬化的窗口，对于高血压患者早期靶器官损伤的检出具有重要的临床意义。

（七）脉搏波传导速度（PWV）和踝臂指数（ABI）检查

动脉硬化早期仅仅表现为动脉弹性降低、顺应性降低、僵硬度增加，先于疾病临床症状的出现。PWV 增快，说明动脉僵硬度增加，是心血管事件的独立预测因子。PWV 可以很好地反映大动脉的弹性，PWV 越快，动脉的弹性越差，僵硬度越高。ABI 与大动脉弹性、动脉粥样硬化狭窄的程度有良好相关性，ABI < 0.9 提示下肢动脉有狭窄可能。

（八）眼底检查

可发现眼底的血管病变和视网膜病变，前者包括动脉变细、扭曲、反光增强、交叉压迫和动静脉比例降低，后者包括出血、渗出和视神经盘水肿等。高血压患者的眼底改变与病情的严重程度和预后相关。

六、诊断和鉴别诊断

高血压患者的诊断应进行 3 个方面的评估：①确定血压水平及其他心血管病危险因素；②判断高血压的原因（明确有无继发性高血压）；③寻找靶器官损害，以及相关临床情况。

（一）诊断标准和分类

根据 2018 年版《中国高血压防治指南（修订版）》规定，18 岁以上成年人高血压的定义为：在未服用高血压药物的情况下，收缩压 > 140mmHg 和（或）舒张压 > 90mmHg。曾经有高血压病史，目前正在服用抗高血压药物，即使血压已低于140/90mmHg，仍应诊断为高血压。按照血压水平将高血压分为 1 级、2 级、3 级。收缩压 > 140mmHg 和舒张压 < 90mmHg 单列为单纯收缩期高血压（表 4-1）。若患者的收缩压与舒张压分属不同的级别时，则以较高的分级为准。单纯收缩期高血压也可按照收缩压水平分为 1 级、2 级、3 级。

表 4-1　血压水平的定义和分类（mmHg）

分类	收缩压（mmHg）		舒张压（mmHg）
正常血压	＜ 120	和	＜ 80
正常高值血压	120 ～ 139	和（或）	80 ～ 89
高血压	≥ 140	和（或）	≥ 90
1 级高血压（轻度）	140 ～ 159	和（或）	90 ～ 99
2 级高血压（中度）	160 ～ 179	和（或）	100 ～ 109
3 级高血压（重度）	≥ 180	和（或）	≥ 110
单纯收缩期高血压	≥ 140	和	＜ 90

收缩压、舒张压，以及脉压都可作为心血管疾病的预测因子，且舒张压曾经被认为是比收缩压更重要的脑血管病和冠心病的预测因子。20 世纪 90 年代以后，许多研究显示收缩压和舒张压均与脑卒中及冠心病的危险独立相关，且这种关系是连续性逐级递增的。收缩压也是重要的脑血管病和冠心病危险的预测因子，有资料表明老年收缩压升高的危害更大。老年人收缩压随年龄的增长而升高，而舒张压在 60 岁以后则缓慢降低。有研究提示收缩压与脑卒中和冠心病发病均呈正相关。有些研究资料也提示老年人脉压增大是一个比收缩压和舒张压更重要的心血管事件的预测因子，老年人基线脉压与总死亡率、心血管性死亡、脑卒中和冠心病发病均呈显著正相关。曾经有随机试验也证明降压治疗对单纯收缩期高血压患者是有益的。

（二）危险分层

高血压患者何时发生脑卒中、心肌梗死等严重的心脑血管事件难以预测，但发生心脑血管事件的风险水平不仅可以评估，而且也应该评估。虽然高血压及血压水平是影响心脑血管事件发生和预后的独立危险因素，但是并非唯一决定因素。大多数高血压患者还有血压升高以外的其他心血管危险因素、靶器官损害和相关的临床疾病。对高血压患者诊断和治疗时，应评估心血管风险，并进行危险分层，这样有利于确定启动降压治疗的时机，有利于采用优化的降压治疗方案，有利于确定合适的血压控制目标，有利于实施危险因素的综合管理。通常将高血压患者按心血管风险水平分为低危、中危、高危和很高危（表 4-2）。

表 4-2　高血压患者心血管风险水平分层

其他危险因素和病史	1 级高血压	2 级高血压	3 级高血压
无	低危	中危	很高危
1 ～ 2 个其他危险因素	中危	中危	很高危
≥ 3 个其他危险因素或靶器官损伤	高危	高危	很高危
临床并发症或合并糖尿病	很高危	很高危	很高危

（三）鉴别诊断

高血压患者中 5% ～ 10% 可查出高血压的具体原因，属于继发性高血压。筛查出这部分患者可以减少患者长期服药的负担，并可通过外科手术或介入治疗去除血压升高的病因。通过临床病史采集、体格检查，以及常规实验室检查可对继发性高血压进行筛查。以下线索提示有继发性高血压可能：①年轻时发病；②严重或顽固性高血压；③突然出现靶器官功能损害的临床表现；④原来控制良好的高血压突然恶化。

原发性高血压应与以下疾病进行鉴别。

1. 肾实质性高血压

肾实质性高血压是最常见的继发性高血压，以慢性肾小球肾炎最为常见，应对所有高血压患者初诊时进行尿常规检查以筛查除外肾实质性高血压。体检时双侧上腹部如果能触及块状物，应怀疑为多囊肾，然后做腹部超声检查，有助于明确诊断。测量红细胞、白细胞、血肌酐浓度，以及尿蛋白等，有助于了解肾小球以及肾小管的功能。

2. 肾血管性高血压

肾血管性高血压居继发性高血压的第 2 位。国外肾动脉狭窄患者中 75% 是由动脉粥样硬化所致（尤其是在老年人）。我国大动脉炎是年轻人肾动脉狭窄的重要原因之一，在我国纤维肌性发育不良较少见。肾动脉狭窄体征是脐上闻及向单侧传导的血管杂音，但是不常见。实验室检查有可能发现高肾素、低血钾。另外，肾功能进行性减退和肾脏体积缩小是晚期患者的主要表现。增强螺旋 CT、磁共振血管造影、数字减影、超声肾动脉检查等影像学技术有助于诊断。肾动脉彩色多普勒超声检查，是特异性和敏感性很高的无创筛查手段。肾动脉造影可确诊。

3. 原发性醛固酮增多症

原发性醛固酮增多症是由于肾上腺分泌过多的醛固酮，而导致水钠潴留、高血压、低血钾和血浆肾素活性受抑制的临床综合征。常见原因是肾上腺腺瘤、单侧或双侧肾上腺增生。过去将低血钾作为诊断的必备条件，认为原发性醛固酮增多症在高血压患者中的患病率＜1%，但近年的报道提示，在难治性高血压患者中原发性醛固酮增多症占 20%，仅部分患者有低血钾。测量血钾水平作为筛查方法，停止使用影响肾素的药物（如 β 受体阻滞剂、ACEI 等）后，血浆肾素活性明显降低，且血浆醛固酮水平明显增高提示患有此病。血浆醛固酮（ng/dL）与血浆肾素活性［ng/（mL·h）］比值大于 50，提示患有原发性醛固酮增多症。CT/MRI 检查有助于确定是腺瘤还是增生。

4. 嗜铬细胞瘤

嗜铬细胞瘤是一种比较少见的继发性高血压。嗜铬细胞瘤 90% 位于肾上腺髓质，交感神经节和体内其他部位的嗜铬组织也可发生嗜铬细胞瘤。肿瘤释放出大量儿茶酚胺，引起血压升高和代谢紊乱。尿与血儿茶酚胺检测可明确是否存在儿茶酚胺分泌亢进。超声或 CT 检查可做出定位诊断。

5. 库欣综合征

库欣综合征即皮质醇增多症，其 80% 伴有高血压。当患者出现高血压伴向心性肥胖、水牛背、满月脸、紫纹等时，应高度怀疑此综合征。血和尿皮质醇测定有助于诊断。

6. 睡眠呼吸暂停综合征

睡眠呼吸暂停综合征是指由于睡眠期间咽部肌肉塌陷堵塞气道，反复出现呼吸暂停或口鼻气流量明显降低，临床上主要表现为睡眠打鼾，频繁发生呼吸暂停的现象，可分为阻塞性、中枢性和混合性三种类型，以阻塞性最为常见，是顽固性高血压的重要原因之一。多导睡眠监测是诊断睡眠呼吸暂停综合征的"金标准"。减轻体重和生活方式干预，以及持续正压通气是可选择的治疗方法。

7. 药物诱发的高血压

升高血压的药物有：甘草、口服避孕药、类固醇、非甾体类抗炎药、可卡因、安非他明、促红细胞生成素和环孢素等。

七、治疗

（一）治疗目标

治疗老年高血压的主要目标是保护靶器官，最大限度地降低心血管事件和死亡风险。基于现有临床证据，以及我国高血压指南的建议，我国 2011 年老年高血压共识推荐将收缩压＜ 150/90mmHg 作为老年高血压患者的血压控制目标值，若患者能够耐受，可将血压进一步降低至 140/90mmHg 以下。收缩压水平介于 140 ～ 149mmHg 的老年患者，首先推荐积极改善生活方式（如减少食盐摄入），可考虑使用降压药物治疗，但在治疗过程中需要密切监测血压变化，以及有无心脑肾灌注不足的临床表现。若患者血压≥ 150/90mmHg，应在指导患者改善生活方式的基础上使用降压药物治疗。老年患者降压强调收缩压达标，不要过分强调舒张压变化的意义，避免过快、过度降压。

需要指出的是，2014 美国成人高血压管理指南（JNC8）首次将≥ 60 岁一般人群的血压控制目标设定为低于 150/90mmHg，而长期以来这类患者都以收缩压低于 140mmHg 为控制目标，这是一个重大变化，提示国际上对老年高血压降压的目标值放宽。但有趣的是，2017 年 11 月 13 日，由 ACC、AHA 等多个学术机构制订的《2017 成人高血压预防、检测、评估和管理指南》又将高血压定义为 130/80mmHg，此定义是否适用于我国的国情尚待评价。

（二）治疗原则

老年人降压治疗应当遵循个体化原则，平稳、缓慢，药物的起始剂量要小，逐渐增加剂量，需考虑到老年人易出现的不良反应，特别是直立性低血压，故需监测不同体位血压，尤其是立位血压，同时需观察有无其他不良反应。全面评估其总危险程度，判断患者属低危、中危、高危或极高危。

1. 先基础治疗，后药物治疗

基础治疗包括改善生活方式，消除不利于心理和身体健康的行为与习惯，减少高血压，以及其他心血管病的发病危险。最有效的措施是超重者控制体重和限制钠盐摄入。体重每减轻一磅，血压就会降低 0.133/0.199kPa（1/1.5mmHg）。限钠（6g/d），对钠敏感性高血压有效，至少是利尿剂疗效的 1/2。如果将膳食脂肪控制在总热量的 25% 以下，不饱和脂肪酸 / 饱和脂肪酸（P/S）比值维持在 1，连续 40 天可使女性 SBP 和 DBP 下降 5%，男性下降 12%。另外，还应增加体力活动，多吃新鲜蔬菜和水果，戒烟限酒，减轻精神压力，保持心理平衡等。

2. 药物个体化低剂量、渐增量原则

老年人由于肝肾功能减退，自身调节功能低下，对药物敏感性改变，在使用降压药时，应从最小的有效剂量开始，以获得可能有的疗效而使不良反应减到最小，如有效可逐步增加剂量以获得最佳疗效。

3.尽可能使用长效降压药物

为了有效地防止靶器官损害，要求24小时维持血压稳定。防止从夜间较低血压到清晨血压突然增高而导致猝死、脑卒中和心脏病发作。最好使用一天一次的长效降压药物，使降压谷峰比值 > 50%，同时也增加老年患者的依从性。

4.联合用药原则

老年人的联合用药应强调低剂量联合，既可增加疗效又可减少不良反应。联合治疗具有安全有效抗高血压、更好保护靶器官、提高依从性的优点。联合治疗的另一个优点是可以提高费用效益比。目前，常用的有效联合用药组合是：利尿剂 + β 受体阻滞剂；利尿剂 + ACEI；钙拮抗剂 + ACEI；钙拮抗剂 + β 受体阻滞剂。

5.老年人不宜用的降压药

老年人容易发生直立性低血压，所以要尽量避免使用可引起直立性低血压的药物，如哌唑嗪、胍乙啶和拉贝洛尔等药物。最好不要在夜间服用抗高血压药物，以免夜间心动过缓和血压过低，导致脑血栓形成。最好不使用中枢性抗高血压药，如利血平（利舍平）、甲基多巴和可乐定等，以免发生老年抑郁症。

（三）非药物治疗

非药物疗法是降压治疗的基石，包括纠正不良生活方式、矫治不利于身心健康的行为和习惯，以降低血压、控制其他心血管危险因素与并存的临床疾病。具体内容如下。

1.戒烟，避免吸二手烟

吸烟及吸二手烟所致的升压效应使得高血压并发症，如脑卒中、心肌梗死和猝死的危险性显著增加，并降低或者抵消降压带来的疗效，加重脂质代谢紊乱，降低胰岛素敏感性，减弱内皮细胞依赖性扩张和增加左心室肥厚效应等。

2.戒酒或者限制饮酒

老年人应限制乙醇摄入，不鼓励老年人饮酒。建议饮酒者男性每日摄入乙醇量 < 25g，女性每日摄入乙醇量 < 15g。小至中等量饮酒不影响，甚至降低血压，每日摄入乙醇量 > 30g 者，随饮酒量增加血压升高，降压药物疗效降低。

3.减少钠盐的摄入

建议每日摄盐量应 < 6g，高血压患者的摄盐量应更低，最好 < 5g/d。同时应警惕过度严格限盐导致低钠对老年人的不利影响。

4.调整膳食结构，控制总热量摄入并减少膳食脂肪及饱和脂肪酸摄入

鼓励老年人摄入多种新鲜蔬菜、水果、鱼类、豆制品、粗粮、脱脂奶等富含钾、钙、膳食纤维、多不饱和脂肪酸的食物。饮食中脂肪含量应控制在总热量的25%以下，饱和脂肪酸的量应 < 7%。

5.规律适度地运动，控制体重

老年高血压患者可根据个人爱好和身体状况选择适合并自己容易坚持的运动方式，如快步行走，一般每周 3 ～ 5 次，每次 30 ～ 60 分钟。建议将体重指数（BMI）控制在 25kg/m² 以下。过快、过度减轻体重可导致体力不佳，影响生活质量，甚至导致抵抗力降低而易患其他系统疾病。

6.其他

减轻精神压力，避免情绪波动，保持精神愉快、心理平衡和生活规律。

（四）药物治疗

降压药物使用的原则：①采用较小的有效剂量以获得可能有的疗效而使不良反应最小，如有效而不满意，可逐步增加剂量以获得最佳疗效；②为了有效地防止靶器官损害，最好使用一天一次给药的长效降压药，即降压谷峰比值＞50％；③单药治疗疗效不满意者，可采用两种或两种以上药物联合治疗，以使降压效果增大而不增加不良反应；事实上，2级以上高血压为达到目标血压常需降压药联合治疗；④根据每个患者的具体情况，个体化选择降压药。

1. 利尿剂

利尿剂是临床上应用最早的降压药。2011年美国老年高血压治疗专家共识推荐利尿剂作为老年降压治疗的一线药物及作为联合用药的首选药物。利尿剂应作为老年人高血压联合用药时的基本药物，可用于治疗老年单纯收缩期高血压，尤其适用于合并心力衰竭、水肿的老年高血压患者。噻嗪类利尿剂可明显减少老年患者心脑血管事件及肾脏损害的发生率，推荐小剂量噻嗪类利尿剂作为老年高血压患者的初始降压药物，但使用期间需监测电解质情况。由于该药对血糖、血脂及血尿酸的影响较大，对合并糖尿病、高脂血症及高尿酸血症的患者不推荐使用。

2. β受体阻滞剂

有选择性（β_1）阻滞、非选择性（β_1和β_2）阻滞及兼有α受体阻滞3类。β受体阻滞剂的降压作用可能是多方面的，不是单一的降压机制，其可能的机制有：①减少心排血量，机体产生适应性反应，外周血管阻力降低，血压下降；②阻滞中枢β受体，减少交感神经纤维的神经传导；③阻滞突触前膜β_2的兴奋受体，减少去甲肾上腺素的释放；④抑制肾素释放等。高选择性β_1受体阻滞剂既可降低血压，又可保护靶器官，减少心血管事件。β受体阻滞剂尤其适用于伴快速心律失常、冠心病、慢性心力衰竭、交感神经活性增高，以及高动力状态的高血压患者。常用的β受体阻滞剂有美托洛尔、阿替洛尔、比索洛尔卡维地洛等。各种β受体阻滞剂的药理学和药代动力学特点差别较大，应根据患者的具体情况，个体化选择用药。主要不良反应有心动过缓、疲乏、四肢发冷等。急性心功能不全、支气管哮喘、病态窦房结综合征、严重的房室传导阻滞和外周血管病的患者禁用。

3. 钙拮抗剂（CCB）

钙拮抗剂是最常用的降压药物之一，根据药物的分子结构和作用机制分为二氢吡啶类和非二氢吡啶类钙拮抗剂，前者有硝苯地平、尼群地平、非洛地平和氨氯地平等，后者有维拉帕米和地尔硫䓬。根据药物的作用时间分为短效和长效。降压作用主要是通过阻滞细胞外的钙离子经电压依赖的L型钙通道进入血管平滑肌细胞内，减弱兴奋收缩耦联，降低阻力血管的收缩反应性，致使外周血管阻力降低，血压下降。此类药物可以与其他四类降压药联合应用。钙拮抗剂降压疗效和降压幅度相对较强，除心功能不全外，较少有禁忌证，对血脂、血糖代谢无明显影响，长期控制血压和服药的依从性较好。相对于其他种类的降压药，钙拮抗剂更适合于老年人高血压，单纯收缩期高血压，伴稳定型心绞痛、冠状动脉或颈动脉粥样硬化及周围血管病患者。主要不良反应有反射性交感活性增强，引起心率快、颜面潮红、头痛、下肢水肿等。

4.血管紧张素转换酶抑制剂（ACEI）

此类药物除降压作用外，还具有良好的靶器官保护和减少心血管终点事件的作用。根据化学结构 ACEI 分为巯基、羧基和磷酸基 3 类，常用的有卡托普利、依那普利、贝那普利、福辛普利、培哚普利、雷米普利等，降压作用的机制是通过抑制血浆和组织的ACE，使血管紧张素Ⅱ生成减少，同时抑制激肽酶，使缓激肽降解减少，从而使血管舒张，血压下降。ACEI 类还具有改善胰岛素抵抗和降低尿蛋白的作用，特别适用于伴慢性心力衰竭、心肌梗死后伴心功能不全、预防心房颤动、糖尿病肾病、非糖尿病肾病、代谢综合征、蛋白尿或微量清蛋白尿患者。主要的不良反应是刺激性干咳，多见于用药初期，症状较轻者可坚持继续用药，不能耐受者可改用血管紧张素受体拮抗剂。其他不良反应有低血压、皮疹，偶见血管性水肿，长期应用可导致高钾血症。妊娠妇女和双肾动脉狭窄患者禁用，血肌酐大于 3mg/L 时慎用。

5.血管紧张素受体拮抗剂（ARB）

此类药物在受体水平阻断肾素—血管紧张素—醛固酮系统（RAS），与 ACEI 相比有更高的受体选择性。其降压作用机制是阻断 AT_1 受体后，血管紧张素Ⅱ收缩血管和刺激肾上腺释放醛固酮的作用受到抑制，有与 ACEI 相似的降压作用。常用的 ARB 有：氯沙坦、缬沙坦、厄贝沙坦、替米沙坦、坎地沙坦和奥美沙坦等。ARB 类药物可降低有心血管病史如冠心病、脑卒中、外周动脉疾病患者的心血管并发症，减少高血压患者的心血管事件，降低糖尿病或肾病患者的蛋白尿及微量清蛋白尿。尤其适用于伴左心室肥厚、心力衰竭、预防心房颤动、糖尿病肾病、冠心病、代谢综合征、微量清蛋白尿或蛋白尿患者，以及不能耐受 ACEI 的患者。不良反应较少，不引起刺激性干咳，偶有腹泻，长期应用可使血钾升高。禁忌证同 ACEI 类药物。

6.其他降压药

除上述主要 5 大类降压药外，还有 α 受体阻滞剂，如哌唑嗪、特拉唑嗪；交感神经抑制剂，如利血平、可乐定；直接血管扩张剂，如肼屈嗪；ATP 敏感性钾通道开放剂，如二氮嗪、吡那地尔等。

（五）降压药物的联合应用

联合应用降压药是近年来大力倡导的治疗方案，是指应用不同作用机制的降压药物，以合适的剂量进行合理的组合，以满足不同类型高血压患者的需求，可更有效地控制血压，实现降压达标。如果组方恰当，还可以更加全面地保护血管和靶器官，从而更有效地预防心脑血管并发症的发生。高血压不是一种均匀同质性疾病，其发病不能用单一病因和机制来解释，在不同的国家、地区和人群中发病机制不尽一致。高血压是一种病程较长、进展较慢的疾病，在病程的形成、发展和终末阶段其升压机制都有较大的不同。因此，治疗高血压应以多种病理生理发生机制为基础，联合使用多种降压药物，从不同角度阻断高血压的发生机制。很多临床研究表明，单种药物治疗高血压，仅有40%～50% 的高血压患者达标，而两种药物联合应用可使 70%～80% 的高血压患者达标。2 级及 2 级以上的高血压、血压比目标值高 20/10mmHg（即 160/100mmHg）或者有明显靶器官损伤的高血压患者，开始就应当联合治疗。

联合两种药物治疗的原则如下。①小剂量开始：两种药物均应从小剂量开始，如血压不能达标，可将其中一种药物增至足量，如仍不能达标，可将两种药物均增至足量或加用小剂量第三种降压药，必要时可联合使用四种或四种以上的降压药。②避免使用降压机制相近的药物：如 β 受体阻滞剂与 ACEI 或 ARB 联合应用。③选用增加降压疗效、减少不良反应的降压方案：如 β 受体阻滞剂与 CCB 联合、ACEI 或 ARB 与利尿剂联合等。④固定复方制剂的应用：虽不能调整单个药物的剂量，但服用方便，可以提高患者的依从性。

八、老年高血压患者合并心脑血管疾病危险因素时的综合管理

原发性高血压不仅是血流动力学异常疾病，更是代谢紊乱疾病，超过 80% 的高血压患者合并 1 种以上心脑血管危险因素，包括肥胖、糖尿病、血脂异常，以及胰岛素抵抗（IR）等，老年高血压患者更是如此，这些危险因素并存极大地增加了心血管危险的发生率。因此，在积极降压治疗的同时还应加强对危险因素的综合管理。老年高血压患者的血脂、血糖管理，以及抗血小板治疗原则与一般成年人群相似，其具体治疗方法参见我国现行的相关指南。由于老年患者存在特殊性，在临床实践中应予以关注。

（1）血脂异常的老年人可从他汀类药物的治疗中获益。通常常规剂量他汀类药物治疗可使多数患者总胆固醇和低密度脂蛋白胆固醇达标，一般无须服用大剂量他汀类药物。此外，老年人常服用多种药物，在应用他汀类药物过程中需注意药物之间的相互作用并监测不良反应。

（2）与一般成年患者相比，低血糖对老年人危害更大，因此应尽量避免使用容易发生低血糖的降糖药物，在应用降糖药物过程中应加强血糖监测。一般糖尿病患者糖化血红蛋白的目标值为 < 7.0%，但对于老年患者（特别是一般健康状况较差或并存严重心血管疾病者）血糖控制目标宜适当宽松。

（3）应用阿司匹林或其他抗血栓药物可显著降低老年人血栓事件的风险，但老年高血压患者需要认真评估抗栓治疗出血的风险，用药过程中注意监测药物的不良反应。

九、保健与预防措施

（一）改善生活行为

减轻体重；限制钠盐摄入；补充钙和钾盐；减少食物中饱和脂肪酸的含量和脂肪总量；戒烟、限制饮酒；适当运动；减少精神压力，保持心理平衡。

（二）药物治疗

遵医嘱应用降压药物治疗。测量血压的变化以判断疗效，观察药物不良反应。如钙通道阻滞剂硝苯地平有头痛、面色潮红、下肢水肿等不良反应，地尔硫䓬可致负性肌力作用和心动过缓。

（三）减少引起或加重头痛的因素

为患者提供安静、温暖、舒适的环境，尽量减少探视。护理人员操作应相对集中，动作轻巧，防止过多干扰患者。头痛时嘱患者卧床休息，抬高床头，改变体位的动作要缓慢。避免劳累、情绪激动、精神紧张、环境嘈杂等不良因素。向患者解释头痛主要与高血压有关，血压恢复正常且平稳后头痛症状可减轻或消失。指导患者使用放松技术，如心理训练、音乐疗法、缓慢呼吸等。

（四）避免受伤

定时测量患者血压并做好记录。患者有头晕、眼花、耳鸣、视物模糊等症状时，应嘱患者卧床休息，上厕所或外出时有人陪伴，若头晕严重，应协助在床上大小便。伴恶

心、呕吐的患者，应将痰盂放在患者伸手可及处，呼叫器也应放在患者手边，防止取物时跌倒。避免迅速改变体位、活动场所光线暗、病室内有障碍物、地面滑、厕所无扶手等危险因素，必要时病床加用床挡。

（五）直立性低血压的预防和处理

（1）首先要告诉患者直立性低血压表现为疲乏、头晕、心悸、出汗、恶心、呕吐等，在联合用药、服首剂药物或加量时应特别注意。

（2）指导患者预防直立性低血压的方法：避免长时间站立，尤其是在服药后最初几个小时，因长时间站立会使腿部血管扩张，血液淤积于下肢，脑部血流量减少；改变姿势，特别是从卧位、坐位起立时动作宜缓慢；服药时间可选在平静休息时，服药后继续休息一段时间再下床活动，如在睡前服药，夜间起床排尿时应注意；避免用过热的水洗澡或蒸汽浴，更不宜大量饮酒。

（3）应指导患者在直立性低血压发生时采取下肢抬高位平卧，以促进下肢血液回流。

（六）预防急症高血压

1. 避免诱因

向患者阐明不良情绪可诱发高血压急症，根据患者的性格特点，提出改变不良性格的方法，避免情绪激动，保持心绪平和、轻松、稳定。指导患者按医嘱服用降压药物，不可擅自增减药量，更不可突然停药，以免血压突然急剧升高。同时指导其尽量避免过劳和寒冷刺激。

2. 定期监测血压

一旦发现血压急剧升高，有剧烈头痛、呕吐、大汗、视物模糊、面色及神志改变、肢体运动障碍等症状，应及时处理。

3. 注意休息

患者绝对卧床休息，抬高床头，避免一切不良刺激和不必要的活动，协助生活护理。保持呼吸道通畅，吸氧。安定患者情绪，必要时用镇静剂。连接好心电、血压、呼吸监护。迅速建立静脉通道，用药过程中注意监测血压变化，避免出现血压骤降。

（七）健康指导

1. 疾病知识指导

让患者了解自己的病情，包括高血压、危险因素及同时存在的临床情况，了解控制血压的重要性和终身治疗的必要性。教会患者及其家属正确的测量血压方法。每次就诊携带记录，作为医师调整药量和选择用药的依据。指导患者调整心态，学会自我心理调节，避免情绪激动，以免诱发血压升高。家属应对患者充分理解、宽容和安慰。

2. 饮食指导

限制钠盐摄入，每天应低于6g。保证充足的钾、钙摄入，多食绿色蔬菜、水果、豆类食物、油菜、芹菜、蘑菇、木耳、虾皮、紫菜等含钙量较高的食物。减少脂肪摄入，补充适量蛋白质，如蛋白、鱼类等。增加粗纤维食物摄入，预防便秘，因用力排便可使收缩压上升，甚至造成血管破裂。戒烟限酒，控制体重，控制总热量摄入。

3. 指导患者正确使用药物

强调长期药物治疗的重要性，用降压药物使血压降至理想水平后，应继续服用维持量，以保持血压相对稳定。对无症状者更应强调，告知有关降压药物的名称、剂量、用法、作用及不良反应，并提供书面材料。嘱患者必须遵医嘱按时按量服药，如果根据自觉症状来增减药物、忘记服药或在下次服药时补服上次忘记的药量，均可导致血压波动。不能擅自突然停药，经治疗血压得到满意控制后，可以逐渐减少剂量，但如果突然停药，可导致血压突然升高，冠心病患者突然停用 β 受体阻滞剂可诱发心绞痛、心肌梗死等。

（八）合理安排运动量

指导患者根据年龄和血压水平选择适宜的运动方式，对中老年人应包括有氧、伸展及增强肌力 3 类运动，具体项目可选择步行、慢跑、太极拳、气功等。运动强度因人而异。常用的运动强度指标为运动时最大心率达到 170 次 / 分—年龄（如 50 岁的人运动心率为 120 次 / 分），运动频率为一般每周 3 ～ 5 次，每次持续 30 ～ 60 分钟，注意劳逸结合，运动强度、时间和频率以不出现不适反应为度，避免竞技性和力量型运动。

（九）定期复诊

根据患者的总危险分层及血压水平决定复诊时间。危险分层属低危或中危者，可安排患者每 1 ～ 3 个月随诊一次；若为高危者，则应至少每个月随诊 1 次。

（王文艳）

参考文献

［1］2020 中国动态血压监测指南 [J]. 中国循环杂志，2021，36（4）：313–328.

［2］国家基层高血压防治管理指南 2020 版 [J]. 中国循环杂志，2021，36（3）：209–220.

［3］王永馨，李小菊，井明霞，等 . 社区老年高血压患者服药依从性影响因素的路径分析 [J]. 中国全科医学，2021，24（4）：503–508.

［4］杨红霞，景策，刘睿，等 . 高血压发病机制研究进展 [J]. 医学综述，2019，25（22）：4483–4487.

［5］中国高血压防治指南（2018 年修订版）[J]. 中国心血管杂志，2019，24（1）：24–56.

［6］Millwood I Y, Walters R G, Mei X W, et al. Conventional and genetic evidence on alcohol and vascular disease aetiology: a prospective study of 500 000 men and women in China[J]. Lancet, 2019, 393(10183): 1831–1842.

［7］Collaborators GBDA. Alcohol use and burden for 195 countries and territories, 1990—2016: a systematic analysis for the global burden of disease study 2016[J]. Lancet, 2018, 392(10152): 1015–1035.

［8］Li J J, Lu Z L, Kou W R, et al. Impact of Xuezhikang on coronary events in hypertensive patients with previous myocardial infarction from the China Coronary Secondary Prevention Study(CCSPS)[J]. Ann Med, 2010, 42(3): 231–240.

第三节 心肌病

心肌病曾被认为是少见的心脏病。近十几年来随着对心肌病的逐渐认识和医学水平的提高，以往认为主要累及中、青年的心肌病现已证实在老人中并非少见，且有其相应特点。由于诊断技术的快速发展及老龄人口的增加，老年人心肌病发病率有逐渐增高的趋势，临床和病理学发现越来越多的老年人发生心功能不全时，既没有心脏瓣膜病、冠状动脉粥样硬化，也没有体循环或肺循环高压及先天性畸形，而是病变直接侵犯心肌所致。老年心肌病早期症状不典型，易漏诊，应高度重视。

一、分型

WHO/ISFC 心肌病分类依据心肌病的最主要病理生理特点，将心肌病分为原发性和继发性两类。原发性心肌病包括扩张型心肌病（DCM）、肥厚型心肌病（HCM）、致心律失常性右室心肌病（ARVC）、限制型心肌病（RCM）和未分类心肌病。对于其他已知心脏疾病累及心肌，或者累及心肌是其他系统性疾病的部分表现者，称为继发性心肌病。

二、诊断

1. 扩张型心肌病（DCM）的诊断

临床常用的诊断标准如下。①左心室舒张期末内径（LVEDd）＞ 5cm（女性）和＞ 5.5cm（男性）。②左心室射血分数（LVEF）＜ 45% 和（或）左心室缩短速率（FS）＜ 25%。③更为科学的是 LVEDd ＞ $2.7cm/m^2$，体表面积（m^2）=0.0061× 身高（cm）＋ 0.0128 体重（kg）－ 0.1529，更为保守的评价 LVEDd 大于年龄和体表面积预测值 × 117%，即预测值的 2 倍 SD ＋ 5%。临床上主要以超声心动图作为诊断依据，胸部 X 线片、心脏同位素、心脏计算机断层扫描有助于诊断，磁共振成像对于一些心脏局限性肥厚的患者具有确诊意义。在进行 DCM 诊断时需要排除引起心肌损害的其他疾病。诊断老年人 DCM 需与缺血性心脏病相鉴别，后者常有明确的冠状动脉粥样硬化性心脏病（冠心病）心绞痛或心肌梗死病史，心电图也多能发现 ST-T 改变或病理性 Q 波。进行冠状动脉造影仅在已诊断 DCM 又怀疑合并冠心病时适用，以考虑是否针对冠心病治疗。

2. 肥厚性心肌病（HCM）的诊断

诊断 HCM 应包括临床诊断，基因表型和基因筛选，猝死高危因素评估等方面。

与年轻人相比，老年 HCM 患者症状更严重，但是最近的一项研究表明，实现正常预期寿命的老年患者疾病的进展速度减慢了 23%。对于老年高血压患者由于患病时间长，左心室普遍增厚，在某些患者室间隔厚度可与左心室后壁厚度相近，或略超过，在判断是否为 HCM 上有些困难，尤其是左心室厚度＜ 20mm 又无非对称性肥厚型心肌病（SAM）时应慎重。阳性家族史和心电图出现异常 Q 波均有助于诊断。另外，通过心血管磁共振显像（CMR）检查，除可见心腔缩小、心肌肥厚外，在心肌肥厚部位发现局灶性或播散性的高增强，特别是累及室间隔和右心室游离壁，提示 HCM。

总之，对于心肌病的诊断，尤其是老年人心肌病，超声心动图和心电图仍是最常用的可靠诊断工具。目前，常用的影像学技术如 X 线、CT、造影确定心肌病的病因很困难，因不同症因的心肌病特征有大量重叠。心肌活检虽然被认为是"金标准"，但因是有创性检查，患者依从性差，临床上难于推广。但对老年性淀粉样变心肌病，心肌心内膜活检是一种有力的手段，不同的淀粉样蛋白的蛋白体（AL，AA，TTR）在电子显微镜观察下可加以鉴别，因此有助于病因诊断。关于基因检测，实验室 DNA 检测是诊断 HCM 最确切的方法，但多数实验室不能常规开展。CMR 具有非侵入性、高分辨率的特点，可与多种技术组合，如电影 CMR 可评价心脏形态和功能；首次通过造影剂增强显像可估计心肌灌注储备；延迟造影剂增强显像（DE-CMR）可进行非侵入性组织特征的评价，因而具有更好的诊断价值。

三、治疗

老年心肌病尚缺乏特殊治疗。晚期出现心力衰竭，治疗方案与其他心脏病引起的心力衰竭的治疗相似。积极纠正血流动力学改变，抑制心肌钙负荷过重，降低循环中儿茶酚胺及血栓素 B_2 水平等保护心肌的治疗均有一定效果。在促进病变逆转的治疗之后可使症状明显改善，病情逐渐趋于稳定。药物治疗更强调神经激素的阻断作用。近年来非药物治疗异军突起，如心室再同步化治疗（CRT）、左心室辅助装置治疗（LVAD）、除颤起搏器（ICD）治疗、室间隔乙醇消融治疗（ASA）等日益受到重视。基因治疗尚在实验阶段，尚未实现临床应用阶段。

（一）扩张型心肌病（DCM）

治疗目标：阻止基础病因介导的心肌损害，有效地控制心力衰竭和心律失常，预防猝死和栓塞，提高 DCM 患者的生活质量和生存率。

1. 一般治疗及药物治疗

DCM 早期阶段仅是心脏结构的改变，超声心动图显示心脏扩大、收缩功能损害但无心力衰竭的临床表现。此阶段应积极地进行早期药物干预治疗，包括 β 受体阻滞剂、血管紧张素转换酶抑制剂（ACEI），可减少心肌损伤和延缓病变发展。在中期阶段，超声心动图显示心脏扩大、LVEF 降低并有心力衰竭的临床表现，此阶段应按中华医学会心血管病学分会慢性收缩性心力衰竭治疗建议进行治疗。①液体潴留者应限制盐钠和摄入合理使用利尿剂。在入组 ALLHAT 研究的老年高血压患者中，噻嗪类利尿剂组比 ACEI 组心力衰竭的发生率低。但在肺、体循环瘀血症状缓解之后，应间断给药，并及时检查电解质，尤其是血钾，注意及时纠正血钾异常，以免发生电解质紊乱导致的不良反应。对老年患者还应密切观察血压情况，要防止大量利尿导致血压过低，以免发生心、脑血管供血不足。另外，老年心力衰竭患者应强调卧床休息，可以减慢心率，降低心脏负荷，延长舒张时间，有利于静脉回流，增加冠状动脉供血，改善心功能。②所有无禁忌证者应积极使用 ACEI，不能耐受者使用血管紧张素 II 受体拮抗剂（ARB）。ACEI 治疗前应注意利尿剂需维持在最合适的剂量，从很小的剂量开始，逐渐递增，直至达到目标剂量。③所有病情稳定、LVEF 正常的患者应使用 β 受体阻滞剂。目前，有证据证明用于心力衰竭的 β 受体阻滞剂有卡维地洛、美托洛尔和比索洛尔，应在 ACEI 和利尿剂的基础上加用 β 受体阻滞剂（无液体潴留、体重恒定），需从小剂量开始，患者能耐受后，每 2～4 周将剂量加倍，以达到静息心率不小于 55 分钟为目标剂量或最大耐受量。对 DCM 患者使用 β 受体阻滞剂可使 36 个月病死率和需接受心脏移植的风险下降约 50%，同时可使合并心力衰竭的 DCM 患者的再住院率明显降低。β 受体阻滞剂也被证明可改善窄 QRS 波群心力衰竭患者收缩的不同步。日本 17 例 DCM 患者给予 β 受体阻滞剂前后 4 个月分别行右心室心肌组织活检，发现给药后 LVEF 及心脏交感神经活性明显改善，Co Ⅱ / Ⅲ 和 TGF-β_1 的表达均下降。提示 β 受体阻滞剂通过降低心脏交感神经活性，抑制 TGF-β_1，进而抑制 Co Ⅱ 和 Ⅲ 基因的表达，减少胶原合成，改善 DCM 的病程。④在有中、重度心力衰竭表现又无肾功能严重受损的患者可使用螺内酯、地高辛。小剂量毛花苷丙或地高辛短期治疗可明显改善顽固性心力衰竭患者的血流动力学。但老年人易有低氧血症，心肌病变时对洋地黄的敏感性增高，加之老年人多有肾功能减退，故应小剂量应用，应监测血药浓度，严密观察，以免发生洋地黄中毒。老年心肌病患者心力衰竭伴快速心房颤动时，洋地黄治疗可发挥强心和调整心律的良好效果。⑤有心律失常导致心源性猝死发生风险的患者可针对性选择抗心律失常药物治疗（如胺碘酮等）。在晚期阶段，超声心动图显示心脏扩大、LVEF 明显降低并有顽固性终末期心力衰竭的临床表现。此阶段在上述利尿剂、ACEI/ARB、地高辛等药物治疗基础上，可考虑短期应用 cAMP 正性肌力药物 3 ～ 5 天。药物不能改善症状者建议考虑心脏移植等非药物治疗方案。

关于 ACEI、ARB 及 β 受体阻滞剂的问题及挑战如下。① ACEI 治疗慢性心力衰竭的首选药物地位曾经两度受到冲击。ARB 曾经试图取代 ACEI，但未成功。② ACEI 和 β 受体阻滞剂究竟何者更为合理也是人们很感兴趣的问题。心功能不全比索洛尔研究（CIBIS）中，1010 例老年慢性心力衰竭患者随机分组，先用比索洛尔或依那普利治疗 6 个月，然后合用两药 18 个月。结果显示，两组的临床效益相似。因此，在大多数患者中，似乎没有必要改变目前先用 ACEI，后用 β 受体阻滞剂的给药顺序。③ ACEI、ARB 和 β 受体阻滞剂能否联合使用。ELITE Ⅱ 试验和 Val-HeFT 试验曾经提示，氯沙坦或缬沙坦与 ACEI 和 β 受体阻滞剂合用会增高病死率。但是在评价坎地沙坦疗效的 CHARM 试验中，三类药物合用能进一步降低主要终点事件的危险，从而初步消除了人们对这三类药物联合使用的担心。

2. 非药物治疗

（1）心室再同步化治疗（CRT）：在部分慢性心力衰竭患者，心室收缩同步性丧失，QRS 间期延长＞ 120ms，出现完全性左束支传导阻滞，使心功能进一步恶化。采用 CRT 可恢复正常的左、右心室及心室内的同步激动，减轻二尖瓣反流，从而增加心排血量，改善心功能。Rivero-Ayerza M 等对 2371 例慢性心力衰竭患者作荟萃分析表明，CRT 与最佳药物治疗相比，显著降低全因病死率为 29%，心力衰竭进展所致病死率为 38%，但对猝死无影响。

（2）左心室辅助装置治疗（LVAD）：LVAD 可能对于晚期 DCM 患者有效。在 REMATCH 试验之后，USA 的 67 个中心开始进行永久性植入 LVAD 研究。全球 30 个生物工程学研究小组参与开发小型化的 LVAD，以便为患者提供不需住院、无限制、高质量的生活方式。

（3）基因治疗：随着分子生物学技术的发展和对 DCM 认识的深入，发现基因缺陷是部分患者发病机制中的重要环节，通过基因治疗 DCM 也成为目前研究的热点。近年实验研究发现补充正常基因、肝细胞生长因子基因治疗 DCM 仓鼠，可改善心功能、延长存活时间。基因治疗方法的探索将有助于寻找治疗家族遗传性 DCM 的方法。但用基因工程治疗心肌病目前在动物实验阶段，也有部分临床试验的开展。

（4）干细胞移植：骨髓干细胞具有多向分化能力，可产生与亲代表型和基因一致的子代细胞。新生的心肌细胞维持了缺血受损的心肌相对的完整性，参与心功能改善，限制了心室扩张，抑制了心脏重塑，而且可能分泌某些血管生成因子、细胞因子等物质，促进毛细血管新生，进一步改善心脏灌注功能。有报道骨髓干细胞移植至心脏可参与心脏的同步收缩，抑制左心室重塑，还可在缺血区形成新的营养血管，促使心脏功能的恢复。存在问题：种子细胞的选择，移植途径，选择适应证等。

（二）肥厚性心肌病（HCM）

1. 内科治疗

HCM 的主要治疗是减轻或消除收缩期二尖瓣前向运动，从而减轻或解除流出道梗阻和二尖瓣反流。

（1）β 受体阻滞剂：此类药物对隐匿性梗阻有效，但对持续性梗阻无效，可用于轻度流出道梗阻的患者。最近的研究表明，β 受体阻滞剂能提高钙释放通道功能，也增加心力衰竭患者血浆 B 型利钠肽的含量。

（2）非二氢吡啶类钙通道阻滞剂：小到中等剂量，如地尔硫草 30～90mg/d，维拉帕米 240～480mg/d，缓释剂型效果更好。

（3）抗心律失常药物：如双异丙吡胺，是有抗心律失常作用的负性肌力药物，可用来快速减少流出道梗阻。但由于双异丙吡胺对心脏舒张功能有不利影响，故对隐匿性梗阻需慎用。老年患者中眼压高或前列腺增生者禁用。

（4）治疗心力衰竭：HCM 时心力衰竭多由心脏舒张功能受损引起，当心脏大小正常、左心室顺应性降低、左心室压力升高时，选用 β 受体阻滞剂来改善左心室舒张功能和减轻梗阻。罕见情况为心脏增大，心肌收缩力明显减弱，则选用常规治疗心力衰竭的方法，如强心苷、利尿剂以及降低心脏负荷的药物。对于有严重流出道梗阻者应特别小心，因上述治疗可以增大压力阶差，使临床症状进一步恶化。

2. 非药物治疗

（1）药物治疗效果不佳的患者可采用临时或埋藏式双腔起搏经皮腔内室间隔心肌化学消融术治疗，若两者均无效可手术治疗，做室间隔肌纵深切开术和肥厚心肌部分切除术，解除机械梗阻，修复二尖瓣反流，能有效降低压力阶差，明显解除或缓解心力衰竭。老年患者多有相对较长的 P-R 间期，易于建立起搏，如梗阻症状明显，药物治疗无效，又不具备开胸直视手术的条件时，起搏治疗不失为一种良好的选择。

（2）乙醇消融治疗：在冠状动脉分支内注入乙醇，造成该血供区间隔心肌坏死，达到减缓和解除流出道压差的目的，主要并发症为即刻发生三度房室传导阻滞。由于其微创相对安全，随着技术和操作熟练，成功率增加，并发症降低。

（3）除颤起搏器（ICD）治疗：ICD 置入后，能有效终止致命性室性心律失常，改善心功能，缓解梗阻，恢复窦性心律，但价格十分昂贵，置入后的长期监护和随访是另一个新问题。装置 ICD 的适应证：心脏骤停存活者，有家族成员猝死记录，恶性基因型患者，昏厥，反复发作持续性多形性室性心动过速，运动时低血压。其他如终末阶段心脏乙醇消融致恶性室性心律失常，冠状动脉疾病，弥散性肥厚。排序越前，适应证越明显。

（4）心脏移植：心脏移植是其他方法治疗无效时的最后选择，受供体不足、经费过高、排斥反应等制约，不能普遍开展。

（王文艳）

参考文献

［1］周皖舒，顾长斌. 老年心肌病的治疗与预后 [J]. 中国临床保健杂志，2018，21（5）：583-586.

［2］李稳，李刚. 老年心肌病与衰老 [J]. 中国临床保健杂志，2018，21（5）：589-592.

［3］石翔，王福军，罗亚雄. 老年心肌病 [J]. 中西医结合心血管病电子杂志，2016，4（3）：9-12.

［4］张伟，隋东江，郭俊英. 老年心肌病临床诊治分析 [J]. 中国地方病防治杂志，2011，26（6）：478.

［5］张玉美，程阳. 老年心肌病治疗特点 [J]. 医学信息（上旬刊），2011，24（4）：2162-2163.

［6］Dinshaw L, Münkler P, Schäffer B, et al. Ablation of Atrial Fibrillation in Patients With Hypertrophic Cardiomyopathy: Treatment Strategy, Characteristics of Consecutive Atrial Tachycardia and Long-Term Outcome[J]. Journal of the American Heart Association, 2021 Feb; 10(3): e017451.

［7］Li Y, Xu C, Wang H, et al. Systems pharmacology reveals the multi-level synergetic mechanism of action of Ginkgo biloba L.leaves for cardiomyopathy treatment[J]. Journal of Ethnopharmacology, 2021 Jan; 264: 113279.

第四节　冠状动脉微血管疾病

冠状动脉微血管疾病（CMVD）是指在多种致病因素的作用下，冠状前小动脉和小动脉的结构和（或）功能异常所致的劳力性心绞痛或存在心肌缺血客观证据的临床综合征。2013 年，欧洲心脏病学会（ESC）稳定性冠状动脉疾病治疗指南中正式将此病命名为"微血管功能异常"；2017 年我国推出了国际上首部针对 CMVD 的专家共识，对于 CMVD 的病理生理以及临床特征和治疗，形成了比较完整的知识体系。

一、微循环障碍的病理生理学及相关基础研究进展

冠状动脉微循环由血管直径小于 0.5mm 的前小动脉和小动脉共同构成，分别通过流量和压力的变化，以及心肌代谢的需求变化，调节血管张力和血流量。物理、代谢和神经因素调节微血管冠状动脉血流。冠状动脉血流则由主动脉窦和冠状窦（或右心房压力）之间的压差驱动。在无阻塞性狭窄的情况下，心外膜动脉产生的冠状动脉血流阻力很小（10%），主要用作传导血管。毛细血管和小静脉主要作为容量血管（占心肌总血容量的90%），也仅仅负责10%的冠状动脉血流阻力。在正常情况和大多数病理条件下，冠状动脉血管阻力主要由前小动脉和小动脉控制。前小动脉是心外膜（心肌外）血管，对剪切应力和血管内压力的变化做出反应，以维持远端小动脉床的足够灌注压力，它们贡献了冠状动脉总阻力的 25%。小动脉是冠状动脉循环中真正的心肌内调节成分，这些血管占冠状动脉总阻力的最大比例（55%）。在较大的小动脉中普遍存在内皮依赖性血管反应，这种反应将与血流相关的刺激转化为血管舒缩反应，即随着血流量的增加血管扩张，反之亦然。中等大小的微血管主要对血管平滑肌细胞牵拉受体感知到的管腔内压力的变化做出反应（即肌源性控制，通过磷脂酶 C 和蛋白激酶 C 和钙稳态介导的信号），当管腔内压力增加时收缩；当压力降低时舒张。较小的小动脉的张力受心肌代谢活动的调节。心肌代谢活性的增加导致小微动脉的血管扩张，从而导致中等大小微血管的压力降低和肌源性扩张，进而增加逆流，从而形成内皮依赖性血管扩张。这些机制有效地保证了微循环在静止和不同水平的心肌代谢需求下调节心肌灌注。

冠状动脉微血管的异常包括结构和功能两方面：结构异常多见于高血压或肥厚性心肌病，主要表现为室壁间小动脉平滑肌增厚及胶原沉积，有时伴有内皮增厚；功能性异常比较复杂，既有一氧化氮产生和释放异常及其他血管活性物质导致的血管平滑肌舒张功能异常，也有如栓塞或左心室内压升高导致的物理压迫等。

冠状动脉微循环功能并非保持恒定不变的状态，而是会根据组织心肌灌注的需求而不断改变其病理生理特点。Polyxeni Gkontra 等利用共聚焦显微镜和厚组织切片，开发了一组全新的 3D 全自动流程，可以精确重建微血管系统。研究者将该方法应用于猪心肌梗死（MI）后不同阶段健康组织的冠状动脉微血管分析。结果显示，心肌梗死后 1 天，梗死区域的微血管数量、血管密度均增加，随后表现出持续性的减少趋势。同时，梗死区域内的血管直径差异性出现变化。直径小的血管比例持续降低，而直径大的血管比例在心肌梗死后 7 天反而增加。在远离梗死区域的部位，其血管数量和分布密度则未见明显变化，直径差异性也呈现类似的变化趋势，但不如梗死区域明显。提示心肌梗死后第 1 天炎症高峰以及其后心脏重构对于微循环的影响趋势。

在心脏血管重构的过程中，也发现了一些新的蛋白和基因的参与。Sirtuin 是一种高度保守的去乙酰化酶类，哺乳动物 Sirtuin 参与调控细胞应激反应、代谢、衰老和凋亡等过程。人类 Sirtuin 家族中公认的成员有 7 个，即 SirT1 ～ SirT7。有研究显示在糖尿病大鼠模型中，SirT3 水平的降低与糖尿病引起的血管新生减少有关；而过表达 SirT3 则可以增加血管密度。Xiao 等发现，SirT3 敲除小鼠的内皮细胞相关血管生成能力显著降低，同时心脏毛细血管周围细胞丢失，并出现舒张期峰值血流速度和冠状动脉血流储备（CFR）降低，表现出冠状动脉微血管功能障碍和微血管稀疏。在对左前降支冠状动脉（LAD）结扎后，SirT3 敲除小鼠表现出更严重的心功能不全和更低的血管周围细胞 /内皮细胞覆盖率。提示 SirT3 的缺失可能会引起微血管稀疏和冠状动脉微血管功能障碍，加重心肌梗死后心功能不全，延缓心肌恢复。

Notch3 基因突变与神经系统发育及血管完整性密切相关。有研究提出，Notch3 敲除的小鼠毛细血管覆盖率和 CFR 明显减低。结扎 LAD 后，Notch3 敲除小鼠的 CXCR-4 和 VEGF/Ang-1 表达显著降低，随着毛细血管覆盖率和小动脉的成熟度显著降低。上述结果均导致更大的梗死面积和更差的心功能恢复。提示 Notch3 敲除可能从降低基础 CFR 以及影响心肌梗死后血管新生和小动脉成熟等方面，影响心肌梗死面积和心脏功能。

二、微循环障碍临床评估方法的研究进展

临床上可以通过无创性和有创性的方法对 CMVD 进行诊断。目前，PET 测量 CFR 依然被认为是无创性检查中的"金标准"，在无创性检查方法中，另一重要的技术是心脏磁共振（CMR）。该技术由于和 PET 结果较好的拟合性，得到了较高的认可和关注。过往的研究结果，基本是通过半定量 CMR 来完成的，但是由于半定量评估的钆浓度高，血池中的信号过饱和会使评估结果产生偏移。全定量心肌灌注核磁显像则通过曲线拟合到造影剂首过灌注的终点来避免此类偏移。2017 年，Henrik Engblom 等的研究显示，全定量心肌灌注核磁显像与 13N–NH₃ PET 结果具有较高的拟合性，提示该方法已经可以较为成熟地应用于临床评估。在 2018 年，Benjamin Zorach 等公布了首个使用全定量法对 CMVD 进行评估的研究结果。该研究纳入 46 例冠状动脉造影证实未超过 50% 狭窄的典型心绞痛患者和 20 例健康对照。其中，超过半数的心绞痛患者存在糖尿病、高血压、高脂血症以及吸烟等 CMVD 的危险因素。结果显示，不论是冠状动脉灌注储备［2.21（1.95，2.69）vs.2.93（2.76，3.19），$P < 0.001$］，还是使用瑞加德松（Regadenoson，A2A 腺苷受体激动剂）诱导的负荷心肌灌注［（2.65 ± 0.62）mL/（min·g）vs.（3.17 ± 0.49）mL/（min·g），$P < 0.002$］，心绞痛患者均明显低于健康对照。同时，也提出上述微循环功能的降低与心肌肥厚和纤维化程度并无明显关联。

Alexander Liu 等的研究提供了一种新型负荷 CMR T_1 标测，无须造影剂即可检测缺血和心肌血容量变化。研究者在 90 例参与者（60 例心绞痛患者，30 例健康对照）中，对腺苷应激 T_1 标测和钆增强现象进行了比较，并在 CMR 后 7 天评估 FFR 和 IMR。结果显示：阻塞性冠状动脉下游处于缺血状态的存活心肌 T_1 反应性几乎消失（$CT_1=0.7\% \pm 0.7\%$）。微血管功能障碍的非阻塞性冠状动脉下游心肌 T_1 反应性减弱（$CT_1=3.0\% \pm 0.9\%$）。在检测梗阻性 CAD 时，负荷 T_1 标测明显优于基于钆的首次灌注检测。1.5% 的 T_1 变化率能准确检测梗阻性 CAD（敏感性 93%，特异性 95%，$P < 0.001$），而 4.0% 的 T_1 减弱能准确检测微血管功能障碍（敏感性，94%；特异性，94%，$P < 0.001$）。该结果显示负荷 CMR T_1 标测可以用于阻塞性冠心病和微循环障碍的诊断及鉴别诊断。

有创性微循环检测主要包括通过热稀释原理测量微循环阻力指数（IMR）以及冠状动脉内多普勒血流检测多普勒微血管阻力（hMR）。二者均对于心肌梗死面积、微循环阻塞、室壁运动及心脏重构等方面具有预测性。Rupert 等对上述两种微血管阻力侵入性指标在预测微血管功能障碍方面的诊断准确性进行了比较。研究共分析了 54 例因稳定冠状动脉疾病（$n=10$）或急性心肌梗死（$n=44$）接受心导管检查的患者。参考的指标包括：CFR、CMR 测量的心肌灌注储备指数、CMR 测量的微血管阻塞。结果显示，hMR 与 IMR 存在一定的相关性（rho=0.41，$P < 0.0001$）。在预测病死率方面，hMR 和 IMR 的 AUC 分别为 0.82 和 0.58，$P < 0.001$；在预测心肌灌注储备指数方面，二者的 AUC 分别为 0.85 和 0.72，$P=0.19$；在急性心肌梗死患者中，hMR 和 IMR 在预测广泛性微血管梗阻方面的 AUC 分别为 0.83 和 0.72，$P=0.22$。该结果显示，hMR 和 IMR 仅表现为中度的相关，因此不能被认为是等效的；hMR 与无创性测量的相关性更好，可能在预测预后和微循环检测准确性上优于 IMR。

三、微循环障碍与临床疾病相关研究进展

已知微循环障碍可以出现于阻塞或非阻塞性冠心病、高血压、糖尿病、肥厚性心肌病、心力衰竭等多种疾病的患者中。此外，在一些特殊人群，如女性、肥胖人群中也可出现微循环障碍。

（一）微循环障碍与阻塞性冠心病

微循环障碍参与了具有明确冠状动脉狭窄的冠心病发病过程，包括急性心肌梗死和稳定性冠心病，以及接受冠状动脉介入治疗的患者。已经有很多研究提示，急性心肌梗死患者由于严重的心肌水肿、微栓塞、痉挛等因素，常常伴有严重的微循环障碍，并因此影响再灌注治疗效果和临床预后。近年的研究更加深入地探讨了冠状动脉微循环功能学指标与病理改变之间的关系，以及如何发现更好的功能学指标进行危险分层及预测预后。

David Carrick 等比较了 283 名急性心肌梗死急诊 PCI 术后的 CFR 和 IMR 指标与心肌梗死后 2 天及 6 个月的 CMR 结果。结果显示，IMR 和 CFR 的中位数分别为 25（15 ～ 48）和 1.6（1.1 ～ 2.1）。IMR ＞ 40 是心肌内出血的多变量相关因素（OR：2.10，$P=0.042$），与微血管阻塞密切相关，与左室射血分数（LVEF）变化相关（$r=-2.12$，$P=0.028$），与左心室舒张末期容积相关（$r=7.85$，$P=0.039$），与梗死面积无关。IMR ＞ 40 与全因死亡及心力衰竭明显相关（OR：4.36，$P ＜ 0.001$）。与单纯 IMR ＞ 40 相比，IMR ＞ 40 和 CFR ＜ 2.0 联合并没有进一步增加对预后的预测价值。与标准临床指标相比，IMR 与心肌内出血及微血管阻塞的相关性更高，具有较高的风险分层临床价值，可作为心肌再灌注失败的参考标准。

通过热稀释原理测量微循环阻力时，除了可以直接得到 IMR 数值，还可以分析热稀释曲线波形。Shu 等对 STEMI 患者进行冠状动脉热稀释测量，将热稀释曲线分为窄单峰 [$n=143$（51%）]、宽单峰 [$n=100$（36%）] 或双峰 [$n=35$（13%）] 3 种类型，并在 2 ～ 6 个月后通过 CMR 评估心脏功能和病理变化。结果显示微血管阻塞和心肌出血在双峰型中更为常见，且双峰热稀释波形与全因死亡和心力衰竭住院独立相关（OR：2.70，$P=0.031$）。

（二）微循环障碍与非阻塞性冠心病

非阻塞性冠状动脉疾病（NOCAD）是指症状、体征及辅助检查结果均提示存在心肌缺血，但影像学检查并没有发现阻塞性冠状动脉疾病（冠状动脉狭窄 ≥ 50%），或在经皮冠状动脉介入治疗（PCI）后心绞痛仍持续存在。NOCAD 在临床表现为稳定性冠心病的患者中非常常见。英国的一项多中心研究对 63 名稳定性心绞痛患者中的 85 根冠状动脉血管进行有创的 IMR、CFR 以及阻力储备比（RRR）检测，结果显示 40%（25/63）的稳定性冠心病患者表现为 NOCAD，其中 68%（17/25）的患者存在至少一项微血管功能参数的异常（IMR ≥ 25、CFR ＜ 2.0 或 RRR ＜ 2.0），各自的发生率分别为 40%（10/25）、48%（12/25）和 44%（11/25）、证实 NOCAD 在临床表现为稳定性心绞痛的患者中较为常见，且近 50% 合并为循环障碍。而对于存在明确冠状动脉狭窄的稳定性心绞痛患者，有相当一部分同样存在着微循环障碍，其 IMR、CFR 和 RRR 异常的比例分别为 39%（15/38）、53%（20/38）和 32%（12/38）。该研究结果显示，稳定性心绞痛患者不论是否存在心外膜冠状动脉阻塞，均有较高概率合并冠状动脉微循

环障碍。此外，该部分患者同时合并外周小动脉异常。Thomas 等的研究结果显示，微血管性心绞痛的患者，其外周小动脉由乙酰胆碱诱发（内皮依赖）的最大血管松弛度降低（中位数 77.6% vs. 98.7%，$P=0.0047$），内皮素–1（ET–1）诱导最大收缩反应升高（中位数 125% vs. 100%；$P=0.02$），提示冠状动脉微循环障碍的患者，可合并以内皮功能障碍和血管收缩增强为特征的全身小动脉异常。

（三）微循环障碍与心力衰竭

有研究者报道了对 124 例 HFpEF 死亡患者进行尸检的结果，发现他们大多表现为较低的微血管密度（MVD），且心肌纤维化程度随着 MVD 的降低而增加。同时，HFpEF 患者的心肌肥厚以及冠状动脉狭窄程度也更加明显。这些结果为 HFpEF 的左室舒张功能障碍和心脏储备功能损害提供了病理基础。

近年来公布的关于微循环障碍与心力衰竭之间关系的研究更多地关注在射血分数保留的心力衰竭（HFpEF）方面。2018 年公布的一项研究，对冠状动脉无明显狭窄且 LVEF 正常的患者（$n=201$）进行 CFR 评估，在进行了平均为 4.1 年的随访之后，基线 CFR < 2.0 的患者（$n=108$）出现左心室舒张功能减低（E/e'增高，$P < 0.0001$）。在校正分析中，较低的 CFR 与舒张功能障碍（E/e' > 15，OR：2.58），以及复合心血管事件或单纯 HFpEF 住院（校正后 HR2.47）均独立相关。CFR 降低合并舒张功能不全患者因 HFpEF 住院的风险增加了 5 倍以上（$P < 0.001$）。因此，对于无明显冠状动脉病变的患者，冠状动脉微循环功能受损可能是引起左心室舒张功能障碍的重要原因，并导致 HFpEF 相关临床事件的增加。

基础研究结果显示，规律锻炼有可能延缓微循环障碍相关的心室舒张功能减低。研究者选取了 20 ~ 21 个月龄的老年大鼠模拟老年相关的舒张功能障碍。年轻和年老的大鼠或接受 10 周的运动训练，或作为静坐、笼控动物。结果显示，在训练结束时，评估各组冠状动脉血流和血管舒张反应，老年静坐大鼠与年轻静坐大鼠相比，心室的等容舒张时间（IVRT）增加 42%；而在运动训练组，老年大鼠与青年大鼠的 IVRT 没有差别。静坐组老年大鼠早期舒张充盈（E/A）降低 64%，运动训练则逆转了 E/A 的降低，改善了主动脉硬度，并且使内皮依赖性血管扩张功能损害得到了改善。因此得出结论，年龄相关的舒张功能和微血管功能障碍可通过晚年运动训练得到逆转。研究者还发现，老年大鼠的血管平滑肌从分化的收缩表型转变为分泌表型，并伴随小动脉壁平滑肌增生。老年大鼠小动脉平滑肌肌球蛋白重链 1（SM1）表达减少，而磷酸组蛋白 H3 和合成蛋白核糖体蛋白 S6（RPS6）表达增加。运动训练可改善收缩反应，减少平滑肌增生和 RPS6 表达，并增加老年大鼠小动脉中 SM1 的表达。因此，年龄相关的冠状动脉收缩功能障碍和分泌性平滑肌表型的出现可能会导致冠状动脉血流反应受损，但通过运动训练，小动脉收缩反应和年轻的平滑肌表型可能得到恢复。

此外，还有一些新的研究也在近期公布了其研究设计，例如由英国心脏协会支持的着眼于 NOCAD 的（CorMicA）研究及其微循环子课题等。虽然研究进入冠状动脉微循环的领域已经有数十年之久，但真正深入研究的时间却很短暂，对于其病理生理以及临床意义的理解仍然非常有限，对于很多医师而言，微循环依然是一个比较陌生的领域。但这部分内容却是整个心血管知识架构中不可或缺的，理解微循环对于临床诊疗具有非常重要的意义。

四、冠状动脉微循环障碍的治疗

（一）常用治疗药物与器械

（1）替罗非班：替罗非班为血小板膜糖蛋白Ⅱb/Ⅲa受体拮抗剂，作用于血小板聚集最终环节，抗血小板聚集作用较强，可减轻病变部位的血栓负荷，改善TIMI血流，有效改善心肌受损和心肌再灌注，预防微血管栓塞引起的无复流。研究发现早期应用替罗非班可改善PCI术前梗死相关动脉（IRA）前向血流量，为更佳的给药时机。

（2）抗痉挛药物：主要为钙离子拮抗剂，如维拉帕米、地尔硫草等。手术操作、炎性反应、冠状动脉痉挛等均可导致不稳定脂质斑块脱落，流入远端微血管，发生微血管栓塞。地尔硫草可抑制血管壁平滑肌细胞膜除极时钙离子通道，减少Ca^{2+}内流，扩张血管，从而起到缓解微血管痉挛作用，减少无复流及微循环栓塞的发生。在心肌梗死患者PCI术中冠状动脉内注射地尔硫草能减少冠状动脉微循环栓塞的发生，从而改善心肌组织的微灌注，恢复心功能。

（3）腺苷：腺苷为内源性核苷代谢产物，通过级联反应舒张微血管，同时具有一定的减少氧自由基及抑制炎性反应的作用，从而改善心肌灌注。有学者研究发现在PCI术中，冠状动脉内注射稀释后的腺苷能改善梗死相关动脉术后TIMI血流，促进局部室壁运动恢复。

（4）尼可地尔：作用于ATP敏感性钾离子（K–ATP）通道开放剂，不仅具有类硝酸酯的扩张心包脏层冠状动脉的作用，还可直接作用于微小动脉，改善微循环灌注，增加冠状动脉血流量。

（5）特殊器械：如主动脉内球囊反搏术、血栓抽吸装置，以及血管远端保护措施等。可减少冠状动脉微栓塞的发生，改善组织灌注，减少心肌细胞坏死，改善冠状动脉微循环。

（二）急性心肌梗死早期大剂量阿托伐他汀干预对冠状动脉微循环障碍的疗效

急性心肌梗死是临床常见的急症，临床及基础研究发现AMI患者会发生严重的冠状动脉微循环障碍及心室重塑，这导致患者主要不良心血管事件（MACE）的发生率显著增加，预后不良。目前，已公认微血管损伤是影响AMI重要的预后因素之一。而心肌梗死后梗死区病灶的心肌细胞会发生凋亡、坏死以及成纤维细胞增生、间质胶原沉积，进而形成纤维化，这种病理变化被称为心室重塑，致使患者出现心室功能障碍、充血性心力衰竭等临床症状。因此，心室重塑也是影响AMI患者预后的重要因素。目前，PCI是AMI再灌注治疗的主要手段之一，然而临床研究证实PCI因操作时的机械损伤以及血管开通时的缺血再灌注损伤均会加重冠状动脉微血管损伤的程度。因此，临床认为对AMI患者应及早干预并改善冠状动脉微循环功能障碍及心室重塑程度。

众多研究证实他汀类药物（代表药物为阿托伐他汀）具有多效性的临床药理效应，认为其不仅具有调脂作用，还具有稳定粥样硬化斑块、抑制炎症反应、逆转心脏重塑、改善血管内皮功能、促进NO生物合成、调节凝血功能等作用。有临床研究发现，AMI患者长期或是短期应用他汀类药物均能减少患者PCI术后的无复流现象，并且改善心肌灌注状况。近年来的研究显示，他汀类药物也能抑制AMI后患者的左心室扩张，增加LVEF水平，降低LVEDV和LVESV，有效防止心室肥大，进而改善心室重塑。

根据已有的研究报道，虽然他汀类药物对于改善AMI患者冠状动脉微循环功能障碍及心室重塑的效果已得到公认，但是临床上对于他汀类药物的治疗方案有两种，即PCI术前大剂量与术后常规剂量，而这方面的比较研究并不多。有研究以阿托伐他汀为代表比较此两种治疗方案对AMI患者的临床受益程度，随访1年后研究指标显示，试验组的血清NO、VEGF水平显著增高，TXβ₂水平显著降低，显示冠状动脉微血管的再生水平较高，而微循环血栓形成受到抑制，因而微血管循环得到改善。同时再次住院接受CAG检查的患者，试验组TIMI及MBG分级Ⅱ级及Ⅲ级比例显著高于对照组，这间接反映PCI术前早期予以大剂量阿托伐他汀能显著改善冠状动脉微血管的功能。同时试验组患者的LVEF水平显著增高，而LVESV、LVEDV、WMSI水平显著降低，表明试验组患者的心室重塑受到显著抑制。因此，早期大剂量应用他汀类药物能显著改善AMI患者的冠状动脉微循环障碍及心室重塑程度，值得临床推广应用。

（三）替格瑞洛对非ST段抬高急性冠状动脉综合征患者冠状动脉微循环的影响

微循环损伤是急性心肌梗死患者左心室功能和预后的重要影响因素。Fearon等最先证实，IMR在检测心脏微血管功能障碍方面优于心脏超声等传统方法。冠状动脉微循环功能障碍与多种因素相关，包括血管腔内血小板聚集、纤维性血栓形成、中性粒细胞阻塞、血管收缩、心肌细胞挛缩、局部间质水肿、壁内出血。抗血小板药物可作为基础药物防治微循环功能障碍。替格瑞洛是非噻吩并吡啶类药物。口服替格瑞洛可直接作用于腺苷二磷酸受体P_2Y_{12}，起效快，比氯吡格雷更强、更持久抑制血小板；个体差异小；心血管事件、总病死率方面优于氯吡格雷，且不增加主要出血风险。2020年欧洲心脏病学会NSTE-ACS管理指南优先推荐替格瑞洛应用于ACS患者。

有研究显示，替格瑞洛可以通过细胞抑制腺苷的再摄取，增加血浆腺苷浓度，而腺苷、ATP会刺激血管舒张，故替格瑞洛可能在改善冠状动脉微循环方面优于氯吡格雷。目前，腺苷在缺血性心脏病中的地位尚存在争议，有研究提示，短期的IMR改善并不一定带来临床预后的改善。血浆中的高浓度腺苷对冠状动脉疾病的长期影响目前尚不明确，Cuculi等和Sezer等考虑到陈旧性心肌梗死冠状动脉微循环的恢复，选择在PCI术后6个月再次行冠状动脉造影评估冠状动脉微循环功能，并提示冠状动脉微循环与存活心肌有一定的相关性。

（王文艳）

参考文献

［1］曹俊，秦晋梅，薛伟珍. 炎症反应在冠状动脉微血管疾病中的研究进展［J］. 协和医学杂志，2022，13（6）：1057-1063.

［2］刘婷婷，丁明岩，冀威，等. 冠状动脉微血管疾病评估技术新进展［J］. 中华老年多器官疾病杂志，2022，21（6）：468-472.

［3］崔利军，汪娇，田刚，等. 基于CZT-SPECT初探胸痛患者冠状动脉微血管疾病的发生风险及相关因素［J］. 临床心血管病杂志，2022，38（5）：383-388.

［4］郭成虎，刘晓玲，张梅. 冠状动脉微血管疾病合并阻塞性冠状动脉疾病一例并文献回顾［J］. 中华心血管病杂志（网络版），2022，5（1）：1-10.

［5］张运，陈文强，张澄，等. 进一步深化冠状动脉微血管疾病的研究［J］. 中华心血管

病杂志，2021，49（12）：1178-1183.

[6] Iskandar N P, Reddy A J, Dang A, et al. An Examination of Clopidogrel in the Treatment of Coronary Microvascular Disease[J]. Cureus, 2022 Aug; 14（8）：e28406.

第五节　缺血性心肌病

在过去有关心肌病的定义中，通常不包括由心肌缺血引起者。因心肌缺血引起心肌变性、坏死和纤维化等改变，并导致严重的心肌功能失常者，应属于心肌病。这种临床综合征并不少见，无明确心绞痛或心肌梗死既往史者，不易与原发性心肌病相区别。1970年，Burch等首先将其命名为缺血性心肌病。本质上，缺血性心肌病是一种由冠心病引起的严重心肌功能失常。

心肌缺血由冠状动脉粥样硬化性病变引起者最为常见，其次为冠状动脉痉挛。其他较少见的原因还有冠状动脉内栓塞、冠状动脉先天异常、自发性冠状动脉夹层和冠状动脉血管炎等。显然，缺血性心肌病主要由冠心病心肌缺血引起。缺血性心肌病主要表现为心室收缩期或舒张期功能失常，或两者兼有。这种心室功能损害可以是急性的（可逆的），也可以是慢性的，或是在慢性基础上的急性发作。急性心室功能损害通常由暂时性心肌缺血引起；慢性心室功能损害则常由冠状动脉粥样硬化性狭窄造成的散在性或弥散性心肌纤维化所引起，而无其他病因存在。缺血性心肌病不包括孤立的室壁瘤和与冠状动脉病变有关的其他结构异常或并发症，如乳头肌功能失常（二尖瓣关闭不全）、室间隔穿孔和心律失常等引起者。

一、发病机制

缺血性心肌病是因心肌供氧和需氧之间不平衡而导致心肌细胞减少、坏死，心肌纤维化，心肌瘢痕形成和心力衰竭的一种疾病。前已述及，缺血性心肌病主要由冠状动脉粥样硬化性狭窄、闭塞、痉挛和毛细血管网的病变所引起。心肌细胞减少和坏死可以是心肌梗死的直接后果，也可因慢性累积性心肌缺血而造成。因此，心室壁上既可以有块状的成片坏死区，也可以有非连续性多发的灶性心肌损害存在。当心搏量和心排血量因部分心肌坏死丧失收缩能力而减少时，心室的舒张末期容量增加，其结果是使心室收缩时的心室容量也增大，室壁张力增加。依照LaPlace定律，室壁张力与心室内压力和心室半径成正比，与室壁厚度成反比，心室最初的扩张使心室半径和室壁张力增加。不过，在坏死心肌的愈合过程中，非坏死区心室肌可发生进行性肥大以补偿心功能的减低，这时心肌细胞肥大而使心肌厚度增加，可使室壁张力又恢复正常。

非坏死区存活心肌的组织反应因坏死区所处的部位不同而有差别。邻近瘢痕组织（即原有的坏死区）的心肌细胞肥大性生长比远离坏死组织的心肌细胞要显著得多，该部位在心肌收缩时的被动性牵拉，可能是刺激心肌细胞肥大性生长的一个原因。不仅如此，在左心室发生较大的心肌坏死后，右心室会发生心肌肥大。动物实验证明，在冠状动脉闭塞3天后即可看到这种右心室肥大反应，并持续到第12周。但右心室心肌肥大的程度要比发生心肌坏死的左心室轻。这种左心室发生心肌坏死后出现右心室心肌肥大的机制，目前还不清楚。

如果对上述这种肥大心肌有足够的血液供应，虽然已有相当部分的心肌丧失了功能，心脏仍可处于比较稳定的代偿状态。但是，若冠状动脉病变呈弥散性，由于慢性缺血的持续存在以及发生的急性缺血的影响，心肌难以很好地代偿，甚至使受损或发生坏死的心肌细胞数量逐渐增多。此时，肥大的心肌组织也缺少按比例生长的毛细血管网，使缺血进一步加剧。此外，缺血的心肌受上述各种因素的影响，还容易引起灶性损伤和纤维化，使室壁张力和僵硬度增加。也就是说，心肌细胞坏死，残留心肌细胞的肥大、纤维化或瘢痕形成以及心肌间质胶原沉积的增加等均可发生，几乎成为缺血性心肌病的一种结构模式，并可导致室壁张力增加及室壁僵硬度异常、心脏扩大及心力衰竭等。

呼吸困难、肺部啰音、心室充盈音（第三心音奔马律）及左心室充盈压增高，通常被归咎于左心衰竭的收缩功能减低。不过，这些临床表现在心室舒张期心肌僵硬度增加，而无明显心室收缩功能减低或舒张期容量增加的情况下也可发生，认识到这一点是很重要的。

缺血性心肌病变复杂多样，包括心肌细胞肥大的不同，与毛细血管网的分布不成比例，微循环障碍和存活心肌与坏死心肌、顿抑心肌、冬眠心肌的掺杂存在等，不仅可以导致心律失常，也可使缺血性心肌病的某些临床表现和对治疗的反应有所不同。

近年来，人们还注意到内皮功能不全可能对左心室功能有直接影响。内皮功能紊乱可以促进缺血性心肌病患者的心肌缺血，从而影响左心室功能。

虽然尚不十分清楚内皮功能紊乱是如何直接或间接影响左心室功能的，但 TREND（内皮功能不全逆转试验）研究表明，内皮功能改善所获得的好处与 HMGCoA 还原酶抑制剂类降脂药对高胆固醇血症的作用相似。现已知道，内皮可产生和释放 NO 及前列腺环素，但在冠心病患者中，这两种强扩血管物质减少，而缩血管物质内皮素及血管紧张素 II 却明显增多。后两者除了具有缩血管功能外，还可促使心肌细胞肥大、间质纤维化及胎儿型收缩蛋白的基因表达等，直接参与心力衰竭的病理生理过程。此外，内皮功能失调还刺激血管收缩、平滑肌增生及血管壁的脂质沉着，甚至可能促使冠状动脉血栓形成，导致心肌缺血，使左心室功能受损。TREND 试验（内皮功能不全逆转试验）已证实，血管紧张素转换酶抑制剂可以改善内皮功能，这一假说已被 4S 和 CARE 试验所证实。

近年来，关于细胞凋亡这一新概念在冠心病病理和病理生理中的作用已日益受到重视，细胞凋亡重要的病理影响，已被初步认为是缺血性心肌病心力衰竭的细胞学基础。

所谓细胞凋亡是一种因局部环境生理性或病理性刺激引起的受基因调控的非炎症性细胞死亡，故又称为细胞程序性死亡。而坏死则是细胞受到严重和突然损伤后所发生的死亡。细胞凋亡与坏死一起形成了细胞生命过程中两种不同的细胞死亡机制。

心肌细胞凋亡变化的过程与细胞坏死完全不同，特征主要有细胞变小、细胞核固缩、胞质膜发泡、细胞器紧缩、凋亡小体形成（细胞被分割成大小不等的碎片，随后可被相邻的巨噬细胞等在数小时内吞噬、消化）等，超微结构上可见胞膜微绒毛变少或消失。凋亡细胞 DNA 电泳后呈现独特的"梯状"电泳条带，而坏死的 DNA 电泳后呈模糊不清的涂片状，两者通过实验室检查可以鉴别。

前已述及，缺血性心肌病的心肌细胞减少和坏死可以是心肌梗死的直接后果，也可因慢性累积性心肌缺血而造成，心肌壁上既可以有块状的成片坏死区，也可以非连续性多发的灶性心肌损害存在。

在体的心脏试验现已证明，缺血性损伤、再灌注损伤及心肌梗死均可诱导心肌细胞凋亡。在培养的乳鼠心肌细胞，缺氧 12 小时后即可发现有细胞凋亡现象。

新近的研究也证实，在人类心肌梗死的过程中细胞凋亡与细胞坏死共同促成梗死的病理过程，而且细胞凋亡先于细胞坏死发生，它不仅影响心肌梗死的面积，还促使心室重构。已证明严重的心肌持续性缺血是导致心肌梗死灶中心部位细胞凋亡的首要因素，无论是血栓形成或冠状动脉痉挛均可引起，而再灌注损伤是促发细胞凋亡的另一重要因素。此外，在心肌梗死的慢性期，在梗死灶的瘢痕组织与正常心肌之间的周围组织，由于容量负荷过重使心室壁变薄，局部张力增大，可诱发细胞凋亡。缺血性心肌病心力衰竭时细胞凋亡增加，也与心脏负荷过重有关。

有人认为，缺血性损伤严重时某些细胞因子或生物活性物质可能会诱发心肌细胞凋亡。但是，其详细机制尚不清楚。可能是缺血刺激后产生的某些细胞因子或生物活性物质直接与细胞膜的受体或进入心肌细胞与胞质内的受体结合后，将信号传入心肌细胞核，来调控细胞凋亡的基因，使心肌细胞凋亡。

有人观察到 0.6% 的细胞凋亡即可引起心脏机械功能低下及心肌细胞的结构重排，这种结构重排在心肌梗死的边缘区更为明显。心肌室壁的应力增加及细胞凋亡可使胶原支架结构断裂，使室壁变薄、心腔扩大，加之有效的心肌细胞数量减少，可促进缺血性心肌病及心力衰竭的发生。

总之，初步研究发现细胞凋亡可以由严重的心肌缺血、再灌注损伤、心肌梗死及心脏负荷增加等诱发，并可能对缺血性心肌病的发生与发展产生重要影响，但其确切机制尚待进一步研究。

二、心肌缺血对左心室功能的影响

缺血性心肌病可有多种临床表现，最常见和最明显的是患者有严重心功能不全的症状和体征，而又难以与其他扩张型心肌病相区别，但患者既往多伴有心肌梗死。相反，另一些患者可有限制型心肌病的症状和体征，但甚少有冠状动脉病变的线索可寻。这种不同的临床表现是由于心肌缺血对心肌的损害程度、对心室收缩期和舒张期功能的影响有许多不同的缘故。

（一）心肌缺血、心肌顿抑和心肌冬眠现象

动物实验证明，阻断冠状动脉血流后 1 分钟，受累的心肌即可发生运动异常。当流向受损心肌的血流低到原水平的 25% 以下时，该部分心肌可丧失收缩功能。若左心室有 20% ～ 25% 的心肌受累时，整个心脏的血流动力学状态将明显恶化，使每搏量及心排血量下降，左心室舒张末期容量和压力升高。非缺血部分的心肌则依照 Frank-Starling 原理对此进行代偿，以维持每搏量和心排血量。若左心室心肌丧失量达到或超过 40%，则发生严重的急性泵衰竭，危及生命。

在上述这一关于冠状动脉阻断后对心肌收缩影响的研究后，在将近 40 年的时间里，人们一直相信在严重的心肌缺血后，要么发生不可逆的心肌损害，要么迅速恢复。然而，自 20 世纪 80 年代以来，已经明确在严重但比较短暂（一般不超过 20 分钟）的心肌缺血后，心肌不会发生永久性损害，收缩功能经一段时间后可以恢复到正常水平。恢复时间的长短，主要依缺血时间的长短和严重程度而定，可以持续数分钟、数小时或数日，然后完全恢复。这种缺血后的心功能失常，叫"心肌顿抑"。

顿抑心肌具有生化改变和形态学异常。当血流被阻断时，心肌中心缺血区的 ATP 浓度迅速降低。若缺血 15 分钟后恢复灌注，ATP 浓度于数日后逐渐增加，1 周后达到正常水平。电镜检查可见 I 带增宽，糖原颗粒减少、肌原纤维和线粒体水肿，这些改变在短暂的缺血后可以持续数日。此外，肌质网钙的释放减少，使其只有少量的钙能为心肌收缩部位所利用。细胞内 H^+ 的积聚也影响钙与收缩蛋白的相互作用。无机磷酸盐的积聚同样可抑制心肌收缩力，导致长时间的心肌收缩异常。顿抑心肌与坏死心肌不同，它能存活，也具有心肌收缩能力储备。

当心肌灌注呈慢性减少时，心肌仍可维持组织生存，但处于一种持续性的左心室功能低下状态。这种因"少供血就少工作"的心肌称为"冬眠心肌"。冬眠心肌持续的时间更久，可达数周、数月，甚至数年。与顿抑心肌相似，冬眠心肌同样具有收缩能力储备，在慢性缺血纠正后，心功能可以恢复正常。

在较长时间的冠状动脉完全闭塞后，心肌顿抑常发生在邻近心肌坏死的部位，许多心肌坏死灶可与顿抑的心肌组织相互掺杂在一起。顿抑心肌也可以发生在冠状动脉痉挛引起的心肌缺血之后，并局限于心内膜下心肌。心肌冬眠与心肌顿抑一样常见，特别是以那些有冠状动脉器质性狭窄并引起长期慢性供血不足的患者居多。

但是，缺血如果持续下去变得严重，顿抑心肌和冬眠心肌就会发展成为坏死心肌。而且，累积性心肌缺血也可导致心肌坏死。坏死的心肌最终成为无收缩功能的瘢痕组织，它对整个心室功能的影响取决于其大小、形状和部位等。正常情况下，心肌的僵硬度在收缩期比舒张期大 10 倍以上，可以抵抗扩张。而急性缺血的心室壁在缺血期间可以出现室壁运动障碍，如矛盾运动等，表面僵硬度下降。如该部位发生心肌坏死和形成瘢痕，僵硬度也随之发生改变。一般来说，心肌梗死后 3～5 天，梗死区已开始变得相当僵硬，瘢痕组织形成后将会更加僵硬。这一改变一方面有利于防止收缩时的矛盾性扩张，减轻由病变区的不协调运动造成的不良后果；另一方面，对心室的舒张期功能可产生不利影响。

（二）心肌缺血对心室舒张功能的影响

心脏的舒张功能也可因冠心病急性或慢性心肌缺血、心肌顿抑、心肌冬眠等发生急性和慢性改变。

心室的舒张期顺应性与扩张性的含义在性质上相似，可以用 $\Delta V/\Delta P$ 表示，即单位或瞬间压力变化时所伴发的容量变化。反之，可以用 $\Delta P/\Delta V$ 来表示僵硬度，这种压力—容量关系呈曲线。所谓"心室僵硬度或顺应性的改变"，即这一曲线平行移动或斜率改变所表示的压力—容量关系的异常。心肌僵硬度的增加意味着在任何既定的舒张期容量下，所伴发的舒张期压力的增加超过了正常。

关于心室僵硬度改变的机制目前尚不清楚，可能与心脏几何形状的改变、心肌肥大或瘢痕的形成、受收缩期影响的心室舒张不完全、冠状动脉循环的充血以及两个心室的容量和顺应性与心包之间的相互作用等有关。

正常心室的舒张期容量改变，几乎不引起压力的改变，即压力—容量关系曲线呈相对扁平状，即使心室充盈和每搏量在很大范围内有所不同，心室舒张末压和肺动脉楔压却维持在低水平不变。而在冠心病及有过心肌梗死史的患者中，左心室舒张期压力—容量关系曲线多向左上方移位，心室僵硬度增加。这表明冠心病心肌缺血或心肌梗死引起的心肌广泛纤维化或瘢痕形成，可以改变心肌的被动机械特性和几何形状，导致压力—容量关系发生改变。

如果心肌梗死范围较大，发生了显著的心室扩张，则可以对心室僵硬度发生相反的影响，即压力—容量关系曲线向右下方移位，否则心室容量的增加会使充盈压升高并导致肺水肿。当然，即使有心室扩张，若舒张期容量非常大，仍然可以发生肺水肿。

因此，冠心病时心室的舒张期僵硬度可以增高或减低。当心肌纤维化或心肌梗死的范围较小时，心室僵硬度增加；在既定的心室容量下，舒张压增高。而当心肌梗死范围较大并发生心室扩张时，心室僵硬度减低。

舒张期压力—容量关系也可以发生急性改变，这可以用急性缺血对僵硬度的影响来证明。如用快速心脏起搏引起的心肌急性缺血期间，舒张期压力—容量曲线移向左侧；当缺血终止并逐渐恢复正常时，曲线也回移至正常的位置。此外，与心肌缺血后收缩期功能的恢复一样，舒张期功能的恢复也受时间的影响。暂时的心肌缺血后，这种心肌僵硬度的增加要在持续数日之后才能恢复正常。所以，顿抑心肌和冬眠心肌同样会影响心室的舒张功能，只不过与坏死心肌和已发生纤维化或瘢痕的心肌组织不同，它们会在缺血纠正后逐步恢复正常。

三、缺血性心肌病综合征

心肌缺血和心肌梗死对心室的不同作用，使缺血性心肌病具有各种不同的临床表现。患者可以没有症状，也可以出现扩张型心肌病或限制型心肌病的严重症状。

（一）扩张型缺血性心肌病

1. 临床表现与诊断

扩张型缺血性心肌病常见于中老年人，男性居多。其症状一般是逐渐发生的，主诉常为劳累性呼吸困难，严重者可有端坐呼吸和夜间阵发性呼吸困难等左心衰竭的症状。此外，疲乏和虚弱比较常见。外周水肿和腹胀等多见于疾病晚期。

心绞痛是患者的临床症状之一。但是，随着心力衰竭症状的日渐突出，心绞痛发作逐渐减少，甚至完全消失。心绞痛并不是心肌缺血的准确指标，也不是劳累时发生呼吸困难的心功能失常的准确指标。有些患者从一开始就可能没有心绞痛和心肌梗死的病史，因为他们缺乏具有保护意义的心脏"警告系统"。这种无症状性心肌缺血可一直存在，直到发生充血性心力衰竭，有时难以与特发性扩张型心肌病相区别。

体格检查可有颈静脉充盈、肺部啰音、肝肿大、外周水肿，甚至胸膜腔积液等。患者血压正常或偏低，高血压罕见。心脏检查第一心音可正常，心尖部可闻及第三心音和第四心音。如有肺动脉高压存在，肺动脉瓣第二心音可亢进。收缩期杂音常见，多由二尖瓣反流引起。如有肺动脉高压，也可有三尖瓣反流。与心脏瓣膜病的解剖学损害相比，这些瓣膜关闭不全损害的程度通常为轻度至中度。

X线检查可有左心室或全心扩大、肺瘀血、肺间质水肿、肺泡水肿或胸膜渗出等。

心电图多有异常，窦性心动过速、室性期前收缩和心房颤动等心律失常常见，同时常有ST-T异常和陈旧性心肌梗死的异常Q波。有时心肌缺血也可引起暂时性Q波，待缺血逆转后，Q波可消失。

超声心动图检查可发现心脏扩大，收缩末期和舒张末期容量增加，室壁运动异常。

进行性心力衰竭患者还可见右心室增大和心包积液。

放射性核素心肌血流灌注显像可显示室壁运动障碍及射血分数下降。

心导管检查可发现左心室舒张末压、左心房压力及肺动脉楔压增高。心室造影可见局部或弥散性室壁运动异常、射血分数下降和二尖瓣反流等。

有些患者最终需要做冠状动脉造影来确立诊断。通常，患者有多支血管病变。国外有人统计 3 支血管病变者占 71%，2 支者占 27%，单支者仅占 2%，而且所有的病例均有左前降支病变（100%），88% 有右冠状动脉病变，79% 有左回旋支病变。

病理检查示心室肥大和扩张，左心室可有大片的心肌瘢痕区和散在纤维化，伴有细胞肥大、萎缩，肌原纤维丧失等。那些在光学显微镜下检查时相对正常的部位，在电镜下也可见广泛的细胞损害。同时冠状动脉检查多有弥散性的严重病变。

2. 与其他心脏疾病的鉴别

主要应与特发性扩张型心肌病鉴别。从上述的临床表现中也可以看出，两者有许多相似之处，但是扩张型缺血性心肌病的基础是冠心病，与病因未明的特发性心肌病截然不同。因此，存在冠心病的易患因素，特别是 50 岁以上的患者，有利于扩张型缺血性心肌病的诊断。

缺血性心肌病的心绞痛病史见于 42% ～ 92% 的患者，而仅 10% ～ 20% 的特发性心肌病患者有心绞痛史。前者有陈旧性心肌梗死和心电图改变的占 64% ～ 85%，后者心电图呈现类似心肌梗死图形改变的却不到 10%。

此外，在超声心动图或放射性核素的左心室功能检查中，虽然弥散性室壁运动异常两者均可以存在，但有局部室壁运动障碍者常提示缺血性心肌病。有时胸部 X 线片及超高速 CT 检查，可见有冠状动脉的钙化，这也是提示缺血性心肌病的证据。

特发性心肌病是一种弥散性心肌病变，而缺血性心肌病主要累及左心室，所以测定右心室功能有助于两者的鉴别。换言之，前者右心室功能常受损较重，后者受损较轻。最近 IskandHan 等报道了 90 例经冠状动脉造影和放射性核素心血管造影检查的患者，在左心室射血分数 < 0.30 的患者中，69 例为缺血性心肌病，21 例为特发性心肌病，两组左心室射血分数相似，分别为（0.22 ± 0.06）和（0.21 ± 0.06）。但右心室射血分数在缺血性心肌病较高，为（0.38 ± 0.16）；特发性心肌病较低，为（0.29 ± 0.12）（$P < 0.01$）。在 59 例右心室射血分数 > 0.30 的患者中，50 例（85%）为缺血性心肌病。此外，缺血性心肌病患者右心室舒张末期容量与左心室舒张末期容量的比值为 0.75，而特发性心肌病患者为 1.07（$P < 0.05$）。因此，检测右心室功能有助于两者的鉴别诊断。

扩张型缺血性心肌病与扩张型特发性心肌病的鉴别要点概括如下。①从发病年龄看，扩张型缺血性心肌病多见于 50 岁以上的男性患者，而扩张型特发性心肌病多见于中青年。②缺血性心肌病患者大多数有较长期的心绞痛病史或心肌梗死病史，扩张型特发性心肌病仅 10% ～ 20% 有上述病史。③心电图中的梗死性 Q 波、缺血性 ST-T 改变多见于缺血性心肌病，而罕见于扩张型特发性心肌病。④超声心动图检查可在缺血性心肌病中发现左心室增大、节段性室壁运动障碍或弥散性室壁运动不良；严重者才有右心室增大，而扩张型特发性心肌病患者呈明显心脏扩大，同时有弥散性室壁运动减低。⑤放射性核素心肌灌注显像时，缺血性心肌病常有相关灌注缺损区，而扩张型特发性心肌病患者对放射性核素（如 $^{210}T_1$）的吸收是均匀一致的。⑥缺血性心肌病的右心室功能受损较轻，而扩张型特发性心肌病患者右心室功能同样受损。⑦冠状动脉造影检查可以发现缺血性心肌病患者常有包括左主干病变在内的多支血管病变，而扩张型特发性心肌病患者常无或罕有严重血管狭窄病变。

从中国医学科学院阜外心血管病医院 1995～1998 年收治的 26 例缺血性心肌病患者的资料来看，大多符合上述特点。

缺血性心肌病还需要与心脏后负荷异常增加和继发性心肌缺血所导致的心脏疾病相鉴别，其中主要是主动脉瓣狭窄和原发性高血压。通过查体，测定血压，根据典型的心脏杂音，胸部 X 线片的主动脉瓣钙化及超声心动图检查等，一般不难区别。

最后，需要与冠心病和心肌梗死后引发的二尖瓣关闭不全、室间隔穿孔及由孤立的室壁瘤造成的心力衰竭相区别，它们所引发心力衰竭的机制与缺血性心肌病明显不同，而且常可采用特殊的治疗手段（如室壁瘤切除）来纠正心功能失常。

3. 扩张型缺血性心肌病某些临床表现的复杂性、原因及临床意义

（1）有比较严重的心力衰竭症状和体征，但在某些严重的扩张型缺血性心肌病中仅有轻度心肌异常改变，患者的严重症状与左心室功能的损害程度和心肌异常改变之间常不成比例。可能的解释是，虽然所有的患者都有慢性充血性心力衰竭，但心肌梗死患者心肌坏死的范围大小不一。有些患者的心肌梗死或坏死发生在多个部位，分布在 2 支以上的冠状动脉支配范围内。心肌坏死的范围并不很大，但有多个部位的心肌损伤，这对左心室功能的影响远比那些虽有同样大小心肌坏死而只局限在心肌一个部位者要大得多。

再者，缺血性心肌病心脏的平均室壁厚度比有反复心肌梗死但却无扩张型缺血性心肌病患者、扩张型特发性心肌病患者和心脏瓣膜病患者的室壁薄，这是因为广泛的冠状动脉病变，限制了心肌的血供，使之不能适度肥大或暂时性肥大来代偿缺血而发生萎缩，以及心室扩张的影响。这些患者持续的弥散性缺血较心肌坏死或瘢痕似乎更易引起明显的左心室功能抑制或减低，但尚不足以引起大量心肌细胞的不可逆损害。

最近，人们强调可能就是心肌顿抑和心肌冬眠现象造成了上述临床表现，特别是心肌冬眠这种由慢性持续性缺血引起的心功能减低，可以与顿抑心肌和部分坏死心肌一起导致临床上比较严重的心力衰竭症状，而病理检查仅有相对较轻的心肌病变。

为此，正确判定这类心力衰竭是不可逆的（由心肌坏死、纤维化和瘢痕组织引起）还是可逆的（由心肌缺血、心肌冬眠和心肌顿抑引起）具有重要临床意义。应进行心导管及造影检查，以评价血流动力学改变、心室功能和冠状动脉病变情况。如结果显示收缩力异常，或丧失功能的心肌由狭窄的冠状动脉或侧支循环供血，而且应用正性肌力性刺激后心功能确有改善者，说明其仍保留有心肌收缩储备，外科冠状动脉旁路移植术或血管成形术可能会改善心功能，提高存活率，改善预后。

（2）有比较严重的心力衰竭，但症状相对较少。扩张型缺血性心肌病常见的临床表现是充血性心力衰竭。如果患者有冠心病史、心脏扩大和心力衰竭，即应怀疑这一诊断，但有时根据这些条件来诊断会使一些没有症状或仅有不典型表现的患者漏诊。约 4% 的患者没有症状，8%～15% 的患者可无心肌梗死或心绞痛史。患者可因此而有难以解释的心脏扩大和心电图异常，有时会以房颤、室性心动过速或室性期前收缩等心律失常及血栓栓塞为主诉而就医。可见无症状性心肌缺血和心肌梗死的存在是这些症状相

对较少的扩张型缺血性心肌病的必备条件之一。

现已明确，并非所有的心肌缺血都有胸痛症状，也并非所有的心肌梗死都有症状。早在 50 年前即有无痛性心肌梗死的报道，有人还报道 1/3 ～ 1/2 的心肌梗死曾被漏诊，其中 50% 的心肌梗死无症状。这种反复发生和经常存在的无症状性心肌缺血或心肌梗死可逐步引起扩张型缺血性心肌病。

有比较严重的心力衰竭而症状相对较少的另一个原因是临床症状、运动或活动能力与心功能不全的程度之间并无固定的关系。有些患者尽管心脏射血分数减低，运动时也不增加，但却具有相当的运动耐量或可接近于正常人水平。这些人可能是通过增加舒张末期容量和心率、扩大动静脉氧差和增加组织对氧的摄取等代偿来维持比较合适的心排血量和氧的运送；或许其中有些患者并无十分严重的冠状动脉病变以及运动时那些存活的心肌从比较丰富的侧支循环中得到了足够的血供，因而能耐受相当的运动负荷而无明显症状。

（二）限制型缺血性心肌病

在缺血性心肌病中，以扩张型缺血性心肌病居多。少数患者的临床表现以舒张期左心室功能异常为特点，称为限制型缺血性心肌病。

限制型缺血性心肌病的患者，常有劳累性呼吸困难和心绞痛，并因此而使活动受限。患者可无心肌梗死，却因反复发生肺水肿而住院。胸部 X 线片示有肺水肿表现，但无心脏增大，心电图检查也无左心室肥大的证据。肺水肿减轻后，心导管检查有时仍可发现左心室舒张末压轻度增高、舒张末期容量增加和射血分数轻度减低。冠状动脉造影检查常有 2 支以上的弥散性血管病变，心室造影示心室呈普遍性轻度收缩力减低，无室壁瘤、局部室壁运动障碍和二尖瓣反流等。

急性心肌梗死期间，有一部分患者虽然发生了肺瘀血或肺水肿，但可以有正常或接近正常的左心室射血分数，说明这些患者的心功能异常是以舒张功能不全为主。

总之，限制型缺血性心肌病患者的心脏大小可以正常，但左心室常有异常的压力—容量关系。患者在静息和既定的心室容量下，左心室舒张末压高于正常。在急性缺血发作时，心室顺应性进一步下降，这种心室僵硬度的增加会使左心室舒张末压增高而引起肺水肿，而收缩功能可以正常或仅轻度受损。

四、缺血性心肌病的治疗和预后

（一）扩张型缺血性心肌病

1. 内科治疗

早期内科治疗甚为重要，有助于推迟充血性心力衰竭的发生与发展。早期治疗有赖于早期诊断。要控制冠心病，减少冠心病的危险因素，积极治疗心绞痛和各种形式（包括无症状性）的心肌缺血。一旦发生心力衰竭，宜减轻呼吸困难和外周水肿，控制心功能的进一步恶化，改善活动能力，以提高存活率。

水钠潴留对扩张型缺血性心肌病的症状和体征的发生有重要影响，可使用利尿剂来控制肺瘀血和外周水肿等。要注意避免电解质紊乱，限盐也很有必要。

（1）初始药物治疗：心力衰竭患者有明显容量负荷过重，应立即开始使用利尿剂治疗。轻度容量负荷过重用噻嗪类利尿剂已足够，严重容量负荷过重应给予袢利尿剂。

（2）ACEI：左心室收缩功能不全的患者除非有下述禁忌证应接受 ACEI 治疗。

①对该药物有不耐受或不良反应史。②血清钾 ≥ 5.5mmol/L，难以降低。③症状性低血压。收缩压 < 90mmHg 的患者并发症危险大，必须由经验丰富的医师处理。对血清肌酐 ≥ 265μmol/L（3.0mg/dL）或估计肌酐清除率 < 30mL/min 的患者，药物剂量应减半。

（3）地高辛：严重心力衰竭患者应常规应用地高辛，轻度或中度心力衰竭在 ACEI 和利尿剂治疗后症状无改善应加用地高辛。

（4）肼屈嗪/二硝酸异山梨醇：有 ACEI 禁忌证或不能耐受的患者，硝酸异山梨醇和肼苯哒嗪是适当的替代药物。

（5）抗凝治疗：主张常规抗凝治疗，有栓塞史、心脏明显扩大、房颤、有附壁血栓者可考虑抗凝。

（6）β 受体阻滞剂：急性心力衰竭病情稳定后，建议小剂量试用。

（7）定期随访：随访期间，如患者出现不明原因的体重增加，应及时检查。

（8）出院和出院后治疗：患者出院后应该无限期地连续服用阿司匹林 75～300mg/d。地高辛对改善心功能有益，尤其是对尚有心肌储备能力的心肌作用更为明显，而且洋地黄类制剂对控制这些患者的室上性心律失常（包括心房颤动等）也有价值。

2. 外科治疗

当左心室功能受损到发生充血性心力衰竭时，外科手术的病死率增加到 15%～33%。若除冠状动脉旁路移植术外，同时做室壁瘤切除或瓣膜置换手术等，病死率还要略高一些。

外科手术的病死率与患者的射血分数呈负相关。射血分数在 0.5 以上、0.5 以下和 0.25 以下，外科的病死率分别为 3%、35% 和 55%。因此，外科手术的最大危险是心功能严重受损。

一般来说，外科搭桥术适用于有心绞痛症状和心功能仅中等受损的患者。手术效果好的通常是那些仍保留有心肌收缩储备、有大量冬眠心肌或顿抑心肌的患者，因为在冠状动脉血流恢复后，这些心肌可以"苏醒"过来，使心功能获得改善。

严重的患者需要做心脏移植手术，其手术后的 5 年存活率已达到 50%。接受心脏移植者一般要求年龄在 55 岁以下，没有其他严重疾病和需要使用胰岛素的糖尿病，肺血管阻力也不能过高。

近年来，Batista 医师报道对于心脏扩大、收缩无力的患者，可以考虑施行所谓左心室削减术，即从左心室切下一块楔形心肌，然后缝合，使心腔缩小而改善泵血。不过，这种手术对于缺血性心肌病患者的效果如何，尚有待评价。

此外，动力性心肌成形术是治疗慢性难治性心力衰竭的一种新的替代性手术，它是利用带有神经血管的背阔肌来包裹心室，并经过脉冲刺激的训练及适应，使之逐步转化为耐疲劳的肌肉，并与心脏同步收缩，以达到长期帮助心肌收缩、使心力衰竭好转的目的。迄今为止，据称全世界共有 258 例缺血性心肌病患者做了这种手术，术后 80%～85% 的患者生活质量提高，心功能改善。

3. 新的治疗技术

（1）干细胞治疗：干细胞是人体内仍保留的少数具有分裂和分化能力的细胞，理论上干细胞移植可通过直接分化成心血管内皮细胞和心肌细胞，从而修复病变血管和坏死心肌，以达到治疗作用。但其临床应用的可靠性和安全性问题仍有待解决，经验仍有限。

（2）心力衰竭基因治疗，促进新的血管生成：Kastrup等报道了血管内皮生长因子（VEGF）基因治疗对80例重症冠心病患者心肌缺血的初步研究结果，提示治疗组患者心肌血流改善，硝酸甘油用量减少，为心力衰竭治疗带来了新的希望。还有报道称，血管生成素、粒细胞集落刺激因子等血管生成因子或内皮祖细胞等，通过转基因方法或心导管介入送到病变处，可刺激心肌血管生成，改善心肌供血。

4. 预后

总的来说，扩张型缺血性心肌病预后不良，可能比扩张型特发性心肌病还要差，其5年病死率为50%～84%。预后不良的预测因素包括有显著的心脏扩大，特别是有进行性心脏增大，50%的患者可于2年内死亡。几乎所有的患者都有室性期前收缩，室性期前收缩可能与病死率增高有关，但并不十分肯定。死亡的原因主要是进行性充血性心力衰竭、心肌梗死和继发于严重心律失常或左心功能不全的猝死。由栓塞及非心脏疾病引起的死亡较少见。

（二）限制型缺血性心肌病

限制型缺血性心肌病因心肌的纤维化和灶性瘢痕，即使在无发作性缺血时，心室的僵硬度也较高，不易治疗。短暂的发作性缺血是促使僵硬度进一步增加的原因，所以治疗宜针对防止或减轻发作性缺血，并尽量纠正慢性持续性缺血。临床上可以用硝酸盐、β受体阻滞剂和钙通道阻滞剂来治疗，也可考虑对合适病例施行手术治疗。

有人曾认为，细胞内钙的调节异常是心肌僵硬度增高的原因之一，因此应用钙通道阻滞剂可能比较有效。但目前尚无充分的证据证实这一点。

对于限制型缺血性心肌病患者，不宜使用洋地黄类制剂和儿茶酚胺类正性肌力药物。

目前对限制型缺血性心肌病的自然病程和预后，所知甚少。不过，有报道急性心肌梗死后射血分数正常；舒张期功能异常导致急性肺水肿患者的病死率和心肌梗死的复发率与急性心肌梗死后射血分数减低伴发急性肺水肿患者一样高，但没有急性心肌梗死的限制型缺血性心肌病患者的预后是否也如此，尚不得而知。

（王文艳）

参考文献

［1］赵立平. 缺血性心肌病心力衰竭应用曲美他嗪治疗的效果分析 [J]. 中国现代药物应用，2022，16（18）：113-115.

［2］马贵洲，余丹青. 缺血性心肌病研究新进展 [J]. 广东医学，2022，43（9）：1177-1182.

［3］卫亚玲，何建萍. 动态心电图检查对缺血性心肌病伴高血压患者的诊断价值 [J]. 血栓与止血学，2022，28（3）：954-955.

［4］马俊英，张国. 缺血性心肌病病例临床分析 [J]. 新疆中医药，2013，31（4）：15-17.

［5］李新立，周艳丽. 缺血性心肌病 [J]. 中国实用内科杂志，2012，32（7）：495-497.

［6］Bates E R. Is CABG Indicated in Patients With Ischemic Cardiomyopathy?[J] JAMA Cardiology, 2022 Nov; 7(11): 1176–1177.

第六节　急性冠状动脉综合征

急性冠状动脉综合征（ACS）是以冠状动脉硬化斑块破溃，以继发完全或不完全闭塞性血栓形成为病理基础的一组临床综合征。根据胸痛时的心电图表现，分为ST段抬高型心肌梗死（STEMI）和非ST段抬高的ACS。根据最新版"心肌梗死全球定义"，将STEMI分为自发性MI（1型）、继发于心肌氧供需失衡的MI（2型）、心脏性猝死（3型）、经皮冠状动脉介入治疗（PCI）相关MI（4a型）、支架血栓形成引起的MI（4b型）和外科冠状动脉旁路移植术（CABG）相关MI（5型）。非ST段抬高的ACS根据心肌损伤血清标志物测定结果，分为不稳定型心绞痛（UA）和非ST段抬高型心肌梗死（NSTEMI）。

临床上STEMI诊断的特异性较高，而非ST段抬高的ACS临床漏诊率较高，诊断后需进一步明确是UA还是NSTEMI。UA或NSTEMI的患者时刻面临着ST段抬高型心肌梗死和心脏性猝死的危险，统称为非ST抬高的ACS（又称为不稳定性冠状动脉疾病）。此类患者需及时抗栓治疗稳定病情，同时进行危险分层，确定理想的治疗策略。由于存在严重应激状态，重症患者易合并ACS，而手术或原有疾病状态往往掩盖了ACS的临床特征。因此，ACS应引起ICU医师的高度重视。

一、临床表现

（一）病史与症状

1. 典型的缺血性胸痛

多数ACS患者均有不同程度的胸痛症状，典型的缺血性胸痛多为心前区或胸骨后压榨性疼痛或窒息样感觉。部分患者可能表现为闷痛、心前区烧灼感，常在劳累或情绪激动后发作，也有静息状态下发作者。ACS患者心绞痛包括如下4种。①静息性心绞痛：静息时心绞痛发作，发作时间较长，通常超过20分钟。②初发性心绞痛：新近发生严重的心绞痛（发病时间2个月以内），CCS分级为Ⅲ级以上的心绞痛，尤其是注意近48小时有无静息性心绞痛发作及其发作频率。③恶化性心绞痛：既往诊断的心绞痛，最近发作次数频繁，持续时间延长，或痛阈降低（CC分级增加＞1级至CCS分级Ⅲ级或Ⅲ级以上）。④心肌梗死后心绞痛，急性心肌梗死后24小时至1个月发生的心绞痛。⑤变异型心绞痛：休息或一般活动时发生的心绞痛，发作时心电图显示ST段暂时性抬高。

2. 不典型的胸痛

少数ACS患者的胸痛症状并不典型，这多见于老年人、糖尿病或女性患者，其首发症状可能仅仅是胸闷，针刺样疼痛，无明显的放射痛，部分患者可能表现为上消化道症状，上腹部疼痛，初发的消化不良，或胸膜刺激症状，胸部刺痛或触痛，逐渐加重的呼吸困难。重症患者由于手术或原有疾病状态的影响掩盖了ACS的胸痛症状。这些不典型的主诉症状是导致误诊或漏诊的主要原因，其结果可能导致患者治疗时间的延误或漏诊。

重视病史的询问在拟诊 ACS 并除外其他胸痛疾病方面有重要意义。病史采集，应注意冠心病的危险因素。①冠心病可变的危险因素：包括高血压、糖尿病、高脂血症、吸烟。②冠心病不可变的危险因素：包括年龄、性别、冠心病早发家族史（家族成员中男性 55 岁、女性 65 岁以前发病）。尚需询问既往冠心病病史，既往诊断与治疗情况。患者有气促、心悸和咳粉红色泡沫样痰，需注意有无急性左心功能不全。有双下肢水肿、腹胀与尿少，需注意有无右心功能不全；有大汗、头晕、昏厥、气促与尿少，需注意有无心源性休克。

病史询问还能对鉴别不同性质的胸痛疾病提供重要的信息，一些临床高危、易引起猝死的胸痛疾病，如肺动脉栓塞、主动脉夹层等，仔细了解胸痛情况可获得一些对诊断有价值的线索。

（二）体格检查

应系统而有重点地进行体格检查，其目的是发现可能加重心肌缺血的因素（如感染或严重应激、未得到控制的高血压、甲状腺功能亢进症和各种肺病），评价心肌缺血对血流动力学的影响，排除非缺血性心脏病（心包炎、心瓣膜病等）及心外原因（气胸等），并确定胸痛原因。如体检发现低血压、左心功能不全（肺部啰音、第三心音奔马律）或急性二尖瓣关闭不全（心尖区 2 级以上收缩期杂音），高度提示存在严重冠心病而且预后不良。出现颈部血管杂音或无脉征提示有心外血管（颈动脉、主动脉、周围血管）病变。重症患者由于疾病严重状态和生命支持设备（如机械通气）的影响，掩盖了 ACS 的体征。

二、辅助检查

（一）心电图检查

对于疑诊 ACS 患者，心电图检查具有重要的价值。静息心电图是诊断 ACS 的关键，ST 段移位、T 波改变及 Q 波出现是 ACS 最可靠的心电图标志。应反复检查并动态观察心电图的变化，注意与既往心电图比较，有症状或胸痛发作前、中、后心电图比较，往往有意外发现。必要时行 24 小时动态心电图检查，可以明确胸痛与心电图的关系。对非心肌缺血性胸痛如心肌炎、肺动脉栓塞，也可通过特有的心电图改变辅助诊断。

静息状态症状发作时记录到一过性 ST 段改变，症状缓解后恢复正常，强烈提示急性心肌缺血，并高度提示存在严重冠心病。现有心电图提示急性心肌缺血，并与以前的心电图做比较，则可提高诊断的准确性。有可逆性 ST 段压低的 ACS 患者，其凝血酶活性增高，提示冠状动脉病变复杂并且有血栓形成。

根据临床表现拟诊 ACS 的患者，2 个或 2 个以上导联 ST 段抬高超过 1mm（其中胸导联超过 2mm），提示冠状动脉闭塞导致透壁性缺血，考虑为 STEMI，结合病史、体征、心肌损伤标志物，决定是否立即行冠状动脉再灌注治疗。如果胸前导联出现显著对称性 T 波倒置（大于等于 0.2mV），高度提示急性心肌缺血，多由左前降支严重狭窄所致。这类患者多有前壁心肌运动减弱，药物治疗的风险较大。非特异性 ST 段和 T 波改变（ST 段抬高或压低 < 0.05mV 或 T 波倒置 < 0.2mV）意义相对较小。Q 波 ≥ 0.04 毫秒表明曾经患过 MI，对于诊断 ACS 的意义较小，却高度提示存在严重冠心病。

应当注意，有时胸痛患者心电图正常，也不能排除 ACS。研究发现，其中 1% ～ 6% 最终诊断为 NSTEMI，4% 以上为 UA。

（二）心肌损伤的生物学标志物检查

心肌损伤标志物的检测主要用于心肌缺血坏死的诊断及临床预后的判断。目前，临床上常用的有磷酸肌酸激酶（CK）及同工酶 MB（CK-MB）、肌红蛋白和肌钙蛋白。

CK-MB 一直是评估 ACS 的主要血清标志物之一。CK-MB 在心肌坏死或梗死后 3 ～ 4 小时升高。有研究表明在胸痛发作 3 小时内若 CK-MB 检测值升高，对判断心肌坏死的敏感性和特异性大于 90%。CK-MB 检测对 NSTEMI，尤其是无明显胸痛症状或心电图无诊断意义的 NSTEMI 患者的早期初步筛查具有一定价值。溶栓治疗后梗死相关动脉开通时 CK-MB 峰值前移（14 小时以内）。另外，CK-MB 测定也适用于诊断再发心肌梗死。但 CK-MB 并非心肌的特异性酶谱，在骨骼肌损伤时也显著升高。因此，在判断其意义时应联合其他标志物或结合临床综合考虑。CK-MB 的同工酶（或亚型）有助于诊断极早期（4 小时以内）心肌梗死。心肌中仅存在 $CK-MB_2$ 亚型而血浆中则为 $CK-MB_1$。与常规检测 CK-MB 相比，应用其亚型指标（$CK-MB_2/CK-MBI > 1.5$）可以提高 6 小时以内急性心肌梗死诊断的敏感性，但其检测条件要求较高。

肌红蛋白是一种发现于心肌和骨骼肌中的低分子量血红蛋白，可在心肌坏死后 2 小时检出，但缺乏心脏特异性，而且检测时间窗较小（小于 24 小时），尽管协助诊断价值有限，但由于其敏感性较高，且心肌坏死后出现于血浆中较早，因而对早期诊断，尤其是早期除外心肌缺血坏死的可能性具有重要临床价值。

肌钙蛋白复合物包括 3 个亚单位：肌钙蛋白 T（cTnT）、肌钙蛋白 I（cTnI）和肌钙蛋白 C（cTnC），cTn 是诊断心肌坏死最特异和敏感的首选心肌损伤标志物。肌钙蛋白 I 或肌钙蛋白 T 的分子量分别为 23 000 与 39 000Da，较 CK-MB 小，当心肌损伤后，先于 CK-MB 进入血液中，其持续升高时间达 1 ～ 2 周。肌钙蛋白除了在 STEMI 及 NSTEMI 患者中明显升高外，研究表明其在部分 UA 患者也升高，这类患者可能为高危 UA，因不稳定性斑块及表面的白血栓反复脱落致远端小血管栓塞而引起局灶性心肌坏死，CK-MB 可能仍在正常范围，但 TnI 或 TnT 已升高。在慢性肾功能不全时有极少数患者肌钙蛋白出现假阳性反应，心肌炎、肺动脉栓塞和急性心力衰竭患者可能也会升高。

（三）影像学检查

超声心动图、冠状动脉造影等影像学检查有助于对急性胸痛患者的鉴别诊断和危险分层。测量左心室射血分数是 ACS 重要预后变量，缺血时左心室壁暂时性局限性运动减弱或消失，同时可发现其他合并症（如心瓣膜病、先天性心脏病）。

三、诊断

ACS 主要根据病史（胸痛特征和冠心病危险因素）、体征（左心功能不全、严重心律失常与休克体征）、实验室检查（心电图改变、心脏损伤标志物与冠状动脉造影），确定是否为 ACS（STEMI、NSTEMI 或 UA），诊断为 ACS 后进行危险性分层。危险分层是一个连续的过程，需根据临床情况不断更新最初的评估。高龄、女性、Killip 分级 Ⅱ ～ Ⅳ级、既往有心肌梗死病史、心房颤动、前壁心肌梗死、肺部啰音、收缩压 < 100mmHg、心率 > 100 次 / 分、糖尿病、cTn 明显升高等是 STEMI 患者死亡风险增加的独立危险因素。溶栓治疗失败，伴有右心室梗死和血流动力学异常的下壁 STEMI 患者病死率增高。合并机械性并发症的 STEMI 患者死亡风险增大。冠状动脉造影可为 STEMI 风险分层提供重要信息。

四、治疗

（一）治疗原则

早期、快速和完全地开通梗死相关动脉是改善 STEMI 患者预后的关键。

对拟诊或诊断为急性缺血性胸痛的 ACS 患者，应进行严密观察，迅速进行心电监测并建立静脉通道，根据病情分别予以吗啡、吸氧、硝酸酯类及阿司匹林（MONA 方案）治疗。

心电图发现 ST 段抬高的患者，应评估即刻再灌注治疗的可能性和必要性，并根据有关急性心肌梗死的处理指南进行治疗。再灌注治疗包括静脉溶栓治疗、经皮冠状动脉介入干预（PCI）、冠状动脉旁路手术（CABG）。

症状复发、心电图 ST 段压低（大于 0.05mV）和（或）T 波倒置（大于 0.2mV）或心脏标志物阳性的血流动力学稳定患者，应收住冠心病监护病房，按危险分层标准将患者分类并给予治疗。高危者"预治疗"2～3 天，给予抗缺血、抗血栓、调脂治疗，早期积极做 PCI，低危者转入普通病房治疗，稳定后出院，门诊随访。

对心电图正常或呈非特征性心电图改变的患者，应在急诊科继续对病情进行评价和治疗，并进行床旁监测，包括心电监护、迅速测定血清心肌标志物浓度及二维超声心动图检查等。二维超声心动图可在缺血损伤数分钟内发现节段性室壁运动障碍，有助于急性心肌梗死的早期诊断，对疑诊主动脉夹层、心包炎和肺动脉栓塞的鉴别诊断具有特殊价值。床旁监测应一直持续到获得一系列血清标志物浓度结果，最后评估有无缺血或梗死证据，再决定继续观察或入院治疗。

心电图 ST 段压低 < 0.05mV 和（或）T 波倒置 < 0.2mV、心脏标志物阴性、心脏负荷试验阴性的低危 ACS 患者可以出院或在门诊治疗。

（二）一般治疗

所有 STEMI 患者应立即给予吸氧和心电、血压和血氧饱和度监测，及时发现和处理心律失常、血流动力学异常和低氧血症。合并左心衰竭（肺水肿）和（或）机械并发症的患者常伴严重低氧血症，需面罩加压给氧或气管插管并机械通气。STEMI 伴剧烈胸痛患者应迅速给予有效镇痛剂，如静脉注射吗啡 3mg，必要时间隔 5 分钟重复 1 次，总量不宜超过 15mg。但吗啡可引起低血压和呼吸抑制，并降低 P2Y12 受体拮抗剂的抗血小板作用。注意保持患者大便通畅，必要时使用缓泻剂，避免用力排便导致心脏破裂、心律失常或心力衰竭。

（三）再灌注治疗

1. 溶栓治疗

溶栓治疗快速、简便，在不具备经皮冠状动脉介入治疗（PCI）条件的医院或因各种原因使首次医学接触（FMC）至 PCI 时间明显延迟时，对有适应证的 STEMI 患者，静脉内溶栓仍是较好的选择。决定是否溶栓治疗时，应综合分析预期风险／效益比、发病至就诊时间、就诊时临床及血流动力学特征、合并症、出血风险、禁忌证和预期 PCI 延误时间。左束支传导阻滞、大面积梗死（前壁心肌梗死、下壁心肌梗死合并右心室梗死）患者溶栓获益较大。

（1）适应证：①发病 12 小时以内，预计 FMC 至 PCI 时间延迟大于 120 分钟，无溶栓禁忌证；②发病 12 ～ 24 小时仍有进行性缺血性胸痛和至少 2 个胸前导联或肢体导联 ST 段抬高 > 0.1mV，或血流动力学不稳定的患者，若无直接 PCI 条件，溶栓治疗是合理的；③计划进行直接 PCI 前不推荐溶栓治疗；④ ST 段压低的患者（除外后壁心肌梗死或合并 aVR 导联 ST 段抬高）不应采取溶栓治疗；⑤ STEMI 发病超过 12 小时，症状已缓解或消失的患者不应给予溶栓治疗。

（2）禁忌证：溶栓的绝对禁忌证包括：①既往有脑出血史或不明原因的卒中；②已知脑血管结构异常；③颅内恶性肿瘤；④ 3 个月内有缺血性卒中（不包括 4.5 小时内急性缺血性卒中）；⑤可疑主动脉夹层；⑥活动性出血；⑦ 3 个月内有严重头部闭合伤或面部创伤；⑧ 2 个月内有颅内或脊柱内外科手术；⑨严重未控制的高血压［收缩压 > 180mmHg 和（或）舒张压 > 110mmHg］。相对禁忌证包括：①年龄 ≥ 75 岁；② 3 个月前有缺血性卒中；③创伤（3 周内）或持续 > 10 分钟心肺复苏；④ 3 周内接受过大手术；⑤ 4 周内有内脏出血；⑥近期（2 周内）不能压迫止血部位的大血管穿刺；⑦妊娠；⑧不符合绝对禁忌证的已知其他颅内病变；⑨活动性消化性溃疡；⑩正在使用抗凝药物［国际标准化比值（INR）水平越高，出血风险越大］。

（3）溶栓剂选择：建议优先采用特异性纤溶酶原激活剂。重组组织型纤溶酶原激活剂阿替普酶可选择性激活纤溶酶原，对全身纤溶活性影响较小，无抗原性，是目前最常用的溶栓剂。但其半衰期短，为防止梗死相关动脉再阻塞需联合应用肝素（24 ～ 48 小时）。其他特异性纤溶酶原激活剂还有兰替普酶、瑞替普酶和替奈普酶等。非特异性纤溶酶原激活剂包括尿激酶和尿激酶原，可直接将循环血液中的纤溶酶原转变为有活性的纤溶酶，无抗原性和过敏反应。

疗效评估：溶栓开始后 60 ～ 180 分钟应密切监测临床症状、心电图 ST 段变化及心律失常。血管再通的间接判定指标包括：① 60 ～ 90 分钟心电图抬高的 ST 段至少回落 50%；② cTn 峰值提前至发病 12 小时内，CK-MB 酶峰提前到 14 小时内；③ 2 小时内胸痛症状明显缓解；④ 2 ～ 3 小时出现再灌注心律失常，如加速性室性自主心律、房室传导阻滞、束支阻滞突然改善或消失，或下壁心肌梗死患者出现一过性窦性心动过缓、窦房传导阻滞，伴或不伴低血压。上述 4 项中，心电图变化和心肌损伤标志物峰值前移最重要。冠状动脉造影判断标准：TIMI 2 级或 3 级血流表示血管再通，TIMI 3 级为完全性再通，溶栓失败则梗死相关血管持续闭塞（TIMI 0 ～ 1 级）。

2. 介入或手术治疗

ST 段抬高的 ACS 患者，应评估即刻再灌注治疗的可能性和必要性，尽可能早期再灌注治疗，包括经皮冠状动脉介入干预（PCI）或冠状动脉旁路手术（CABG）。

对于临床上血流动力学不稳定的 ACS 患者和（或）难以即刻启动心导管检查者，可考虑主动脉内反搏（IABP）治疗支持，有条件者可在 IABP、Impella 或 ECMO 支持下进行介入治疗。

对于药物治疗后病情稳定的 ACS 患者，应进行危险分层和处理，处理策略包括早期干预和早期保守两大类。

对于药物治疗 12 ～ 48 小时后病情稳定的患者，临床处理上有两种倾向：一种是早期干预，对所有的无血管再通治疗禁忌的患者进行常规的冠状动脉造影检查，并依据造影结果进行血管再通治疗；另一种是早期保守治疗，对所有患者进行药物保守治疗12～48小时，然后进行负荷试验检查并对左室功能进行评价，仅对于有缺血反复发作（心绞痛、静息或轻体力活动时出现心电图变化）、运动试验强阳性、左室功能严重减低（EF低于40%）者进行冠状动脉造影检查和必要的再血管化治疗。

尽管随机研究结果显示在中危和高危患者倾向于采用早期干预策略，临床实践中还必须考虑手头可用的技术和设备资源、患者的意愿、伴随疾患等因素。现阶段，对于非ST段抬高的病情平稳的低危ACS患者，无论是选择进行早期干预或是进行早期保守治疗都是可接受的，但是对于高危患者更倾向于早期干预。

（四）抗栓治疗

1. 抗血小板治疗

（1）阿司匹林：通过抑制血小板环氧化酶使血栓素A_2合成减少，达到抗血小板聚集的作用。所有无禁忌证的STEMI患者均应立即口服水溶性阿司匹林或嚼服肠溶阿司匹林300mg，继以75～100mg/d长期维持。

（2）P2Y12受体抑制剂：干扰二磷酸腺苷介导的血小板活化。氯吡格雷为前体药物，需肝脏细胞色素P450酶代谢形成活性代谢物，与P2Y12受体不可逆结合。替格瑞洛和普拉格雷具有更强和快速抑制血小板的作用，且前者不受基因多态性的影响。STEMI直接PCI（特别是置入DES）患者，应给予负荷量替格瑞洛180mg，以后每次90mg，每日2次，至少12个月；或氯吡格雷600mg负荷量，以后每次75mg，每日1次，至少12个月。肾功能不全（肾小球滤过率＜60mL/min）患者无须调整P2Y12受体抑制剂用量。STEMI静脉溶栓患者，如年龄＜75岁，应给予氯吡格雷300mg负荷量，以后75mg/d，维持12个月。如年龄＞75岁，则用氯吡格雷75mg，以后75mg/d，维持12个月。挽救性PCI或延迟PCI时，P2Y12抑制剂的应用与直接PCI相同。未接受再灌注治疗的STEMI患者可给予任何一种P2Y12受体抑制剂，例如，氯吡格雷75mg，每天1次或替格瑞洛90mg，每天2次，至少12个月。

（3）血小板糖蛋白（GP）Ⅱb/Ⅲa受体拮抗剂：在有效的双联抗血小板及抗凝治疗情况下，不推荐STEMI患者造影前常规应用GPⅡb/Ⅲa受体拮抗剂。高危患者或造影提示血栓负荷重、未给予适当负荷量P2Y12受体抑制剂的患者可静脉使用替罗非班或依替巴肽。直接PCI时，冠状动脉腔内注射替罗非班有助于减少无复流，改善心肌微循环灌注。

2. 抗凝治疗

（1）直接PCI患者：静脉推注普通肝素（70～100U/kg），维持活化凝血时间（ACT）250～300秒。联合使用GPⅡb/Ⅲa受体拮抗剂时，静脉推注普通肝素（50～70U/kg），维持ACT 200～250秒；或者静脉推注比伐卢定0.75mg/kg，继而1.75mg/（kg·h）；或者静脉滴注（合用或不合用替罗非班），并维持至PCI后3～4小时，以减低急性支架血栓形成的风险。出血风险高的STEMI患者，单独使用比伐卢定优于联合使用普通肝素和GPⅡb/Ⅲa受体拮抗剂。使用肝素期间应监测血小板计数，及时发现肝素诱导的血小板减少症。磺达肝癸钠有增加导管内血栓形成的风险，不宜单独用作PCI时的抗凝选择。

（2）静脉溶栓患者：应至少接受48小时抗凝治疗（最多8天或至血运重建）。建议：

①静脉推注普通肝素 4000U，继以 1000U/h 滴注。②根据年龄、体质量、肌酐清除率给予依诺肝素。年龄 < 75 岁的患者，静脉推注 30mg，继以每 12 小时皮下注射 1mg/kg（前两次最大剂量 100mg）；年龄 > 75 岁的患者仅需每 12 小时皮下注射 0.75mg/kg（前两次最大剂量 75mg）。如肌酐清除率 < 30mL/min，则不论年龄，每 24 小时皮下注射 1mg/kg。③静脉推注磺达肝癸钠 2.5mg，之后每天皮下注射 2.5mg。如果肌酐清除率 < 30mL/min，则不用磺达肝癸钠。

（3）溶栓后 PCI 患者：可继续静脉应用普通肝素，根据 ACT 结果及是否使用 GP Ⅱ b/ Ⅲ a 受体拮抗剂调整剂量。对已使用适当剂量依诺肝素而需 PCI 的患者，若最后一次皮下注射在 8 小时之内，PCI 前可不追加剂量，若最后一次皮下注射在 8 ～ 12 小时，则应静脉注射依诺肝素 0.3mg/kg。

发病 12 小时内未行再灌注治疗或发病 > 12 小时的患者，须尽快给予抗凝治疗，磺达肝癸钠有利于降低死亡率和再梗死的发生率，而不增加出血等并发症。

（五）抗缺血治疗

ACS 抗缺血治疗的目的在于缓解或解除心肌缺血，防止持续缺血引起心肌坏死，发生心肌梗死。目前，应用的药物主要包括硝酸酯类、β 受体阻滞剂、钙拮抗剂。

1. 硝酸酯类

静脉滴注硝酸酯类药物用于缓解缺血性胸痛，控制高血压或减轻肺水肿。收缩压 < 90mmHg 或较基础血压降低 > 30%、严重心动过缓（小于 50 次 / 分）或心动过速（大于 100 次 / 分）、拟诊右心室梗死的 STEMI 患者不应使用硝酸酯类药物。静脉滴注硝酸甘油应从低剂量（5 ～ 10μg/min）开始，酌情逐渐增加剂量（每 5 ～ 10 分钟增加 5 ～ 10μg/min），直至症状控制、收缩压降低 10mmHg（血压正常者）或 30mmHg（高血压患者）的有效治疗剂量。在静脉滴注硝酸甘油过程中应密切监测血压（尤其是大剂量应用时），如出现心率明显加快或收缩压 < 90mmHg，应减少剂量或暂停使用。静脉滴注二硝基异山梨酯的剂量范围为 2 ～ 7mg/h，初始剂量为 30μg/min，如滴注 30 分钟以上无不良反应则可逐渐加量。静脉用药后可过渡到口服药物维持。使用硝酸酯类药物时可能出现头痛、反射性心动过速和低血压等不良反应。如硝酸酯类药物造成血压下降而限制 β 受体阻滞剂的应用时，则应停用。此外，硝酸酯类药物会引起青光眼患者眼压升高；24 小时内曾应用磷酸二酯酶抑制剂（治疗勃起功能障碍）的患者易发生低血压，应避免使用。

2. β 受体阻滞剂

β 受体阻滞剂有利于缩小心肌梗死面积，减少复发性心肌缺血、再梗死、心室颤动及其他恶性心律失常，对降低急性期病死率有肯定的疗效。无禁忌证的 STEMI 患者应在发病后 24 小时内常规口服 β 受体阻滞剂。建议口服美托洛尔，从低剂量开始，逐渐加量。若患者耐受良好，2 ～ 3 天后换用相应剂量的长效控释制剂。以下情况时需暂缓或减量使用 β 受体阻滞剂：①心力衰竭或低心排血量；②心源性休克高危患者（年龄 > 70 岁、收缩压 < 120mmHg、窦性心律 > 110 次 / 分）；③其他相对禁忌证：P-R 间期 > 0.24 秒、二度或三度房室传导阻滞、活动性哮喘或反应性气道疾病。发病早期有 β 受体阻滞剂使用禁忌证的 STEMI 患者，应在 24 小时后重新评价并尽早使用；STEMI 合并持续性房颤、心房扑动并出现心绞痛，但血流动力学稳定时，可使用 β 受体阻滞剂；

STEMI 合并顽固性多形性室性心动过速，同时伴交感兴奋电风暴表现者可选择静脉 β 受体阻滞剂治疗。

3. 钙拮抗剂

不推荐 STEMI 患者使用短效二氢吡啶类钙拮抗剂；对无左心室收缩功能不全或房室传导阻滞的患者，为缓解心肌缺血、控制心房颤动或心房扑动的快速心室率，如果 β 受体阻滞剂无效或禁忌使用（如支气管哮喘），则可应用非二氢吡啶类钙拮抗剂。STEMI 后合并难以控制的心绞痛时，在使用 β 受体阻滞剂的基础上可应用地尔硫䓬。

STEMI 合并难以控制的高血压患者，可在血管紧张素转换酶抑制剂（ACEI）或血管紧张素受体阻滞剂（ARB）和 β 受体阻滞剂的基础上应用长效二氢吡啶类钙拮抗剂。

（六）其他治疗

1. ACEI 和 ARB

ACEI 主要通过影响心肌重构、减轻心室过度扩张而减少慢性心力衰竭的发生，降低病死率。所有无禁忌证的 STEMI 患者均应给予 ACEI 长期治疗。早期使用 ACEI 能降低病死率，高危患者临床获益明显，前壁心肌梗死伴有左心室功能不全的患者获益最大。在无禁忌证的情况下，即可早期开始使用 ACEI，但剂量和时限应视病情而定。应从低剂量开始，逐渐加量。不能耐受 ACEI 者用 ARB 替代。不推荐常规联合应用 ACEI 和 ARB；可耐受 ACEI 的患者，不推荐常规用 ARB 替代 ACEI。ACEI 的禁忌证包括 STEMI 急性期收缩压＜ 90mmHg、严重肾衰竭（血肌酐＞ 265μmol/L）、双侧肾动脉狭窄、移植肾或孤立肾伴肾功能不全、对 ACEI 过敏或导致严重咳嗽者、妊娠及哺乳期妇女等。

2. 醛固酮受体拮抗剂

通常在 ACEI 治疗的基础上使用。对 STEM 后 LVEF ≤ 0.40、有心功能不全或糖尿病，无明显肾功能不全 [血肌酐男性＜ 221μmol/L（2.5mg/dL），女性＜ 177μmol/L（2.0mg/dL）、血钾 ≤ 5.0mmol/L] 的患者，应给予醛固酮受体拮抗剂。

3. 他汀类药物

除调脂作用外，他汀类药物还具有抗炎、改善内皮功能、抑制血小板聚集的多效性。因此，所有无禁忌证的 STEMI 患者入院后应尽早开始他汀类药物治疗，且无须考虑胆固醇水平。

五、ACS 并发症及处理

（一）心力衰竭

轻度心力衰竭（Killip II 级）时，利尿剂治疗常有迅速反应。如呋塞米 20 ～ 40mg 缓慢静脉注射，必要时 1 ～ 4 小时重复 1 次。合并肾衰竭或长期应用利尿剂者可能需加大剂量。无低血压患者可静脉应用硝酸酯类药物。无低血压、低血容量或明显肾衰竭的患者应在 24 小时内开始应用 ACEI，不能耐受时可改用 ARB。

严重心力衰竭（Killip III 级）或急性肺水肿患者应尽早使用机械辅助通气，适量应用利尿剂。无低血压者应给予静脉滴注硝酸酯类。急性肺水肿合并高血压者适宜硝普钠静脉滴注，常从小剂量（10μg/min）开始，并根据血压逐渐增加至合适剂量。当血压明显降低时，可静脉滴注多巴胺 [5 ～ 10μg/（kg·min）] 和（或）多巴酚丁胺。如存在肾灌注不良时，可使用小剂量多巴胺 [＜ 3μg/（kg·min）]。STEMI 合并严重心力衰竭或急性肺水肿患者应考虑早期血运重建治疗。STEMI 发病 24 小时内不主张使用洋地黄制剂，以免增加室性心律失常危险。合并快速房颤时可选用胺碘酮治疗。

（二）心源性休克

心源性休克通常由于大面积心肌坏死或合并严重机械性并发症（例如，室间隔穿孔、游离壁破裂、乳头肌断裂）所致。心源性休克临床表现为低灌注状态，包括四肢湿冷、尿量减少和（或）精神状态改变；严重持续低血压（收缩压＜ 90mmHg 或平均动脉压较基础值下降≥ 30mmHg）伴左心室充盈压增高（肺毛细血管嵌入压＞ 18 ～ 20mmHg，右心室舒张末期压＞ 10mmHg），心脏指数明显降低［无循环支持时＜ 1.8L/（min·m²）］，辅助循环支持时＜ 2.0 ～ 2.2L/（min·m²）。须排除其他原因引起的低血压。心源性休克可为 STEMI 的首发表现，也可发生在急性期的任何时段。心源性休克的近期预后与患者血流动力学异常的程度直接相关。需注意除外其他原因导致的低血压，如低血容量、药物导致的低血压、心律失常、心脏压塞、机械并发症或右心室梗死。

除 STEMI 一般处理措施外，静脉滴注正性肌力药物有助于稳定患者的血流动力学。严重低血压时静脉滴注多巴胺 5 ～ 15μg/（kg·min），必要时可同时静脉滴注多巴酚丁胺 3 ～ 10μg/（kg·min）。大剂量多巴胺无效时也可静脉滴注去甲肾上腺素 2 ～ 8μg/min。

急诊血运重建治疗（包括直接 PCI 或急诊 CABG）可改善 STEMI 合并心源性休克患者的远期预后，直接 PCI 时可行多支血管介入干预。STEMI 合并机械性并发症时，CABG 和相应心脏手术可降低病死率。不适宜血运重建治疗的患者可给予静脉溶栓治疗，但静脉溶栓治疗的血管开通率低，住院期病死率高。血运重建治疗术前置入 IABP 有助于稳定血流动力学状态，但对远期病死率的作用尚有争论。经皮左心室辅助装置如心室辅助系统（Impella）可部分或完全替代心脏的泵血功能，有效地减轻左心室负担，保证全身组织、器官的血液供应，但其治疗的有效性、安全性以及是否可以普遍推广等相关研究证据仍较少。

（三）右心室梗死和功能不全

急性下壁心肌梗死中，近一半存在右心室梗死，右心室梗死伴下壁梗死者病死率可达 25% ～ 34%。这组患者应积极考虑进行再灌注治疗。下壁梗死时出现低血压、无肺部啰音、伴颈静脉充盈或 Kussmaul 征（吸气时颈静脉充盈）是右心室梗死的典型三联征。但临床上常因血容量减低而缺乏颈静脉充盈体征，主要表现为低血压。下壁心肌梗死出现低心排血量的临床表现时要想到右心室可能受累，应引起特别重视。因为右心室梗死的治疗与以左心衰竭为主患者的治疗截然不同。右胸导联 V_{3R}、V_{4R} 导联 ST 段的抬高是下壁心肌梗死患者右心室受累的一个单独、最有力的指征，尤其 V_{4R} ST 段抬高＞ 0.1mV 是右心室梗死最特异的改变，故所有下壁梗死患者都要描记 V_{4R} 导联心电图进行筛选。维持右心室前负荷为其主要处理原则。下壁心肌梗死合并低血压时应避免使用硝酸酯类和利尿剂，需积极扩容治疗，每日需补充液体 3 ～ 5L，但快速输液时应密切观察，防止出现左心功能不全。

（四）复发性缺血或梗死

处理应遵循不稳定心绞痛的流程，包括心内科医师会诊、考虑使用肺链激酶药物再次溶栓，或者 PCI 血管成型术或冠脉旁路移植手术等。

（五）并发心律失常的处理

首先应加强针对 AMI、心肌缺血的治疗。溶栓、血运重建术（急诊 PTCA、CABG）、β 受体阻滞剂、IABP、纠正电解质紊乱等均可预防或减少心律失常发生。不推荐使用预防性药物，若出现心室扑动、心室颤动则遵循 ACLS 指南。

（六）机械性并发症

包括左室游离壁破裂、室间隔穿孔、乳头肌和邻近的腱索断裂等。常发生在 AMI 发病第 1 周，尤其是第 1 次或 Q 波型心肌梗死患者。溶栓治疗年代，心脏破裂并发症发生率降低，但发生时间前移。临床表现为突然或进行性血流动力学恶化伴低心排血量、休克和肺水肿。药物治疗病死率高。

六、围术期心肌梗死

手术后第三天发生率最高，由于没有胸痛或其他疼痛，可能妨碍围术期心肌梗死的诊断。出现以下情况，如新发或恶化的心律失常、肺水肿等，提示围术期心肌梗死的发生。此时，溶栓治疗为禁忌，可考虑行 PTCA。

（王文艳）

参考文献

［1］李芝霖，李东泽，贾禹，等．日常生活活动能力与急性冠脉综合征关系的研究进展［J］. 医学综述，2022，28（12）：2492-2496.

［2］伍朝玉，桑文涛，魏述星，等．急性冠脉综合征心脏骤停预测模型研究进展［J］. 实用休克杂志（中英文），2022，6（2）：93-97.

［3］朱明凯，陆成博，王立波．急性冠脉综合征相关血清标志物的研究进展［J］. 医学理论与实践，2022，35（6）：930-932.

［4］董潇玲，潘甜，彭学军．早发急性冠脉综合征的研究进展［J］. 中国实用医药，2021，16（32）：200-202.

［5］卜军．急性冠脉综合征伴多支血管病变的介入治疗进展［J］. 中国实用内科杂志，2021，41（8）：653-656.

［6］Santos H, Santos M, Paula S B, et al. Acute coronary syndrome and stress: Is there a relationship? Revista Portuguesa de Cardiologia: Orgao Oficial da Sociedade Portuguesa de Cardiologia = Portuguese Journal of Cardiology: an Official Journal of the Portuguese Society of Cardiology[J]. 2022 Sep: S0870-2551（22）00354-000357.

［7］Alomair B M, Al-Kuraishy H M, Al-Gareeb A I, et al. Montelukast and Acute Coronary Syndrome: The Endowed Drug.Pharmaceuticals(Basel, Switzerland)[J]. 2022 Sep; 15（9）：1147.

第七节　顽固性心力衰竭

顽固性心力衰竭是指经充分休息，限制水钠，给予利尿剂、洋地黄类制剂、血管扩张剂、ACEI、Ang Ⅱ受体 AT$_1$ 拮抗剂和非洋地黄类正性肌力药治疗，以及消除并发症和诱因后，仍有心力衰竭症状和临床状态未能改善，甚至恶化，也称难治性心力衰竭。

一、诊断

（1）患者是否真有心力衰竭，有无诊断错误，不可把肺部疾患、代谢性酸中毒、肝肾疾病所致呼吸困难或水肿误诊为心力衰竭，特别是器质性心脏病患者同时合并上述疾病时，必须认真加以鉴别。

（2）是否存在可以完全或部分纠正的病因，如甲亢、贫血、脚气病等可通过内科治疗获得根治或缓解，心瓣膜病、某些先天性心脏病、心肌梗死后室壁瘤可通过介入治疗或手术获得纠正，对上述病因在治疗上是否已做相应处理。

（3）心力衰竭的诱因是否已合理去除，如感染（特别是呼吸道感染）、妊娠、心律失常、风湿活动、感染性心内膜炎、肺栓塞、尿路梗阻等。

（4）已用心力衰竭治疗措施是否合理适当，包括利尿剂、洋地黄类制剂、血管扩张剂、ACEI 制剂等使用是否合理，是否严格限制水、钠摄入，电解质紊乱、酸碱平衡失调是否已纠正，有无影响心功能的药物合并使用。

二、治疗

（一）一般治疗

（1）顽固性水肿的治疗对策：心力衰竭所致顽固性水肿之所以难治，其中相当一部分是由于合并缺钠或低钠血症，必须予以纠正，因为无论是缺钠性还是稀释性低钠血症，均能使利尿剂失去利尿作用，前者应口服或静脉补充钠盐，后者必须严格限制水分摄入，唯此才能充分发挥利尿剂的作用。

心力衰竭患者使用利尿剂的主要目的是排除体内过多的水、钠，使原来过度升高的心腔内压力降低，减少回心血量，从而降低心脏前负荷，同时也能减轻其他脏器的充血和水肿，改善相应脏器功能。此外，利尿剂有降压作用，可减轻心脏后负荷，从而达到改善心功能的目的。若经噻嗪类、潴钾利尿剂和髓袢利尿剂治疗均难以消肿，可采用利尿合剂：如呋塞米 40～360mg，多巴胺 20～40mg 或酚妥拉明 5～20mg 加入 5% 葡萄糖注射液 500mL 内静脉滴注，每天 1 次较为有效；必要时可加用多巴酚丁胺 60～240mg 以提高疗效，可视为强心利尿合剂。

此外，若能间歇输注少量清蛋白（如 25% 清蛋白 50mL）后，立即给予利尿剂或强心利尿合剂，尤其是对伴低蛋白血症患者其利尿作用更为明显。

（2）合理使用血管扩张剂：心力衰竭时应用血管扩张剂的目的在于降低因交感神经系统激活所引起的体循环阻力增高，降低心脏后负荷；或是降低静脉张力使回心血量减少，从而降低心室舒张末期容量，减轻心脏前负荷。顽固性心力衰竭患者使用血管扩张剂必须明确使用指征和禁忌证，纠正低血压和保证有足够血容量。使用剂量宜从小剂量开始，要严密观察和及时调整剂量，视病情采用口服或静脉滴注。ACEI 和 Ang Ⅱ受体 AT$_1$ 拮抗剂对顽固性心力衰竭有效。

（3）酌情应用非洋地黄类正性肌力药物：利尿剂、血管扩张剂和洋地黄类制剂联合使用后仍不能控制的心力衰竭，可应用非洋地黄类正性肌力药。该类药物与洋地黄类制剂多有协同作用，可提高心排血量和改善心功能；但仅能短期使用，一旦心功能改善应尽早减量和停用，因长期使用并不能提高心力衰竭生存率，应予注意。

（4）酌情应用肾上腺皮质激素：激素可以改善衰竭心肌的代谢，纠正长期心力衰竭患者潜在的肾上腺皮质功能不全，抑制醛固酮和抗利尿激素的分泌，对改善症状、消除水肿有效。

此外，大剂量激素有扩张外周血管、改善微循环、增强心肌收缩力和增加心排血量的作用。但多数学者不主张长期使用，因激素也有潴留水、钠和排钾的不良反应，一般可用地塞米松 10～30mg/d，分次静脉注射或静脉滴注 2～4 天。

（5）短期使用甲状腺素：充血性心力衰竭时常伴有血清三碘甲状腺原氨酸（T_3）降低，甲状腺素（T_4）正常或下降，反三碘甲状腺原氨酸（rT_3）明显升高，T_3/rT_3 比值下降，促甲状腺激素（TSH）正常或稍增高，垂体—甲状腺轴功能正常。这种变化的程度与心力衰竭的严重程度呈正相关，可作为评估充血性心力衰竭病程长短、严重程度、疗效及预后的一项有用的观察指标，特别是 T_3/rT_3 比值下降。充血性心力衰竭时甲状腺素的这种变化属于正常甲状腺功能病态综合征，其发生机制可能与 5'-脱碘酶活性明显受抑制和细胞核 T_3 受体上调有关。顽固性心力衰竭在常规纠正心力衰竭（包括利尿剂、血管扩张剂、洋地黄类制剂和非洋地黄类正性肌力药物、ACEI 制剂等）基础上，应用小剂量、短疗程甲状腺素治疗，有利于纠正顽固性心力衰竭，改善心力衰竭时血流动力学变化与神经、体液、内分泌因素改变之间的恶性循环，提高疗效，缩短疗程，改善预后。可采用 L–T_4 25μg/d，2～3 天，若无不良反应，改为 50μg/d，2～3 周，渐减量至停药（1周左右）。根据初步应用的情况来看，小剂量、短疗程甲状腺素治疗可作为重症心力衰竭和顽固性心力衰竭有效的辅助疗法之一。

（6）其他治疗措施：其他治疗措施包括病因治疗，采用机械性辅助循环（如主动脉内气囊反搏、心室辅助泵、人工心脏）、背阔肌心脏成形术和心脏移植术等。

（二）难治性水肿的治疗

难治性水肿是顽固性心力衰竭治疗中最难的临床问题之一，大多数以顽固性右心衰竭为主，对大剂量或联合应用利尿剂反应均较差。水钠潴留加重心力衰竭症状和肾功能不全，最终导致患者死亡。因此，纠正难治性水肿可改善患者生活质量和生存时间。

1. 利尿剂的联合应用

顽固性心力衰竭伴难治性水肿的治疗非常困难，长期应用袢利尿剂呋塞米会造成"利尿剂抵抗"。其机制为长期应用呋塞米导致远曲小管细胞肥大，以适应钠盐吸收的增加；另外合用其他药物如非甾体类抗炎药，包括阿司匹林都能降低利尿效力；血管扩张剂的剂量增加也是利尿抵抗的常见原因。宜采取如下治疗措施。

（1）增加袢利尿剂剂量，呋塞米持续输注（呋塞米 40～60mg 静脉推注后，5～10mg/h 静脉泵入维持），呋塞米最大日剂量为 1g。

（2）联合应用小剂量多巴胺或多巴酚丁胺、氨茶碱，可增加肾脏血流，低蛋白血症时给予输注清蛋白均可提高利尿的效果。

（3）联合应用不同利尿剂常有效，袢利尿剂加用噻嗪类利尿剂可有效增强利尿效果，噻嗪类利尿剂作用于远曲小管，能增加钠盐的排出，长期应用可防止远曲小管细胞肥大增生，两种利尿剂合用的作用是协同的。两类利尿剂合用应当密切监测血清离子及尿素氮变化，尿量增多后要防止出现低钾血症、低钠血症、低镁血症、低钙血症、低血容量和肾功能恶化。NYHA 心功能Ⅳ级患者可同时使用小剂量螺内酯（每天 20mg）。

托拉塞米利钠利尿活性是呋塞米的 8 倍，利钾作用弱，具有拮抗醛固酮作用，能有效减少慢性心力衰竭患者左心室重构，对心肌有保护作用，从而改善心力衰竭症状。

2. 重视低钠血症

心力衰竭合并低钠血症是心力衰竭恶化标志之一，增加住院率与病死率，应予以高度重视。低钠血症首先应区别是真性低钠血症还是稀释性低钠血症，因为两者的治疗方案是截然不同的。

（1）稀释性低钠血症：心力衰竭患者应用大剂量利尿剂，只限盐没有限水，造成水潴留、血液稀释，使血钠水平相对降低，缺钠的相关症状不明显，称为假性低钠血症或稀释性低钠血症。

轻度低钠血症者，限制液体摄入量，通常 < 1500mL/d。中度低钠血症而非严格限盐，必要时适量补钠。小剂量利尿剂泵入呋塞米也是个比较好的方法，可以先给一个负荷量，然后以每小时 10 ～ 20mg 速度泵入呋塞米效果很不错。

稀释性低钠血症患者对利尿剂反应很差，血浆渗透压低，选用渗透性利尿剂甘露醇并联合应用强心剂和袢利尿剂，可达到高渗利尿作用。用甘露醇 100 ～ 200mL，缓慢 2 ～ 3 小时静脉滴注，滴注一半时静脉给予毛花苷 C，10 ～ 20 分钟后静脉给予大剂量呋塞米（100 ～ 200mg），治疗 2 ～ 3 天，患者尿量就会显著增加。

（2）真性低钠血症：顽固性右心衰竭为主患者，长期胃肠道和肝脏瘀血，消化道功能降低，食欲缺乏，长期限制钠盐摄入和大剂量利尿剂使用，造成患者血钠水平真正减低。患者高度水肿，伴有恶心和嗜睡，如误诊为稀释性低钠血症性水肿，处理不当会出现昏迷，甚至死亡。

真性低钠血症应用利尿剂的效果很差，可联合应用大剂量袢利尿剂和输注小剂量高渗盐水治疗。血钠 < 120mmol/L，用 1.4% ～ 3.0% 氯化钠溶液静脉滴注，小心纠正低钠血症，如补钠过快，可能加重心力衰竭。如果尿量增多，应静脉给予 10% 氯化钾 20 ～ 40mL/d，预防低钾血症。除补钠外，静脉用袢利尿剂防止心力衰竭及体液潴留。

3. 超滤法

难治性水肿对药物治疗无反应者可行超滤法。

超滤是均衡地将细胞内液和细胞外液多余水分和小分子溶质通过半透膜过滤出来，是控制水钠潴留比较安全有效的方法，可使肾脏对利尿剂敏感性得以恢复，对电解质、脏器灌注影响小，显著改善患者临床状况。肾功能明显恶化或严重水肿难以消除患者，为改善心力衰竭症状或急救时可试用。对心力衰竭合并肾衰竭患者，可直接进行血液透析，既可清除肌酐，又可排出多余水分。

（三）顽固性心力衰竭合并贫血的治疗

研究发现，心力衰竭发生贫血会随着 NYHA 心功能分级的增加而增加。

NYHA 心功能Ⅳ级患者贫血发生率可高达 79%。贫血是造成心力衰竭死亡的一个独立危险因素。贫血的严重程度与心力衰竭的预后密切相关，纠正贫血，可改善患者临床症状，减少住院次数，提高生活质量，减少病死率。因此，在顽固性心力衰竭治疗中关注和纠正贫血是一项重要措施，贫血可能成为心力衰竭治疗的新靶点。

近 10 多年来认为心力衰竭贫血的主要原因是由于促红细胞生成素（Epo）缺乏或骨髓对 Epo 敏感性降低，另外与铁、叶酸及维生素 B_{12} 缺乏和血液稀释有关。重组人红细胞生成素（rHuEpo）作为一种新细胞保护剂，能有效纠正心力衰竭患者的贫血，改善心脏功能，抑制细胞凋亡，收到良好效果。建议 rHuEpo 4000～10 000U 每 1～2 周一次，也可给患者输红细胞 200mL，同时补充铁剂，最好用葡萄糖酸亚铁或蔗糖亚铁静脉注射为好。但要注意 rHuEpo 升高血压、激活血小板增加血栓形成的危险，以及内皮细胞活化增加内皮素释放等不利作用。

（四）利钠肽治疗心力衰竭进展

奈西立肽是重组人 B 型脑钠肽（rhBNP），是治疗失代偿性心力衰竭的有效新药。rhBNP 用于心力衰竭治疗有较好效益/风险比，能迅速缓解心力衰竭患者症状和体征，与硝普钠和硝酸甘油相比具有一定优势。主要的不良反应为低血压，呈剂量依赖性。在临床上用于急性和慢性充血性心力衰竭、急性冠脉综合征、肺动脉高压、心胸外科手术围术期等。

（五）顽固性心力衰竭的中药治疗

在顽固性心力衰竭治疗中，中药如芪苈强心胶囊、芪参益气滴丸等治疗可以缓解心力衰竭症状，延长寿命。

（六）顽固性心力衰竭的非药物治疗进展

非药物治疗方法有心脏移植、ICD、机械辅助装置（如体外反搏、左心室辅助泵）、双室同步化起搏器（CRT）、干细胞移植、血运重建等，其中以心脏移植最成熟，疗效最肯定。

（王文艳）

参考文献

［1］中国心力衰竭诊断与治疗质量评价和控制指标专家共识 [J]. 中国医学前沿杂志（电子版），2021，13（3）：52-62.

［2］方理刚 . 慢性心力衰竭治疗的新时代 [J]. 中国心血管杂志，2021，26（1）：1-4.

［3］2020 心肌梗死后心力衰竭防治专家共识 [J]. 中国循环杂志，2020，35（12）：1166-1180.

［4］心力衰竭合理用药指南（第 2 版）[J]. 中国医学前沿杂志（电子版），2019，11（7）：1-78.

［5］杨贵芳，彭文，赵琴，等 . 心力衰竭免疫学机制及治疗的研究进展 [J]. 中国循环杂志，2015，30（2）：193-195.

［6］Sayer G, Bhat G. The renin-angiotensin-aldosterone system and heart failure[J]. Cardiol Clin, 2014, 32(1): 21-32.

［7］Abuzaanona A, Lanfear D.Pharmacogenomics of the natriuretic peptide system in heart failure[J].Curr Heart Fail Rep, 2017, 14(6): 536-542.

［8］Radovanovic M, Vasiljevic Z, Radovanovic N, et al. B-type natriuretic peptide in outpatients after myocardial infarction: optimized cut-off value for incident heart failure prediction[J]. Peptides, 2010, 31(10): 1946-1948.DOI: 10.1016/j. peptides. 2010. 06. 023.

第八节　心脏病患者的心理障碍

心脏病患者相关的 2 个主要精神症状——焦虑、抑郁，本节将分别从流行病学、诱发因素、与心脏病的关系、药理干预和临床治疗策略几个方面进行阐述。

一、心脏病患者伴发焦虑

很多年来，焦虑和担忧被认为可引起心脏不适。近年的研究表明，急慢性焦虑和心源性猝死（SCD）及冠心病有关。

评估综合医院心脏病患者的焦虑比较复杂。首先，很难确定患者的焦虑是心血管事件、急性意识模糊状态、原发性焦虑，或是这些因素综合作用的结果。其次，还有很多潜在的因素也会导致焦虑，如对严重心脏病事件的适应性反应或治疗心脏病药物所致的焦虑。在住院患者中，焦虑的治疗需求阈值往往比门诊患者要低。但是，轻中度焦虑也可导致儿茶酚胺水平升高并影响生命体征，且会对近期有过心肌梗死（MI）、冠脉搭桥术（CABG）、充血性心力衰竭（CHF）患者的心血管系统造成影响。

（一）流行病学

有急性冠心病症状或经历过 CABG 的患者一般都会出现焦虑。重症患者焦虑更加明显［如使用主动脉内球囊反搏（IABPs）患者］常表现严重焦虑，而采用诸如自动埋藏式复律除颤器（AICDs）的患者同样存在类似症状。此外，初步诊断为"心脏病"，包括因胸痛入院但经检查没有发现心脏病的患者，也会出现严重焦虑。焦虑既可以引起胸痛，不明原因的胸痛也可以产生焦虑。

50% 的急性冠脉综合征患者有异常的焦虑，25% 患者的焦虑程度至少达到普通精神科住院患者的平均水平。这种焦虑在住院的初期 2 天达到高峰，此后几天慢慢减轻。然而，住院期间伴有严重焦虑的患者，其症状可持续 1 年之久。此外，超过 40% 的接受冠脉搭桥术（CABG）患者在临床上表现出明显的焦虑，这种情绪在术前表现得最严重，并在住院期间会一直持续。

接受介入手术的患者同样会对介入设备感到惊恐和害怕。10% ～ 15% 的装起搏器和 AICDs 的门诊患者都有严重焦虑。接受 AICDs 电击除颤超过大于 10 次的患者焦虑更严重。一项研究提示，超过半数的这类患者表现异常焦虑。过去几年里，对 AICDs 植入后的精神病理学研究层出不穷。对包括手术年龄、性别、社会支持、新发抑郁和焦虑、病前人格特点等多种因素进行了研究，研究数量众多，但结果不一。但至少有少数患者在植入后焦虑明显加重，在放电时更为明显，心脏病患者除了有严重的波动性焦虑外，很高比例者具有达到诊断水平的焦虑障碍。20% 因胸痛至急救室的患者满足惊恐障碍（PD）诊断标准，因胸痛就诊于心血管门诊的 PD 比率可能更高。一项对因胸痛就诊于初级保健诊所的患者研究发现，尽管有半数患者达到了 PD 或不太频繁的惊恐发作的诊断标准，但患者却很少被恰当地诊断为惊恐。惊恐的出现，往往使这些患者接受更多的检查，增加经济负担。然而，并非所有的 PD 患者都没有心脏方面的疾病。实际上，冠心病（CAD）患者患 PD 的概率是普通人的 4 倍。而且，惊恐发作会诱发或恶化心血管事件。共病 CAD 和 PD 的患者对综合医院精神科医师是个难题，因为他们不知道患者的胸痛、心悸和其他症状是由什么引起的。因此，即便已确诊为 PD，医师仍需要警惕共病心脏病的可能。

在住院期间经历创伤性事件的心脏病患者可能会出现创伤后应激障碍（PTSD）症状。最近一项研究发现，8% ~ 16% 有过心肌梗死的患者会出现 PTSD 症状，冠脉搭桥术（CABG）患者也有相似的比例。与在 ICU 接受治疗的烧伤和急性呼吸窘迫综合征患者的研究对比提示，在 ICU 治疗的心脏病患者 PTSD 的发生率可能更高。最后，虽然没有正式研究，但冠心病并发广泛性焦虑非常常见。如前所述，焦虑症状在心肌梗死后的一年内很常见，这可能与广泛性焦虑的发病率增高有关。此外，一项对不伴心脏病的广泛性焦虑患者的研究显示，48% 的患者报告出现过胸痛，其中 24% 的患者曾为此接受了心脏药物的治疗。

（二）焦虑和心脏病的关系

流行病学研究表示，心脏病可诱发焦虑，同时焦虑可能恶化心脏病。急性和慢性精神应激可导致室性心律失常的发生及无症状的心肌缺血恶化。

大量研究发现，焦虑和心源性猝死（SCD）有关。一项对 2280 位男性的流行病学研究，即标准衰老研究发现，康奈尔医学指数中有超过 2 个焦虑症状标准的人患心源性猝死概率是普通人的 4 倍。此外，对恐惧症的前瞻性研究发现，患者心源性猝死比率显著上升。然而，也有少数研究并未发现焦虑和心脏病病死率间的相关性。

一些特定焦虑障碍与心脏的不良预后有关。近年来，一些研究开始寻找冠心病（CAD）和焦虑障碍的共同生物学标记。例如，有研究选取 120 个持续稳定的 CAD 门诊患者，分析焦虑和炎性生物指标的关系，在调整了人数、医学、心理等因素后，结果表明广泛性焦虑与 C 反应蛋白有一定关联。

惊恐障碍（PD）是焦虑障碍的一种特殊类型，与多种心血管病有关（如阵发性及基础血压升高，心脏小血管缺血及特发性心肌病）。目前，认为特发性心肌病的病因是患者儿茶酚胺水平升高，导致心肌扩大。此外，一项超过 5000 例患者的调查资料显示，调整人口学因素后，PD 患者患心肌梗死的概率是普通人的 4 倍。纵向小样本研究表明，并发 PD 的心血管病患者，尤其是男性的病死率更高。有学者最近研究了 199 名胸痛患者 PD 与心脏患病率及病死率之间的关系，经 9 年随访，发现 PD 与患者胸痛的程度评分升高、生存质量下降有关。然而，在随访期间并未发现 PD 与心血管病死率明显相关。需要指出的是，这些研究只是发现了相关性，还不能确定 PD 是否是心血管病的致病因素，还是 PD 患者中更多见这些症状。

在心肌梗死发生后，焦虑预示着住院疗效及长期预后更差。Moser 和 Dmcup 发现，心肌梗死后并发焦虑的患者出现严重心肌缺血或心律失常是无焦虑患者的 5 倍。另有研究发现，严重焦虑患者在心肌梗死之后一年内出现复发性心脏病事件概率高出 2 倍多。Huffman 等对 129 个心肌梗死后患者的研究表明，焦虑是住院期间心脏并发症（如再缺血、再梗死、充血性心力衰竭和室性心律失常）的独立危险因素。然而，另有三项研究表明，心肌梗死后焦虑并不预示着在随后一年内的心血管病死率升高。其中一项研究发现，焦虑预示着较差的生存质量、更频繁的复发性胸痛，并会占用更多的保健服务，服药的依从性下降。尽管结果不同，这些研究在设计方面，如入选标准和排除标准，标准化工具，样本数具等具有很大的相似性。

冠状动脉搭桥术（CABG）患者的焦虑研究结果较为一致。有两项研究发现，CABG前的焦虑会降低术前、术后的生活质量。

焦虑还被认为对CHF（充血性心力衰竭）有负面影响。Friedmann及同事最近研究了充血性心力衰竭患者中焦虑及抑郁的流行病学及门诊患者心理社会因素与病死率的关系。他们发现，45%患者存在焦虑，但未发现焦虑与病死率相关（而抑郁、社会孤立与病死率相关）。此外，焦虑引起的心动过速会恶化心力衰竭的症状、降低心排出量，这个过程形成了恶性循环，即患者因非常担心躯体状况，而抗拒身体活动，却妨碍了心脏康复。

总之，心脏病患者伴发境遇性焦虑和焦虑障碍（如PD和PTSD）的比例很高。焦虑与心肌缺血、心源性猝死和其他心血管事件的多发存在相关性，伴有焦虑的心肌梗死后患者在住院及随后一年的预后更差。此外，焦虑除影响身体外，还影响社会心理状态。

心血管事件诱发焦虑十分常见。心肌缺血、心律失常、心力衰竭都可引起焦虑（如对死亡的恐惧、病情的恶化、角色身份丧失）。其他全身状况可能会引起或加重心脏病患者的焦虑，其中最严重的是因活动减少所致的肺栓塞。焦虑还可能是心脏病患者治疗药物的不良反应，也可以是物质中毒或戒断反应（如可卡因中毒，乙醇戒断）。冠心病监护室的睡眠紊乱（陌生环境、频繁护理及噪声影响）也会引起或加重焦虑。

综合性医院精神科医师在评估心脏病患者的焦虑时应该将各种医学因素考虑在内，尤其是患者在住院期间无急性心血管事件、既往无焦虑病史或在适当治疗后焦虑仍持续存在。

（三）心脏病患者焦虑的药理干预

在综合医院，使用的抗焦虑药物包括苯二氮䓬类、抗抑郁药、抗精神病药。在治疗心脏病患者的焦虑时，苯二氮䓬类是最常使用的。这些药物能快速缓解焦虑，且对心血管疾病也有一些益处。

（1）苯二氮䓬类药：对心肌缺血或梗死的患者，苯二氮䓬类药物能降低儿茶酚胺水平和降低冠状动脉血管阻力。虽然心脏病患者常服用的β受体阻滞剂也有类似效应，但焦虑患者即使使用β受体阻滞剂仍存在儿茶酚胺升高和冠状动脉血管压力上升，而苯二氮䓬类药物能有效缓解上述反应。此外，一些证据表明，苯二氮䓬类药物可能抑制血小板聚积和提高室颤（VF）发生的阈值。住院患者对苯二氮䓬类药物有较好的耐受性，低血压风险较低，同时呼吸抑制的比率较低。苯二氮䓬类药物对病情严重者也是安全的。一项对173例危重症住院患者（其中25%最后死亡）的研究发现，因各种原因接受地西泮静脉注射治疗而发生不良反应的比例很低（约3.5%）。尽管有些临床医师担心苯二氮䓬类药物的依赖性，但只要在急性期使用，并掌握适应证及合适剂量就可以最大限度降低依赖风险。

心脏病患者使用苯二氮䓬类药物的研究表明，这种药物能有效缓解焦虑，对于特定的心血管疾病患者预后也有益处。例如，苯二氮䓬类可有效缓解可卡因所致的胸痛。最近一项研究表明，因使用可卡因引起胸痛的急诊患者，联合静脉注射劳拉西泮和硝酸甘油安全有效，优于单用硝酸甘油。此外，使用苯二氮䓬类可以使大多数非特异性急性心肌缺血患者获益。有学者汇总 3 项研究后报道，在常规心脏药物之外给予苯二氮䓬类药物可显著降低心肌再梗死的发生率。

总之，苯二氮䓬类药物对心脏病患者具有起效快、耐受性好、不良反应小的特点，急性治疗期使用可降低依赖风险。苯二氮䓬类药物可降低儿茶酚胺水平进而降低冠状动脉血管压力，急性心肌梗死患者使用后可改善预后。值得注意的是，苯二氮䓬类可能加重意识障碍，对谵妄或痴呆患者可能加重兴奋躁动，因此伴有谵妄或痴呆的心脏病患者出现焦虑、恐惧或抑郁时，其他药物（如抗精神病药）可能更合适。

（2）抗抑郁药：在综合医院，常使用抗抑郁药来治疗焦虑。然而，这些药往往需要几周时间才见效，而且这些药物的最佳适应证是焦虑障碍（如 PD 或 PTSD）。对综合医院心脏病患者的急性焦虑，最明智的方式是联用抗抑郁药和苯二氮䓬类药。在这些抗抑郁药物中，由于三环类抗抑郁药会引起体位性低血压和心动过速（抗胆碱能效应）和心律失常，因此 SSRI 类是首选药物。Glassman 及其同事进行的 SADHART 研究表明，在急性心肌梗死后 1 个月服用舍曲林（SSRI 类药）是安全的，对患者的心脏功能没有不良反应。一些小样本的研究和临床观察也证明，急性心肌梗死后的数日及数周内服用舍曲林和其他 SSRIS 也是安全的。

（3）抗精神病药：在综合医院，也用抗精神病药物来治疗严重焦虑。虽然用抗精神病药物治疗焦虑尚无广泛研究，但麻省总院（MGH）联络会诊中心（C-L）使用抗精神病药治疗因恐惧而影响理智的患者已有很长时间。典型和非典型抗精神病药对治疗焦虑均有效。非典型抗精神病药，尤其是喹硫平、利培酮和奥氮平常用于治疗急性焦虑。最近一篇综述认为，虽然用抗精神病药治疗焦虑得到很多临床实践的证明，但尚无大样本的实验设计证实抗精神病药可有效地用于治疗原发性或共病焦虑。这些药物可用于治疗合并的谵妄，而且没有苯二氮䓬类药物所引起的脱抑制作用。然而，抗精神病药会引起体位性低血压及抗胆碱能效应（低效价典型抗精神病药及少数非典型抗精神病药），而且可能导致 QTc 间期延长。

（4）其他用药：抗惊厥药物，例如丙戊酸盐和加巴喷丁也被用于焦虑的急性期治疗。这些药物与抗精神病药一样，治疗效果尚未得到研究证实，可能适用于共病焦虑和神经性疼痛的患者。

（四）心脏病患者焦虑的评估与治疗策略

精神科医师常被邀请会诊以评估及治疗心脏病患者的焦虑。会诊医师需要仔细、逐步地评估，以做出准确的诊断和合适的治疗。

（1）全面鉴别诊断：综合性医院精神科医师的主要工作是准确判断患者面对压力时出现的焦虑、否认、抑郁、谵妄或其他精神症状。当精神科医师因为所谓的焦虑症状被邀请会诊时，很容易倾向做出焦虑的诊断。然而，表现焦虑及震颤的患者可能同时存在定向障碍、偏执、恐惧、谵妄等症状。因此，会诊精神科医师需对情感、行为及认知功能应做详细的检查。

如果患者的主要精神症状是焦虑，会诊医师需鉴别焦虑的潜在致病原因是药物因素还是疾病作用。如前所述，有很多药物及疾病因素可诱发或加重焦虑，精神科会诊医师应该仔细研究这些情况，并做出正确的诊断。评估焦虑程度与药物或物质使用或停用之间的关系尤其重要。例如，入院后 24 至 48 小时出现的焦虑、震颤、失眠及生命体征的波动需要考虑乙醇戒断反应，即使患者否认乙醇滥用病史。

（2）评估焦虑源及既往应对困境的方式：与患者仔细交流可发现患者焦虑的原因。如 CABG 患者术前焦虑是否是因为其亲属在数年前因心脏手术而死亡，一位母亲心肌梗死后的焦虑是否是因为她担心死后没人照顾她的孩子，AICD 患者是否恐惧除颤器再次放电时的疼痛等，明确患者焦虑的原因，精神科医师就可以通过教育、药物或简短的心理治疗进行干预。通常这些担忧（如担忧在住院期间无法好好睡觉，或不能与家人见面）能够迅速缓解。此外，了解焦虑的原因，能够判断这些症状可能持续的时间。如患者在 AICD 术后感觉"很轻松"，焦虑持续时间较短。如果患者有慢性、不可控制的焦虑，则在整个住院过程都会表现出持续的焦虑。

会诊的另外一个目的是确定患者的应对方式和能力。其在院外如何应对焦虑，既往如何面对困境，医师可以利用这些信息确认患者的能力，并制订治疗焦虑的策略。在困境中能够坚持并克服困难的患者，咨询师治疗的效果也较好。

另一个问题涉及患者的刺激和控制。有些心脏病患者有很强的控制欲，他们渴望知道治疗的每个细节，如果没有全面了解自己的病情或参与每一个治疗决策，他们就会感到焦虑不安。与此相反，有些患者对过度的信息刺激或让他们选择治疗方案反而感觉到压力，对这样的患者只需要告诉他们病情有关的大概信息即可。

（3）推荐合适的治疗干预措施：了解患者产生焦虑的原因、应对方式及对控制欲的偏好后，就可以制订治疗方案缓解患者的焦虑。例如，如果患者因为对自己病情不了解而感到非常焦虑，治疗团队就应该告诉他详情和书面资料，让他参与治疗决策，患者自己能决定一些小事（例如更换衣着的时间）也可缓解焦虑。

有些心脏病患者只是想找人倾诉内心的焦虑。如果会诊医师、专科医护人员能抽出时间听他们的倾诉，也会极大缓解其焦虑，增加治疗依从性，减少医患间的误会。如果患者一直不停向医护人员倾诉自己的焦虑，应对谈话时间设限。例如，护士可以告诉患者将在当班的开始、中间及最后阶段花 5 分钟时间来与其探讨。如果患者一直努力想向护士倾诉，护士可婉转地告诉患者可以在下个时间段再进行讨论。

（4）针对靶症状使用特效药物：一般来说，苯二氮䓬类药物常被用于治疗心脏病患者的焦虑。如果焦虑是短期或境遇性的，可以用短效的苯二氮䓬类药物来治疗（如劳拉西泮 0.5～1.0mg 治疗急性焦虑）。但对大多数患者来说，长效苯二氮䓬类药物缓解焦虑的疗效最平稳和持续。多数伴有焦虑的心脏病患者可给予氯硝西泮 0.5mg，每天两次为起始，如果此剂量耐受良好并且焦虑仍然存在，则可以加量。一般情况下，这些药物如果只是短期使用，在出院后就可以停用。

苯二氮䓬类药物不适用于治疗急性或慢性脑病综合征（例如谵妄、痴呆、脑外伤）、呼吸功能下降（包括阻塞性呼吸暂停）或有药物依赖病史者。对这些患者，抗精神病药物更有效，在控制谵妄导致的激越、言行紊乱的同时也可减轻焦虑。通常起始剂量给予喹硫平 12.5～25mg 或奥氮平 2.5～5.0mg，每晚 1 次或每天两次。

抗惊厥药物适用于焦虑伴有神经性疼痛或慢性脑病患者，如痴呆或脑损伤。抗抑郁药物适用于治疗焦虑障碍或与抑郁共病焦虑。通常在开始时联用苯二氮䓬类药物以减轻抗抑郁药服用初期引起的药源性焦虑。

（5）经常巡视患者：熟悉的面孔可以让患者感到安心，尤其是尝试理解并治疗其焦虑的医师。多次随访本身就是治疗的一部分，还可以观察行为及药物干预措施。

二、心脏病患者伴发抑郁

过去 20 年来，大量研究已经证实抑郁和心脏病之间的相互关系，即抑郁患者心脏病风险增加，而心脏病患者也更易得抑郁。Frasure-Smith 及同事的早期研究表明，心肌梗死后抑郁与 6～18 个月心脏病死率增加相关。该发现引起了人们对心肌梗死后抑郁治疗的关注及用药安全性和有效性的进一步研究。此外，如果患者在心脏手术前患有抑郁，预示着术后预后不良的可能。这些发现使人们认识到综合医院精神科医师识别心脏病患者是否合并抑郁并能给予其适当治疗的重要性。

（一）流行病学

冠心病（CAD）患者共病抑郁很常见，其患病率为 20%，明显高于普通人群（15%）。综合医院心脏病患者的抑郁患病率也很高，15%～30% 心肌梗死后患者伴有重症抑郁，65% 患者表现至少有轻度抑郁。此外，Baker 及其同事研究发现，超过 30% 的 CABG 术前患者患有抑郁。抑郁是一种严重的疾病，导致人变得疲乏虚弱，需要给予治疗。而且，如下文所述，对抑郁的合理治疗可降低心脏病的患病率及病死率。

在心脏病患者中，研究最多的是心肌梗死后抑郁。有研究发现，心肌梗死后合并抑郁（MDD）患者的病死率高于没有抑郁的患者。在最近的一项对 804 位病情稳定的 CAD 患者的研究中，验证了 MDD 和广泛性焦虑（GAD）对心脏病预后的影响。他们发现，与没有精神疾病的患者相比，伴有 MDD 或 GAD 的患者并发不良心血管事件（心源性死亡、心肌梗死、心脏停搏、异常血管再生）的风险要高许多。另外，综合了 22 项心肌梗死后抑郁的 Meta 分析显示，患者不良心血管事件的风险增加了 2～2.5 倍。

尽管心脏病患者合并抑郁的患病率很高且带来了风险，但心肌梗死后抑郁的识别率只有 10%。有几个因素影响低识别率：首先，抑郁症状表现不典型（敌意、精神萎靡、退缩比情绪悲伤更常见）；其次，人们通常认为经历严重的医疗事件，如心肌梗死（MI）后出现抑郁是正常的；最后，大多数不复杂的 MI 患者的住院时间都很短，在有限的时间里，要对患者的情绪做出准确判断或请精神科会诊比较困难。

心肌梗死后抑郁的发展进程与缺血性心脏病和心脏患病率有关。MI 后马上出现的抑郁，可认为是并发症。其出现的原因和产生的效应不同于在 MI 很久之前或很久之后发生的抑郁（如持续性抑郁或复发性抑郁）。一项名为"心肌梗死后抑郁研究"对 468 例患者进行了 2.5 年的随访，发现 25.4% 的患者在 MI 之后的一年出现抑郁，其中 44.6% 是心肌梗死后急性并发抑郁。这类患者更易并发新的心血管意外事件（危险比 1.65）。有学者对 588 例 MI 患者进行 8 年的随访研究显示，心肌梗死后新发的抑郁可增加心血管病死率的风险（危险比 2.33），而心肌梗死前已存在的抑郁不会增加此后心血管病死率的风险。心肌梗死后抑郁常呈持续性。

其他心脏病患者也有很高的抑郁患病率。有研究随访了 30 位有左心室辅助装置的患者，其中 17% 在手术后出现抑郁。等待心脏移植的患者焦虑及抑郁的比率增高，抑郁甚至会在移植后持续数年。Dew 及其同事发现，1/4 接受心脏移植的患者在手术后 3 年内出现严重的抑郁。此外，在对 CHF 患者的纵向研究中表现，抑郁患病率升高。有学者通过对纽约心脏协会（NYHA）152 例心功能Ⅲ级的 CHF 患者的研究发现，抑郁的发生率要显著高于对照组。

总之，抑郁在心脏病患者中很普遍，有不少关于心肌梗死后抑郁的研究。心肌梗死后抑郁患病率高，识别率低，且常常持续存在。

（二）心脏病患者抑郁的诱发因素

与心脏病患者伴发焦虑一样，许多疾病及药物因素可诱发或加重抑郁。与心脏病患者的抑郁有关的常见情况包括甲状腺功能减退（特发的和继发于胺碘酮使用，而该药物的处方量日渐增长）、库欣综合征（特发的或继发于类固醇药物使用）、肿瘤（特别是胰腺肿瘤）、维生素 B_{12} 和叶酸缺乏，以及与血管性痴呆相关的抑郁。

许多心脏病治疗药物与抑郁相关。皮质类固醇、甲基多巴和利血平可增加抑郁风险。有些物质也会影响情绪，慢性乙醇依赖及可卡因和安非他命戒断可导致抑郁。长期以来，一直认为 β 受体阻滞剂与抑郁有关。然而，最近一项研究证实，β 受体阻滞剂和抑郁关系不大。

由于抑郁对心脏病患者的心脏及社会心理方面都造成严重影响，并且抑郁的产生是可逆的和可治疗的。因此，综合医院精神科医师对所有出现抑郁的心脏病患者要将这些因素考虑在内。

（三）心脏病患者抑郁的药理干预

抗抑郁药可有效治疗抑郁。然而，传统的抗抑郁药（即 TCAs、MAOIs）都不太适合心脏病患者。有抗胆碱能效应（包括心动过速），并引起体位性低血压。因此，这些药理学效应使其很难用于治疗严重心脏病患者。更值得关注的是，TCAs 有阻滞心脏传导的潜在作用，并会像胍类药物一样导致心律失常。最近一项研究（控制了医药和人口学因素），发现 TCAs 导致抑郁患者出现心肌梗死（MI）的风险增加了两倍，而 SSRI 类不会增加 MI 的风险。因此，对存在心脏传导异常及心肌梗死后 2 ~ 3 个月的患者不推荐使用 TCAs。然而，这段围心肌梗死期正是心肌梗死后抑郁最高发和最危险的时期。

新型抗抑郁药（如 SSRIs、安非他酮及米氮平）没有 TCAs 类药物的不良反应，通常没有明显的抗胆碱能效应及体位性低血压反应，对心脏传导也没有影响。正因为如此，SSRIs 类药物及其他新型抗抑郁药更适合心脏病患者。这一建议也得到 Roose 及其同事的研究的证实。他们比较了帕罗西汀和去甲替林用于缺血性心脏病的疗效及安全性，发现这两种药物疗效相似，但 TCAs 有着更显著的心脏严重不良事件。

有研究评估了 SSRIs 类药物对心肌梗死后抑郁人群的安全性问题。尽管有小样本研究证实氟西汀对心肌梗死后抑郁患者的安全性，但针对舍曲林的研究更加广泛。Shapiro 及其同事在 SADHAT 开放性预试验中发现，26 个心肌梗死后抑郁患者用舍曲林治疗后其抑郁症状改善，心率、血压、心脏传导、左心室射血分数没有明显改变。随后，在 Glassraan 及同事开展的 SADHAT 多中心研究中，采用双盲、安慰剂对照、舍曲林治疗 369 例心肌梗死后抑郁的研究发现，与安慰剂相比，舍曲林能更大程度地改善抑郁症状，而且不会引起射血分数、心脏传导和心脏不良事件的发生。这项研究的两大局限在于患者平均是在 MI 后 34 天才开始接受治疗，随访研究只持续了 24 周。有意思的是，研究表明服用舍曲林组出现严重心脏病事件绝对数更低，但与对照组无统计学差异。SADHART 研究虽然没有区分患病率和病死率，但验证了舍曲林对 MI 后 1 个月患者的安全性。

最近，加拿大心脏病抗抑郁药与心理治疗随机对照疗效评价研究（CREATE）采用随机双盲、安慰剂对照研究了 284 例抑郁患者，评价西酞普兰和 IPT（人际关系治疗）的安全性和有效性。发现西酞普兰在治疗这一群体是安全有效的。有意思的是，IPT 并未在临床治疗中显示出额外的价值。

因此，西酞普兰和舍曲林（及其他 SSRIs）对心脏病患者似乎是安全的。笔者的临床经验也证实心脏病患者服用 SSRIs 类药物是安全的。在 ML 后 1 个月内，根据临床抑郁严重程度和随访情况，给患者 SSRIs 类药物也同样安全。

尽管其他新型非 SSRIs 抗抑郁药对心脏病患者也是安全的，但尚无广泛的研究证实。治疗剂量的安非他酮对患者的血压、心率或其他心血管参数没有影响。一项研究表明，安非他酮对冠心病抑郁患者在心脏方面有保护作用。尽管安非他酮使用过量会引起高血压和心动过速，但常规剂量对心血管无负面影响。但有一些研究表明，过量服用安非他酮会引起心血管不良反应，包括心动过速、高血压、全复合型心动过速和心脏骤停。因此，对既往有过量服药史或明显冲动的患者应谨慎给予安非他酮。由于服用安非他酮有助于患者戒烟，因此它对有抑郁症状且同时吸烟的心脏病患者是最佳的药物选择。

米氮平是另一种新型抗抑郁药，心血管不良反应较小，即使过量使用，对心脏传导及生命体征影响也较小，因此具有良好的耐受性。最近，一项 24 周随机、安慰剂对照试验的心肌梗死后抑郁干预研究（MIND–IT），研究了 209 例心肌梗死后 1 年内出现抑郁症的患者服用米氮平的安全性和有效性。结果发现，米氮平对心肌梗死后抑郁患者是安全的，还发现抑郁症状的严重程度与左心室射血分数之间存在相关性。最后，MIND–IT 研究者发现抑郁患者在治疗 8 ～ 24 周汉密尔顿量表评分没有统计学的变化，然而自我评分量表改善有统计学意义，米氮平组优于安慰剂组。临床得出了米氮平显著优于安慰剂的结论。但对于心脏病患者，米氮平有一个潜在的劣势，即由于其抗组胺作用，可能导致患者体重增加。

中枢兴奋剂对住院患者具有快速的抗抑郁作用。尽管有血压升高或心动过速的不良反应，中枢兴奋剂对需快速控制抑郁症状（如严重抑郁、由于疲乏或进食减少影响心脏康复治疗或影响患者做医疗决策的能力）的患者有帮助。有室性心动过速史，最近发生过 MI、CHF、未控制稳定的高血压或同时服用单胺氧化酶抑制剂是中枢兴奋剂的相对禁忌证。对大多数心脏病患者，可缓慢滴定中枢兴奋剂，起始量 2.5 ～ 5mg，慢慢增加至每天 20mg。

有些研究评估了心理治疗对心脏病共病抑郁症状患者的有效性，却没有发现令人信服的证据支持常规心理治疗（如认知行为治疗及人际治疗）对患者有效。冠心病康复研究（ENRICHD）对 2481 位心肌梗死后抑郁且社会支持低下的患者，给予 CBT 或常规看护，对持续抑郁的患者允许使用抗抑郁药（非随机）做补充治疗手段。研究结果显示，CBT 对终点病死率或非致命性 MI 没有影响。然而，研究者发现，接受抗抑郁药治疗的患者，终点病死率及非致命性 MI 的风险可下降 40%。同样，前述的 CREATE 也证明 IPT 对心肌梗死后抑郁无效。这些证据表明，心理治疗对普通人群抑郁有效，但对缺血性心脏病的患者来说可能无效。

（四）心脏病患者抑郁的治疗策略

治疗心脏病患者的抑郁在许多方面与治疗心脏病患者的焦虑类似。会诊医师首先必须确认抑郁是否是原发精神症状，评估有无共病其他精神疾病。评估有无诱发或加重抑郁症状的其他药物因素及躯体疾病。治疗方面包括识别患者应对方式及社会支持系统，权衡抗抑郁药物的利弊。

（1）全面的鉴别诊断：与会诊心脏病伴发焦虑一样，我们同样可以发现患者的抑郁情绪可能是其他精神综合征引起的。通常来说，睡眠紊乱、需要他人照料及社会隔离可能是低动力性谵妄而非抑郁症。因此，要对患者的认知状态进行评估。此外，心脏病患者常有明显的焦虑，患者的抑郁症状可能被焦虑症状掩盖。

精神科会诊医师必须注意抑郁症状的发展轨迹，以此来判断症状的出现或恶化是否与新药服用或躯体疾病有关，或抑郁症状可能提示躯体疾病的进展。综合医院精神科医师也应该根据病情来安排相应的实验室检查，如营养状态差的老年患者检测维生素 B_{12} 和叶酸，近年来出现的怕冷、体重增加、食欲下降、毛发变细要检查甲状腺功能，对怀疑物质滥用史患者做毒物学筛查。

确认患者应对方式及诱发抑郁的因素：明确加重抑郁症状的外部因素也许有助于帮助患者减轻压力。患者是否在面对死亡的恐惧时表现得更加抑郁，他是否感到孩子们不尊敬他，他是否困于医院而不能担当重要的家庭角色等，精神科医师可以根据这些信息给予患者心理治疗（与患者讨论死亡及生命意义），或更具体的内容（如让患者家属打电话给患者，让他知道他对家人很重要）。识别患者的应对方式，尤其是既往克服困难的方式，可帮助治疗组采用相应方法来帮助患者。

让精神科医师特别感兴趣的是，最近有研究数据显示，冠心病患者压抑性的应对方式可增加心脏病事件及死亡风险。或许因为这些患者表述他们的焦虑及抑郁程度较低，因而以前认为他们患精神疾病的风险较低。然而，现在的观点认为，这些患者几乎注意不到自身情绪的变化，导致他们患 MI 和死亡风险增加。精神科医师应该特别注意在重大压力下却表现异常冷静的患者。

（2）利用现有的社会支持系统或帮助患者建立支持体系：良好的社会支持有利于改善心肌梗死后抑郁患者的预后。因此，如果发现患者社会支持系统不良，可以与治疗小组合作来改善患者的支持体系。这种方式包括参与心脏康复治疗、护士随访、参加支持小组或参加针对抑郁症状的心理治疗（CBT 证实对心肌梗死后抑郁的治疗有效，而且没有药物相互作用）。这些干预方法应该不仅仅局限于心肌梗死后患者，所有心脏病患者都可以从中获益，从而提高患者的康复率。

谨慎使用抗抑郁药：SSRIs、安非他酮和米氮平，对冠心病患者是安全且有效的药物，心血管不良反应很少。因此，大多数心脏病患者只要达到了 MDD 的标准，都可以使用标准剂量的抗抑郁药物。SSRIs 类药物，如舍曲林、西酞普兰及艾司西酞普兰这些药物几乎不影响细胞色素 P450 系统，与其他药物相互作用少。所以，在患者服用其他多种药物时，可以首选这些药物治疗。安非他酮药物间相互作用较少而适用于有抑郁且同时想戒烟的患者。

对于有新近心肌梗死及其他严重心脏病、室性心动过速病史及最近有过心脏手术的患者，应该仔细衡量使用抗抑郁药的风险及获益。对大多数新发生心肌梗死或 CABG 的患者，通常不会在抑郁症状刚出现时就给他们服用抗抑郁药。因为这些患者不符合抑郁诊断标准，同时也没有研究证实药物的安全性。对大多数心肌梗死后抑郁患者来说，最明智和保守的做法是让精神科医师对患者随访 2～3 周，如果患者症状持续存在可以给予舍曲林或其他抗抑郁药。

如果存在以下因素可考虑早期使用抗抑郁药：抑郁伴有自杀意念；严重抑郁，并影响心脏康复或生活自理；既往有严重抑郁病史，在住院期间又出现抑郁症状；在随后 2～3 周内不能或不愿前来随访的患者（我们经常发现有些患者只希望看他们的社区医师，且以后每 2～3 个月才会去看一次。这些患者服药依从性很好，愿意接受抗抑郁药物，但他们在此后 6 周不太可能回来随访）。

如果上述一个或多个因素出现，可以在住院期间于心脏病治疗同时开始抗抑郁药治疗。如前所述，当共病焦虑时，可以在初期联用苯二氮䓬类药物，因为大多数抗抑郁药物治疗初期会引发焦虑或失眠。

（王文艳）

参考文献

［1］张欢，崔丽娜，李惠艳. 个案管理对肿瘤心脏病患者焦虑抑郁及希望水平的影响 [J]. 临床心身疾病杂志，2021，27（2）：65–67.

［2］郭爱梅，王晓辉. 针对性护理干预对风湿性心脏病患者焦虑情绪的影响 [J]. 中国医药指南，2021，19（4）：185–186.

［3］李开军，吴聪聪，吴伟东，等. 绝经后女性冠状动脉粥样硬化性心脏病患者危险因素及焦虑抑郁状态的临床研究 [J]. 中华危重症医学杂志（电子版），2018，11（3）：178–182.

［4］王一然，王春燕，李鹏. 早发冠状动脉粥样硬化性心脏病患者焦虑状态危险因素的分析 [J]. 中国现代医学杂志，2018，28（12）：63–68.

［5］赵小玲，郭文涛，代凤琴. 盐酸舍曲林抗抑郁治疗对慢性肺源性心脏病合并抑郁症患者糖脂代谢及心肺运动试验的影响 [J]. 中国健康心理学杂志，2018，26（5）：656–660.

［6］Kwok M K, Leung G M, Schooling C M. Habitual coffee consumption and risk of type 2 diabetes, ischemic heart disease, depression and Alzheimer's disease: a Mendelian randomization study[J]. Scientific Reports, 2016 Nov; 6: 36500.

［7］Jennings C S, Astin F, Prescott E, et al. Illness perceptions and health literacy are strongly associated with health-related quality of life, anxiety and depression in patients with coronary heart disease: results from the EUROASPIRE V cross-sectional survey[J]. European Journal of Cardiovascular Nursing, 2022 Nov: zvac105.

第五章　老年神经系统疾病

第一节　老年神经系统的衰老变化

脑衰老既是脑功能逐渐减退的过程，也是神经系统衰老的主要表现，临床上最具特征性的变化是学习、记忆功能的下降。以下从生物学特征和发生机制方面论述脑的衰老变化。

一、脑衰老的生物学变化

1. 解剖变化

人的大脑大约由 140 亿个细胞组成，重约 1400g，大脑皮质厚度为 2～3mm，总面积约为 2200cm^2。研究表明，在正常情况下，每日死亡的脑细胞数目达 10 万个左右。因此，脑衰老在解剖学上表现出脑重量减轻，灰质变薄，脑室扩大，并伴有脑膜增厚、脑回变窄和脑沟变宽等形态学改变。在超微结构方面，与认知功能密切相关的海马神经元线粒体肿胀、核糖减少、内质网扩张、微管溶解、突触结构破坏以至于消失。神经元内的脂褐素（老年色素）沉积为脑衰老的特征性"金标准"。即使未进行特殊染色，也可在光镜和荧光显微镜下观察到衰老的神经元内存在颗粒状脂褐素，海马和大脑皮质尤为显著。

2. 临床表现

由于脑的解剖结构和超微结构发生改变，导致脑衰老过程中出现以认知功能障碍为主要表现的临床变化。增龄性的认知功能下降是脑衰老的最主要特征。认知功能下降的最突出表现是记忆力下降，逐渐无法回忆过去或保留新的信息，它可以影响大脑的多种认知功能，例如，速度感知能力、归纳推理能力、记忆力、海马相关的空间学习记忆能力等，这些功能损害造成脑衰老人群生活质量下降。虽然在脑衰老过程中还伴随许多其他变化，例如动作幅度的限制、步态速度和灵敏度下降、听力改变等，但这些都不是脑衰老过程中的核心内容。记忆力下降无疑是脑衰老的最主要问题。据统计，60 岁以上的健康人群中，大约 40% 受到认知功能下降的影响，而且在糖尿病、高血压、心脏病等疾病存在时，这种情况愈加严重。记忆功能广义上分为四部分：情节记忆、语义记忆、程序记忆、工作记忆。其中，情节记忆和语义记忆与年龄改变关系最为密切，情节记忆在中年以后开始下降，是受脑衰老影响最明显的记忆类型，也是阿尔茨海默病（AD）造成的记忆损失类型之一。虽然脑衰老造成认知功能下降，但增龄相关的认知功能障碍并不发生在每一个老龄个体上，不同个体的认知功能差异性很大，一些老年人晚年仍然具有很好的记忆力、执行力和其他认知功能。多数研究表明，增龄相关的认知能力下降和阿尔茨海默病存在着重要关系。

二、脑衰老的发生机制

脑衰老的发生机制涉及多种因素，如线粒体自由基损伤、非酶糖基化反应、端粒缩短、神经营养因子缺乏及神经元信号转导通路障碍、DNA 甲基化、神经元胰岛素信号转导通路障碍等。

1. 线粒体自由基损伤

脑衰老的发生机制中最具有影响力的学说是 1956 年美国学者 Harman 提出的自由基学说，该学说认为，衰老过程中的退行性改变是细胞代谢过程中产生的自由基不断累积的结果。随着年龄增长，自由基生成不断增加而清除能力逐渐减少，过多的自由基会引起生物大分子的损伤，如引起 DNA 损伤导致突变脂质过氧化反应，使蛋白质、核酸等大分子交联，最终导致机体衰老。

1980 年，Miquel 等提出衰老机制的线粒体假说，认为线粒体的损伤是细胞衰老和死亡的分子基础。线粒体是产生自由基的最主要的亚细胞器，线粒体 DNA（mtDNA）较核 DNA 更易受到自由基攻击，造成氧化损伤而引起突变，其突变率是核 DNA 的 10 ～ 100 倍。

2. 非酶糖基化反应

该反应也称美拉德反应，是指由还原糖上的醛基与蛋白质、核酸的游离氨基间在无酶条件下发生一系列复杂的非酶促反应，首先形成西夫（Schif）碱化合物，经过 Amadori 重排后形成早期糖化产物果糖胺等，再经过脱水、重排、交联等过程形成不溶性、不被酶降解的晚期糖基化终末产物（AGEs）。由于 AGEs 多为一些棕黄色荧光化合物，所以也称这类反应为非酶棕色化反应。AGEs 可通过作用于细胞受体影响细胞功能，改变多种细胞因子的表达水平，产生病理生理作用。例如 AGEs 阳性的小胶质和星形胶质细胞在 AD 患者的脑组织大量表达，并在成熟的老年斑周围诱导氧化应激反应。

3. 端粒缩短

端粒是真核细胞染色体末端独特的蛋白质 DNA 结构，其功能是保护染色体的完整性、稳定性和维持细胞的复制能力。人的端粒 DNA 由 5-TTAGGG-3′反复串联而成，总长度为 5 ～ 15kb。端粒的长度主要受端粒酶、端粒结合蛋白和核糖基转移酶—核糖多聚酶等共同调控。端粒酶由 RNA 和蛋白质亚基组成，起到延长端粒的作用。这是一种自身携带模板的特殊反转录酶，催化端粒 DNA 的合成，能够在缺少 DNA 模板的情况下延伸端粒寡核苷酸片段。端粒缩短导致神经细胞衰老，Harley 于 1990 年提出细胞衰老的端粒假说。端粒酶活性、端粒长度变化与细胞衰老有关，可作为人类体细胞衰老的标志之一。

4. 神经营养因子缺乏及神经元信号转导通路障碍

从神经发生的角度看，大多数神经元的发育需要多种神经营养因子的支持，只有那些获得神经营养因子的神经元才能存活，而其他大约 50% 的未成熟神经元进入细胞凋亡过程。

许多实验证据均已表明，神经生长因子（NGF）的慢性缺失是阿尔茨海默病（AD）的发病机制之一。2000 年，意大利科学家 Ruberti 等首次应用转基因的方法，将抗 NGF 抗体成功转入 AD11 小鼠体内，此种转基因小鼠成年后抗 NGF 抗体水平比新生鼠高 2000 倍以上，基底前脑和海马区胆碱能神经元分别减少 55% 和 62%，内嗅区、顶叶、枕叶皮质和海马均出现 TAU 蛋白过度磷酸化和神经元纤维缠结，并可见 β 淀粉样蛋白斑块形成，表明抗 NGF 小鼠几乎全面复制了人类 AD 病理改变，并伴有学习记忆功能障碍，故推测 NGF 功能长期缺失可能是引起 AD 神经病理改变的途径之一，更证明 NGF 在神经系统的发生、发育及老化和老化相关疾病中的作用。

与 NGF 一同协调支持神经元功能和存活的还包括信号通路中的众多因子，这些因子可来自神经细胞本身（如各种神经营养因子），也可来自外周组织如胰岛素、胰岛素样生长因子-1（IGF-1）以及雌激素等。多种因子通过神经细胞信号转导通路相互对话，形成信号网络，在胞内泛化，产生放大效应。当某种存活因子表达下降或信号转导通路障碍时，信号刺激强度低于阈值，不能引起靶基因反应，基因转录不能被激活，使得神经营养因子水平进一步下降，形成恶性循环，最终引起神经元变性。另外，神经存活因子同时控制着各种有害刺激对神经元启动凋亡的过程，正常情况下神经元存活机制占优势，但当神经存活因子水平下降，对凋亡程序失控时，则出现神经元凋亡，至此阶段，神经元出现不可逆转的损伤。以上观点或许可以部分解释为何 NGF 功能下降是引起 AD 的可能机制之一。

5. DNA 甲基化

表观遗传学涉及 DNA 甲基化和组蛋白修饰。机体成熟以后，DNA 的甲基化则保持动态的平衡，维持正常的生理功能。既往的体外试验和动物实验已经表明，基因组 DNA 甲基化水平随着细胞衰老和机体老化而减低，而对正常老年人的队列研究也显示，基因组 DNA 甲基化水平随着年龄增长而降低。因此，基因组 DNA 甲基化水平可能是机体衰老的生物学指标之一。哺乳动物的老化过程总是伴随着 DNA 甲基化水平和模式的改变，常常表现为总 DNA 甲基化水平降低和特异基因甲基化水平增高，这种异常可能造成老化相关疾病的发生，如恶性肿瘤、自身免疫性疾病、神经退行性疾病等。因此，衰老伴随着 DNA 甲基化的改变，而 DNA 甲基化改变也影响着衰老的进程。

6. 神经元胰岛素信号转导通路障碍

散发性老年痴呆（SAD）和糖尿病（DM）均属于复杂的异质性疾病，在许多方面具有共性。糖尿病晚期出现不同程度的认知功能障碍，AD 的发病率较同年龄对照组明显增高，故糖尿病成为公认的导致 AD 发生的危险因素之一。而对于 AD 的研究也发现，患者在出现临床症状或脑萎缩之前，正电子发射断层扫描（PET）检查就发现额叶、颞叶皮质供血不足和葡萄糖利用减少，提示该脑区的神经活动减少。由于糖尿病后期表现出的认知功能损伤与 SAD 极为相似，故将糖尿病脑病作为 SAD 的病因学进行研究具有十分重要的意义。

有研究报道，脑室注射小剂量链脲佐菌素（STZ）损伤神经元的胰岛素受体后，大鼠海马和皮质 $A\beta_{1-40}$、$A\beta_{1-42}$、TAU_{202}、TAU_{396} 和 TAU_{404} 表达增加；2005 年，有研究提出将 SAD 作为 3 型糖尿病的新观点，得到很多学者的认可。

有学者近年来对糖尿病脑病动物模型进行系统研究，结果发现它与 SAD 的早期改变有许多相似之处：糖尿病鼠海马神经元 APP、$A\beta40$ 和 $A\beta42$ 表达增加；TAU 蛋白 199/201 位点磷酸化、微管蛋白表达明显下降并伴有微管断裂和溶解；神经营养因子（NGF、BDNF 和 NT-3）以及胆碱乙酰基转移酶表达下降；胰岛素信号转导通路障碍，并伴有凋亡级联反应的启动。小分子神经营养肽具有结构简单、易于合成的优点，对小分子神经营养肽 APP5 肽进行结构改造，得到既可以保持神经营养作用，又可以抗酶解，通过口服途径给药的 APP5 肽类似物 P165。经体内外对糖尿病脑病动物模型的实验验证，P165 具有良好的生物学效应，为进一步开发利用奠定了理论和实验基础。

（金　静　任　敏）

参考文献

［1］黎健．脑衰老及其干预新策略 [J]. 中国临床保健杂志，2022，25（4）：438-445.

［2］张进，王顺和，汪兰，等．人参皂苷 Rg1 通过 AMPK/mTOR 信号通路调控自噬延缓小鼠脑衰老的研究 [J]. 中国药理学通报，2022，38（7）：987-993.

［3］李雪，孙君志，金毓，等．运动干预脑衰老：新进展与再认识 [J]. 科技导报，2022，40（10）：49-59.

［4］冯岩，孙剑．脑衰老细胞角度探讨运动防治帕金森病的研究进展 [J]. 中国老年学杂志，2021，41（21）：4864-4872.

［5］陈佐龙，申勇．我国脑衰老与神经退行性疾病研究进展及展望 [J]. 中国基础科学，2021，23（5）：32-38.

［6］Fonken L K, Gaudet A D. Neuroimmunology of healthy brain aging[J]. Current Opinion in Neurobiology, 2022 Nov; 77: 102649.

［7］Flores I O, Treviño S, Díaz A[J]. Neurotrophic fragments as therapeutic alternatives to ameliorate brain aging. Neural Regeneration Research. 2023 Jan; 18(1): 51-56.

第二节　老年晚发性癫痫

老年癫痫又称老年晚发性癫痫，通常是指在 60 岁或 65 岁以后出现首次临床发作的癫痫，在日常的医疗和保健工作中经常遇到。老年患者突然出现一次或多次原因不明的抽搐发作，一些患者因意识丧失和四肢抽搐，摔倒后造成头颅、脊柱或四肢的外伤、骨折等意外伤害；另外一些患者因合并心脏和肺部的并发症，需要住院治疗；严重者可在抽搐发作同时出现反射性呼吸和心脏骤停，导致猝死；如果老年患者在首次发作时即出现癫痫持续状态，较其他年龄组的患者更难以控制发作，使致残率和病死率明显增加。

一、病因

老年癫痫往往有明确的原因，如脑血管疾病、神经退行性疾病、颅内肿瘤和外伤性脑损伤等。常见病因如下。

1. 脑血管疾病

脑血管疾病是引起老年癫痫的主要原因，占 30%～50%，其中出血性卒中更为常见。有研究报道，卒中后第 1 年发生癫痫的风险增加 20 倍。癫痫可出现在围卒中期，或卒中后期，也可以是脑血管疾病早期的临床表现。

2. 脑肿瘤

10%～30% 的老年癫痫是由肿瘤引起的，以转移瘤或神经胶质瘤多见，少数为脑膜瘤，原发性肿瘤比继发性肿瘤常见，低分化肿瘤比高分化肿瘤常见。

3. 与认知功能障碍相关的神经退行性疾病

10%～20% 的神经退行性疾病患者伴有癫痫。阿尔茨海默病患者发生癫痫的风险增加了 10 倍。在对阿尔茨海默病的患者研究中，5 年随访发现 2% 的患者发生过一次非诱发性发作，比普通人群发生率高 8 倍。

4. 外伤性脑损伤

20% 的老年癫痫由外伤引起。硬膜下血肿、颅骨骨折、意识丧失或遗忘超过 24 小时、年龄超过 65 岁是发生外伤后癫痫的危险因素。

5. 急性症状性发作

发热、感染、低血糖、电解质紊乱、严重的黏液性水肿、肝衰竭、肾衰竭、药物和乙醇及其戒断等代谢性和毒性因素常诱发急性症状性发作，去除病因可缓解这种发作。

二、临床特点

当老年患者首次发生抽搐时，家人或目击者一般均处于紧张和恐惧的状态，很少能够准确提供发作当时的临床表现，甚至出现多人多种相差甚远的症状描述。另外，一些老年人是在独居条件下发病的，本人几乎无法回忆发作当时的具体情况，使接诊医师无法准确地判断患者的发作是抽搐，还是昏厥以及其他原因。根据国内外 60 岁以上老年人首次发作抽搐和以后诊断为癫痫的病例报道，老年癫痫有以下临床特点。

1. 发病率和患病率较高

据国外统计资料，癫痫在各个年龄组人群总体的发病率为 9/（1000·年），患病率为 69/（1000·年）；在 60 岁以上年龄组分别为 10.9/（1000·年）和 76/（1000·年）；70 岁以上年龄组上升为 12.0/（1000·年）和 147/（1000·年）；到 80 岁以上年龄组升高达 13.1/（1000·年）和 159/（1000·年）。

2. 发作类型特殊

60 岁以上年龄组患者首次出现抽搐和癫痫时，48%～68% 的发作类型是单纯局灶性或局灶继发全身性的，其中 10%～30% 的患者可能在发病时就出现强直—阵挛性癫痫持续状态。

3. 发作频率不确定

老年癫痫患者出现首次抽搐发作后，可能间隔数小时和数天即再次发作，也可能间隔数月甚至数年才出现第 2 次发作。如果没有在首次发作后立即给予抗癫痫药物治疗，患者可能在第 2 次发作时出现癫痫持续状态，对生命造成严重威胁；但是如果首次发作即给予抗癫痫药物治疗，患者可能虽然无临床发作，但要长期承受药物不良反应的巨大风险。

4. 神经电生理检查阳性率低

60 岁以上老年患者出现抽搐和癫痫发作时常规脑电图（REEG）一般出现背景和节律异常的比例较高（70%～90%），但即使进行动态脑电图（AEEG）和视频脑电图（VEEG）检查，记录到放电的阳性率较低，仅有 10%～20% 的卒中后癫痫和肿瘤继发癫痫患者出现棘波、棘—慢综合波。而该年龄组的正常对照人群中 12%～38% 也会出现背景和节律异常的改变。

5. 神经影像学检查对诊断有重要意义

常规进行头颅 CT 和 MRI 检查可在 80%～90% 的患者发现脑梗死、脑出血、脑肿瘤和脑外伤等病变，还可发现神经系统退行性疾病的特征性改变。

三、诊断与鉴别诊断

（一）诊断

1. 病史采集

目击者提供的病史是诊断的基础。应了解发作时在做什么，是否有任何先兆或不适，发作时是否有意识改变、抽搐、阵挛、不自主运动，发作后有什么表现，是否有脉搏改变，最近是否有服药的改变。但是独居的老年人被发现时可能是"躺在地上"，很难获得发作的细节，这样诊断相对困难，因此需要加强对该病的认识，尤其是对不典型发作的识别，以提高诊断率。

2. 辅助检查

脑电图检查是癫痫诊断中的重要辅助检查，阵发性棘波、尖波、棘慢波、尖慢波等痫样放电支持癫痫的诊断；仅 30%～50% 的患者可以在发作间期的常规脑电图中记录到异常放电，因此没有记录到异常电活动不能除外癫痫的诊断。此外，老年人更容易出现非特异性脑电图改变，使诊断变得更为困难。因此，长程脑电图、视频脑电图、睡眠脑电图对老年癫痫的诊断具有重要意义。

由于老年癫痫继发因素多，60% 的患者可能有结构性脑损害，因此影像学检查是必要的，伴以下情况时建议行头部 CT 或 MRI 扫描：①局灶性神经系统体征；②进展性或新发神经系统症状或体征；③不是由于服药依从性差或物质成瘾（如乙醇）导致的发作难以控制；④明确的局灶性发作；⑤脑电图显示持续的慢波异常。

3. 诊断步骤

老年人如果出现以下情况应该考虑癫痫：意识混沌、意识改变或丧失、行为改变、无反应，抽搐、不自主运动、无意识丧失的肢体或面部感觉异常，反复发作的睡眠障碍，不能回忆的反复跌倒。对疑似患者遵循以下诊断步骤。

首先，明确是否有目击者。如果有，尽快向目击者询问采集详细的病史；如果没有目击者，且诊断尚不明确，嘱可能目击的人观察再次发作，以及发作时脉搏有无变化。

其次，确定发作的性质。通常根据发作前、发作中和发作后的细节，如跌倒时有无意识障碍、异常行为、混乱、局灶性神经系统特征可以判断发作的性质。癫痫发作一般是刻板性的，如果多次发作的形式不同，考虑可能有其他原因。

最后，考虑是否存在认知功能障碍。由于认知功能障碍引起病史采集困难，治疗依从性较差，因此对老年癫痫应该筛查认知功能，为治疗决策和不良反应评估做参考。建议用认知筛查量表进行评估，如简易精神状态量表。

（二）鉴别诊断

1. 昏厥

多在直立位发生，排尿、咳嗽、排便、情绪刺激可诱发，前驱症状常为头晕、恶心、呕吐、出汗，发作时面色苍白、肌阵挛，发作后意识模糊或遗忘时间较短；癫痫发作与体位无关，可在睡眠中发生，发作时起始有头部转向一侧、强直—阵挛发作，伴有咀嚼、发声、面部发绀、舌咬伤，发作后意识模糊或遗忘时间较长，伴头痛、肌痛。

2. 短暂性脑缺血发作（TIA）

通常表现为缺失性症状，如无力和感觉减退，而癫痫主要表现为刺激性症状，如感觉倒错、肢体抽搐。如果存在意识丧失，TIA 的可能性较小。但是，区别 TIA 和单纯部分性发作有时仍然比较困难。

3. 短暂性全面遗忘症

该病在老年人中不常见，主要表现为数小时至 24 小时的记忆丧失，通常重复问同样的问题，发作时意识清楚、自知力存在。通常只有一次发作，如果患者反复发生，就需要重新考虑诊断。

4. 心律失常

无论是缓慢性还是快速性心律失常，都可能引起脑部缺氧，从而导致强直—阵挛发作。如果发作前伴有头晕、心悸等前驱症状，应当考虑心源性因素。心源性发作通常心律失常出现在脑电图改变前，有明确的时间先后关系。

5. 心因性发作

心因性发作又称为假性发作，在老年期起病比较罕见，但是老年癫痫表现不典型、持续时间较长时，需要和其鉴别。假性发作的特点是多在精神刺激后出现，发作中哭喊、闭眼、眼球躲避、瞳孔正常，发作时脑电图无癫痫样放电。

6. 惊恐发作

该病虽然是终身性疾病，但是在老年人比较少见。患者主要表现为感觉要发生什么事情，需要深呼吸，往往由于害怕发作而出现头晕、肢体和口周感觉异常、肢体沉重感，过度换气可以诱发。

7. 跌倒发作

女性多见，往往无诱因突然跌倒在地，伴有面部、手和膝部挫伤，发作通常无先兆，意识清醒，发作后能立即站立，脑电图正常。

8. 低血糖

当血糖低于 2mmol/L 时患者容易出现意识障碍，产生局部阵挛发作，或全身强直—阵挛发作，往往伴有低血糖发作的其他表现，如出汗、心悸、瞳孔扩大，在糖尿病进行降糖治疗的患者中应警惕。

9. 睡眠障碍

睡眠中的癫痫发作应该和异睡症鉴别。通常癫痫可以根据病史，尤其是目击者描述的发作细节来诊断。快速动眼睡眠中的行为异常通常是梦境的再现，表现为踢击、叫喊或咒骂。周期性肢体运动以非快速动眼睡眠周期性运动为特征，表现为每 20 ～ 40 秒重复的踝部背屈、髋部和膝部屈曲，约 30% 的患者伴不宁腿综合征。

四、治疗

（一）治疗策略

抗癫痫药仍然是老年癫痫的主要治疗方法。总体来说，老年癫痫的治疗效果较好，65% ～ 80% 的患者经单药治疗发作可以控制。老年癫痫选药应考虑发作类型、年龄相关的药动学改变、伴随疾病、多药的相互作用等问题，因此需要全面评价抗癫痫药的有效性、不良反应、对认知的影响、跌倒风险、对骨代谢影响、药物相互作用、服药次数来指导选药。采取"从成人推荐剂量的一半开始，缓慢加药，逐渐滴定"的剂量策略，达到维持正常生活、发作完全控制和不良反应最小化的治疗目标。

（二）抗癫痫药的选择

新型抗癫痫药与传统药物（苯妥英钠、苯巴比妥、卡马西平、丙戊酸）相比，疗效相似，但动力学更好，药物相互作用少，不良反应少，因此对老年癫痫可优先考虑选用。现有证据表明，拉莫三嗪和加巴喷丁在老年人中耐受性良好，最近抗癫痫联盟又提出拉莫三嗪和加巴喷丁可用于部分性发作的老年癫痫患者，2013 年在国内癫痫管理专家共识中也得到一致认可。此外，专家也推荐使用左乙拉西坦、卡马西平、奥卡西平等。

原发性或症状性的全面性发作首选药物是左乙拉西坦、拉莫三嗪或丙戊酸，部分性发作相关的癫痫一线药物具有相似的疗效，因此更应该考虑其不良反应，倾向于选择拉莫三嗪、左乙拉西坦、卡马西平或丙戊酸。此外，阿尔茨海默病患者的肌阵挛性癫痫发作首选丙戊酸。苯巴比妥和苯妥英钠由于不良反应较多，不推荐用于老年癫痫。二线抗癫痫药包括加巴喷丁、托吡酯、唑尼沙胺、拉考沙胺、噻加宾。当一种药物治疗失败时，既可以考虑换用第二种药物单药治疗，2 ～ 3 种单药治疗失败时，也可以考虑联合用药。如果不能完全控制，需尽可能减少发作频率且无明显的药物不能耐受。

（三）首次发作的治疗

通常情况下，第一次发作不能称为癫痫，有诱因的单次发作（如发热或乙醇）应当去除诱因，不需使用抗癫痫药治疗。出现一次不明原因的发作时，是否使用抗癫痫药成为难题。可以根据复发的风险和可能性大小、抗癫痫药物的不良反应，是否存在潜在的病因，以及发作持续时间等综合考虑是否使用抗癫痫药。如果发作持续时间长或是有明确的潜在脑部因素（如脑部肿瘤），选择治疗是合理的；相反，一次持续时间短的全身或部分抽搐发作或非惊厥性发作采取随访观察的策略比较合适。因此，通常需要考虑抗癫痫治疗的获益和风险，并与患者及其家属充分沟通后确定是否开始抗癫痫治疗。

（四）癫痫持续状态的治疗

老年人癫痫持续状态的治疗与成人是相似的。首选静脉注射劳拉西泮 2 ～ 4mg（1 ～ 2mg/min），或者地西泮 10 ～ 20mg（2 ～ 5mg/min）；不能静脉给药者可选择肌内注射。药效不佳时，给予静脉输注苯妥英钠（18mg/kg，50mg/min），或苯巴比妥（10mg/kg，10mg/min）。如果发作仍然不能控制超过 30 ～ 60 分钟，应当转入重症病房给予全身麻醉药（丙泊酚或咪达唑仑），麻醉药应当在发作停止后持续给药 12 ～ 24 小时，然后减量停药。

（五）抗癫痫药的停用

40% 的癫痫患者在发作完全控制后可以成功撤药，而且发作控制的时间越长，停药越容易成功。但是对老年人群的停药研究较少，应当考虑撤药后复发的危险因素，包括年龄、癫痫类型、服用抗癫痫药的数量、撤药后的缓解时间。总体来说，老年人新发癫痫，部分和继发性全身发作性癫痫和已知的脑部病变与复发率增加有关，因此大多数老年患者可能需要长期服药。

（任　敏　陈　爽）

参考文献

［1］齐婧，刘霄，王群. 老年癫痫患者新型抗癫痫药物的治疗进展 [J]. 中华神经科杂志，

2022，55（10）：1185-1190.

［2］中华医学会神经病学分会脑电图与癫痫学组．中国老年癫痫患者管理专家共识［J］. 中华老年医学杂志，2022，41（8）：885-892.

［3］韩永凯，张萍，李斯娜，等．老年癫痫患者急性发作后血浆外泌体长链非编码 RNA MIR155HG 的检测水平及意义［J］. 中国老年学杂志，2022，42（10）：2406-2410.

［4］劳传梅．老年癫痫患者脑电图变化在病情评估中的作用［J］. 智慧健康，2022，8（14）：45-47.

［5］李金莲，李好梅，高琳琳，等．老年癫痫患者拉莫三嗪联合丙戊酸钠治疗无效的高危因素［J］. 中国老年学杂志，2022，42（2）：346-349.

［6］Zhang D，Chen S，Xu S, et al. The clinical correlation between Alzheimer's disease and epilepsy[J]. Frontiers in Neurology, 2022, 13: 922535.

［7］Yu Y Y, Yuan C X, Gu C. Clinical efficacy and safety of removing blood stasis and resolving phlegm in the treatment of epilepsy with cognitive impairment: A systematic review and meta-analysis[J]. Medicine, 2022 Sep; 101(37): e30212.

第三节　阿尔茨海默病

阿尔茨海默病（AD）是老年人中最常见的神经系统退行性疾病之一，也是老年期痴呆最重要的类型。其临床特点是起病隐匿，逐渐出现记忆减退、认知功能障碍、行为异常和社交障碍。通常病情进行性加重，在 2～3 年内丧失独立生活能力，10～20 年因并发症而死亡。少数患者有明显家族史，称为家族性 AD，大部分为非家族性或散发性。目前，关于 AD 的病因学和发病机制并不十分清楚，客观的早期诊断 AD 的生物学标志及有效的治疗措施已引起广泛关注。

一、病理

AD 患者脑大体病理呈弥散性脑萎缩，重量较正常大脑轻 20% 以上，或＜1000g。脑回变窄，脑沟变宽，尤其是以颞叶、顶叶、前额叶萎缩更明显，第三脑室和侧脑室异常扩大，海马萎缩明显，而且这种病理改变随病变程度而加重。

镜下病理包括老年斑、神经元纤维缠结、颗粒空泡变性、广泛神经元缺失及轴突和突触异常、星形胶质细胞反应、小胶质细胞反应和血管淀粉样变，尤以老年斑、神经元纤维缠结和广泛神经元缺失为其主要病理学特征。

1. 老年斑（SP）

SP 的核心是 β 淀粉样蛋白，周围缠绕着无数的蛋白和细胞碎片，形成 50～200μm 直径的球形结构，HE、Bielschowsky 及嗜银染色下形似菊花。老年斑在大脑皮质广泛分布，通常是从海马和基底前脑开始，逐渐累及整个大脑皮质和皮质下灰质。老年斑形成的同时，随着广泛地进行性大脑突触的丧失，这与最早的临床表现即短时记忆障碍有关。

2. 神经元纤维缠结（NFTs）

神经元纤维缠结 HE 染色、Bielschowsky 及刚果红染色均可显示，电镜下呈螺旋样细丝，主要成分是 β 淀粉样蛋白和过度磷酸化的 Tau 蛋白。这种过度磷酸化的 Tau 蛋白，使得它与细胞骨架分离，并形成双螺旋结构。虽然神经元纤维缠结也可见于正常老年人的颞叶和其他神经系统变性疾病，但在 AD 患者脑中数量最多，分布广，其数量及分布程度直接影响痴呆的严重程度。

3. 广泛神经元缺失

为 AD 三大特征性病理改变之一，神经元缺失代之以星形胶质细胞和小胶质细胞增多。其他病理改变包括海马锥体细胞的颗粒空泡变性，轴索、突触异常断裂和血管淀粉样变等。

二、临床表现

以 65 岁为界，痴呆分为老年前期痴呆和老年期痴呆，AD 多见于后者；按遗传因素分为遗传性及散发性，AD 多为散发性；按部位及病因 AD 属于皮质型神经变性疾病，包括轻、中、重度。AD 起病潜隐，慢性进行性病程，早期可能仅有记忆困难或轻度健忘，常被认为是正常老年人的表现，AD 的临床症状表现在英文缩写的 abc 3 个方面，即能力（ability）、行为（behaviour）和认知（cognition）功能异常。

（一）能力（ability）下降

生活和社会交往能力下降主要是由于患者记忆、判断、思维等能力的衰退所致，表现为逐渐需要他人照顾、对他人的依赖性不断增加、与他人交往困难。最初患者可能表现为不能独立理财、购物等工具性生活能力下降，逐渐发展可能无法完成已经熟悉的日常生活活动，如洗衣、做饭等，随着病程进展，最终出现个人生活不能自理。行动缓慢，自言自语，无意义讲话，害怕单独待在家里。

（二）行为（behaviour）改变与精神症状

多见于中晚期，但有一部分患者见于早期，包括抑郁、激越、做事重复、欣快、性格改变、幻觉、妄想、错认、饮食及睡眠障碍、尿便失禁。患者经常怀疑别人偷他的钱、怀疑老伴有外遇、怀疑家人或保姆要害他；看到一些事实上不存在的人或动物在房间里；性格变得固执，家人或陪伴者若不按照患者意愿做事，患者就会变得烦躁、发脾气，甚至骂人、打人；有时候患者会出现随地大小便，不知道讲卫生；有些患者逢人讲话就笑，特别喜欢小孩子；睡眠障碍也很常见，表现为睡眠颠倒、夜间不睡，做些无目的的事，白天则精神萎靡、经常瞌睡。

（三）认知（cognition）功能减退

包括记忆、计算、时间空间定向、语言理解、表达及复述能力，执行及书写能力等方面功能减退。AD 起病隐匿，记忆障碍是典型的首发症状。

（1）记忆障碍特点：主要为近记忆障碍，当日发生的事、刚说过的话不能回忆，见到熟人叫不出名字，炒菜忘记放盐，烧水忘记关火，丢三落四，经常找东西，学习新知识、熟练运用语言及社交能力下降，主动性下降，懒言懒动，以前坚持的事情现在不能坚持做下去。随着病情加重，远记忆也出现障碍，对以前的事情和相识的人不能回忆，严重者不认识家人包括配偶及子女。

（2）阅读理解力、注意力、表达能力下降，朗读能力可相对保留；时间、地点、空间定向能力受损；计算力下降，买东西经常算错账，付错钱，最后连简单计算都难以进行。视空间定向障碍表现为穿外套时手伸不进袖子，铺台布不能把台布角与桌角对齐，迷路或不认家门，使用筷子、汤匙等困难，打电话困难等。

AD晚期出现肌阵挛、尿便失禁、痉挛性轻偏瘫，以后出现缄默症、痉挛性屈曲，长期卧床，最终因感染、压疮等并发症死亡。

三、辅助检查

（1）影像学检查：头颅CT检查是痴呆诊断中首先被广泛应用的现代影像学技术。AD患者随病情进展脑萎缩也逐渐加剧，如脑沟增宽、脑室扩大，特别是与海马区靠近侧脑室下角的扩大可能更为突出。这些改变尽管不是AD的特异性改变，但CT能够迅速、方便、直观地发现脑血管病、慢性硬膜下血肿、肿瘤等结构性病变。

头颅MRI具有极佳对比度，可以明确区分白质和灰质，空间分辨力强，可以显示较小的病灶和脑的结构（如海马、杏仁核等），并可在水平位、冠状位和矢状位同时显示脑的结构。此外，MRI检查可通过测量海马体积提高AD的诊断，研究发现AD患者较正常人的海马有明显萎缩，提示海马萎缩可能是诊断AD的早期有价值的指标。病程后期患者额颞叶萎缩尤为明显。

正电子放射体层扫描（PET）和单光子发射计算机化断层显像（SPECT）利用放射性核素，可以测定脑局部的葡萄糖代谢、血流以及神经突触的功能状态。

AD早期便可出现以后联合为中心，波及颞叶内侧面从颞叶到顶叶的广泛的脑功能低下。与正常老人相比，AD患者PET检查发现颞叶、顶叶葡萄糖代谢低下。应用SPECT测定脑的局部血流和局部氧代谢，发现AD患者的顶叶血流下降更为明显。SPECT检查一侧或双侧顶叶及（或）顶叶后半部血流明显降低为AD具有特异性的诊断标准，其特异性为88%，敏感性达92.4%，结合CT、MRI等检查的临床意义更大。

（2）脑脊液检查：常规脑脊液检查无明显异常。脑脊液Tau蛋白及β淀粉样蛋白的测定近年来备受关注，在临床诊断的意义有待于进一步研究。

（3）脑电图检查：脑电图检查早期是正常的，随着病情的进展α节律变少，甚至丧失，随之可见弥散性的慢波，而且慢波程度与严重程度具有一定的相关性。在疾病晚期由于伴肌阵挛及抽搐、痉挛发作，在基本节律慢波化背景上，可以出现类似于周期性尖波的不规则周期尖波发作。

（4）诱发电位：诱发电位检查多以认别电位常用，但属非特异性的改变。有研究者发现AD患者的认别电位P300潜伏期与正常的人相比明显延长。不过这种改变在其他病因所致痴呆中也可出现，仅提示患者为"痴呆"，并非AD所特有。

（5）神经心理学检查：神经心理学检查对痴呆的诊断尤为重要。实施必须由经过训练的人员进行，否则可能会因为检查者对测试程序的运用不当而得不到正常的结果，也可能由于检查者的语言不当，导致受试者理解不当而得不出正确的结论。目前，国内外应用于临床的心理检查试验很多，国内用于临床较多的包括简易精神状态检查（MMSE）、中科院心理研究所制订的临床记忆量表（CMS）或修订韦氏成人智力量表（WAIS-RC）、长谷川缺血指数量表（HIS）、日常生活能力（ADL）及临床痴呆评定量表（CDR）。

四、治疗

现有的治疗方法在疾病的早中期尚能取得一定的效果，在疾病的晚期则效果不佳。因此，AD 的治疗原则是早期诊断、早期治疗、早期预防及联合治疗。治疗目的是改善症状，延缓病变进展速度及加强护理，防治感染，防止患者死亡。治疗方法主要为对症支持治疗和药物治疗。

（一）对症支持治疗

AD 患者自理能力差，容易出现并发症，如肺炎、压疮、摔跤导致骨折等，应予以对症处理，注意预防感染及躯体症状的对症治疗。注意患者饮食、营养、水和电解质平衡，鼓励适当活动和锻炼，辅以物理治疗（如认知疗法：智力训练，强化记忆；刺激疗法：音乐疗法，按摩等）。护理工作能帮助改善患者的生活质量。

（二）药物治疗

1. 改善认知功能

目前主要有两类药物：一类是乙酰胆碱酯酶抑制剂（AChEI），AChEI 能改善患者的记忆和认知功能及日常生活能力，减轻患者的精神行为症状，用于轻中度 AD 患者的治疗，代表药物为多奈哌齐、利凡斯的明、石杉碱甲等；另一类是 N-甲基-D-门冬氨酸（NMDA）受体拮抗剂，用于中重度 AD 患者的治疗，代表药物是美金刚。两者对于 AD 的治疗都有较为肯定的疗效。特别是中重度患者，两者联合应用效果更好。

（1）治疗方法。①多奈哌齐（安理申）：是可逆性 AChEI，第 2 个美国 FDA 批准用于 AD 临床治疗的 AChEI，能有效地改善患者的认知功能，其生物利用度高（40%～100%），半衰期长（70～80 小时），选择性好，故每日服 1 次。国内外已广泛应用。氨茶碱和西咪替丁可改变其药代动力学。口服用于治疗轻、中型 AD，5mg，每日 1 次，最大剂量可用至 10mg，每日 1 次。②利凡斯的明（艾斯能）：是新一代的假性不可逆性 AChEI，也是非竞争性氨基甲酸酯乙酰胆碱酯酶抑制剂，具有双重作用机制，即它可以同时抑制 AChEI 与乙酰胆碱酯酶，其生物利用度高（40%～100%），选择性好，半衰期虽短，但它的"假性不可逆"性质提示药物具有长的作用时间。故每日服 2 次，进食时服用可减少其不良反应。口服用于治疗轻中度 AD。初始剂量 1.5mg，每日 2 次，2 周后加至 3mg，每日 2 次，最大剂量＜6.0mg，每日 2 次。③石杉碱甲：是国内分离出的一种生物碱，为强效 AChEI，对老年健忘有效，不良反应小，目前已较多用于临床。此类药物口服吸收迅速而完全，易透过血脑屏障，具有记忆再现和增强记忆保持的作用，主要通过肾脏排泄，所以肾功能不全的患者禁用。此外，癫痫、心绞痛及机械性肠梗阻患者禁用。口服，每次 0.1～0.2mg，每日 2 次，一日量最多不超过 0.45mg。④美曲丰：是不可逆 AChEI，其生物利用度高（40%～100%），目前国内尚未上市。⑤美金刚：是一种电压依赖性、中等程度亲和力的非竞争性 NMDA 受体拮抗剂，它可以阻断谷氨酸浓度病理性升高导致的神经元损伤。目前，临床用美金刚治疗中重度 AD，能改善患者的认知功能、情感和日常生活能力。有研究表明，美金刚对失语，特别是血管性失语具有改善作用。而且有研究结果显示，美金刚具有延缓痴呆病情进展和神经保护的作用。为了减少药物的不良反应，在治疗前 3 周应按每周递增 5mg 剂量的方法逐渐达到维持剂量，推荐剂量为每日 20mg，分 2 次服用，一般服药 2 周后可见疗效。临床安全性和耐受性较好。

（2）注意事项：AChEI 类药物具有收缩支气管平滑肌的作用，且作用于延髓的血管运动中枢，可以引起哮喘发作、心率减慢、心排血量下降和血压下降等，因此支气管哮喘、低血压、心动过缓患者慎用，在用药开始一段时间应注意观察血压和心率。兴奋性氨基酸抑制剂美金刚，对于中度肾功能损害者，应将本药剂量减为 10mg/d，严重肾功能损害则不推荐使用本药；肝功能损害患者能否应用目前尚无定论；有癫痫、惊厥史或易感体质者慎用；心肌梗死、未有效控制的高血压等使用本药时应密切观察。中重度 AD 患者通常会导致驾驶和机械操作能力损害，而且可能改变患者的反应能力，因此在服用美金刚时尽量避免上述机械操作。老年人各个器官功能下降、身体耐受能力差，用药时需从小剂量开始，逐渐加量。

（3）不良反应：AChEI 类的不良反应主要为胃肠道反应，表现为恶心、呕吐、腹泻，此外，还有头晕、失眠、肌肉痉挛、疲乏等，多为短暂性，停药后缓解或消失。此时一般换用另一种不良反应小的 AChEI 可能会耐受或者加用促胃肠动力止吐药如多潘立酮等可减轻胃肠道不良反应。对于兴奋性氨基酸抑制剂美金刚，发生的不良事件多为轻中度，常见的（发生率低于 2%）有幻觉、意识混沌、头晕、头痛和疲倦；少见的（0.1% ～ 1%）有焦虑、肌张力增高、呕吐、膀胱炎、性欲增加等；有惊厥、癫痫病史患者易诱发癫痫。

2. 针对精神症状治疗

（1）治疗方法：AChEI 及美金刚可以改善 AD 患者的精神症状如攻击行为等，应列为首选。尽量减少使用抗精神病药及镇静类药，因为两者都可以加重 AD 患者的病情及增加死亡风险。目前，富马酸喹硫平片（思瑞康）、奥氮平等非典型抗精神病药尚未被批准用于治疗痴呆的相关精神症状。但是，如果痴呆患者精神症状严重影响患者、家人或照顾者的生活，或其他方法无法控制患者的精神症状时，可适当选用非典型的抗精神病药，尽量不用典型的抗精神病药，因为后者较前者不良反应更大，而且可能加重病情。最新的中国痴呆与认知障碍诊治指南及临床治疗经验发现，可以适当选用不良反应较小的喹硫平、奥氮平或利培酮，控制困难者可小剂量试用阿普唑仑、氯硝西泮等镇静催眠药。氯硝西泮的疗程不应超过 3 ～ 6 个月。对老年患者，服用镇静催眠药物原则是从小剂量如 1/3 ～ 1/2 片开始，逐渐加量，小剂量维持；尽量避免同时用两种以上的镇静催眠药物，可先试用一种药物，再根据病情需要加用其他药物。如喹硫平：老年患者用药起始剂量应为 25mg/d，每日增加剂量，幅度为 25 ～ 50mg，直到有效剂量。有效剂量较一般年轻患者（一般为 300 ～ 450mg/d）低，老年人用药合适范围为50 ～ 300mg/d。奥氮平：老年患者初始剂量为 1.7 ～ 2.5mg（1/3 ～ 1/2 片），逐步增加剂量，每日剂量＜ 10mg。利培酮：老年患者用药建议起始剂量为每次 0.5mg，每日 2 次，剂量可根据个体需要进行调整。剂量增加的幅度为每次 0.5mg，每日 1 次，直至一次 1 ～ 2mg，每日 2 次。患者严重兴奋吵闹时，可以用氟哌啶醇，每次 2.5 ～ 5mg 治疗。抑郁者可以选用舍曲林、帕罗西汀、文拉法辛等，有效地抗抑郁治疗可以改善认知功能和患者的生活质量。各种抗抑郁药疗效差别不大，有效率多在 70% ～ 80%，但不良反应差别大。三环类和四环类抗抑郁药通常有明显的抗胆碱和心血管系统不良反应，包括心脏传导阻滞、直立性低血压、尿潴留等，老年痴呆患者应慎用。选择性 5- 羟色胺再摄取抑制剂（SSRIs）的不良反应相对较少，而且服用方便，每日 1 次，相对比较安全，适合老年人使用。SSRIs 的有效治疗剂量分别为氟西汀 20mg/d，帕罗西汀 10 ～ 20mg/d，舍曲林 25 ～ 50mg/d，氟伏沙明 25 ～ 50mg/d，西酞普兰 10 ～ 20mg/d。少数疗效欠佳者，可适当增加剂量。

（2）注意事项：由于非典型抗精神病药可以增加痴呆患者的总病死率，所以 AD 患者在应用时一定要权衡利弊，从小剂量开始，避免骤停。奥氮平可引起嗜睡、神经阻滞剂恶性综合征（高热、肌强直、意识改变和自主神经功能紊乱），代谢紊乱，慎用于有惊厥病史的患者，合并有前列腺增生、闭角性青光眼等疾病时应谨慎使用，严重肾功能损害或中度肝功能损害患者要减量使用。要减少利培酮与呋塞米合用，因为脱水是老年痴呆患者很重要的死亡因素，合用可增加病死率；单用利培酮也可引发脑血管意外，引起直立性低血压、迟发型运动障碍等，视情况适当减量或停药。喹硫平要慎用于伴有心脑血管病、低血压患者；由于易产生困倦，避免对危险机械和驾驶的操作；由于可伴有轻微的与剂量有关的甲状腺激素（尤其是总 T_4 和游离 T_4）水平下降，老年人尤其是要注意复查甲状腺功能。此外，特别要注意路易体痴呆对抗精神病药比较敏感，一定要慎用。氯硝西泮对老年人中枢神经系统较敏感，一定要从小剂量开始服用；对严重的精神抑郁可使病情加重，甚至产生自杀倾向；避免大量使用成瘾，也不宜骤停，并慎用于饮酒患者。SSRIs 制剂在抗抑郁治疗方面各有优势，如帕罗西汀、氟伏沙明具有一定的镇静作用，可改善睡眠，适合用于有失眠、激越的患者；而氟西汀引起失眠、激越的可能性大，适合用于伴有淡漠、思睡的患者。另外，需要个体化用药。老年患者常患有多种躯体疾病，要同时使用其他多种治疗药物，因此应尽量选用对肝脏 P450 酶影响较小的药物，提高用药安全性，如选用舍曲林、西酞普兰、左旋西酞普兰等。

（3）不良反应：奥氮平主要不良反应是体重增加、嗜睡，对老年痴呆精神病患者的不良反应主要为异常步态、跌倒，其次为尿失禁及肺炎等；喹硫平最常见的不良反应为头晕、困倦，其次为白细胞减少症、心动过速、口干、便秘、直立性低血压、血清转氨酶升高、体重增加等；利培酮对老年患者主要的不良反应是头晕、口干，其次为水肿、嗜睡、锥体外系症状、咳嗽、皮疹等；氯硝西泮的不良反应则是嗜睡、头昏、共济失调、行为紊乱、异常兴奋、肌力减退等，较少发生幻觉、精神错乱等，其中行动不灵活、嗜睡、步态不稳等开始严重，会逐渐消失；SSRIs 类药主要的不良反应有恶心、呕吐、腹泻、激越、失眠、静坐不能、震颤、性功能障碍和体重减轻。

3. 干预痴呆的危险因素

例如治疗高血压、糖尿病、高脂血症；进行抗动脉粥样硬化、抗炎、抗氧化等治疗。此外，还可以应用脑代谢活性药如双氢麦角碱、茴拉西坦等，以及抗氧化剂如维生素 E、银杏叶制剂等。

（任 敏 陈 爽）

参考文献

[1] 杨宁, 李如娟, 辛光, 等. 从阿尔茨海默病的防治到抗衰老的临床进展 [J]. 河北医药, 2022, 44（18）: 2842-2845.
[2] 盛哲津, 李利妹. 阿尔茨海默病动物模型的研究进展 [J]. 实验动物与比较医学,

2022，42（4）：342-350.

［3］孙雪莲，邓一平，董碧蓉．痴呆及阿尔茨海默病进展要点简析［J］．现代临床医学，2022，48（4）：310-313.

［4］汪霄荣，陈颖，徐冬艳，等．阿尔茨海默病认知损害的非药物治疗研究进展［J］．中国临床神经科学，2022，30（4）：436-441.

［5］徐梦丹．阿尔茨海默病非药物治疗的研究进展［J］．中国疗养医学，2022，31（6）：590-593.

［6］Luo J, Thomassen J Q, Nordestgaard B G, et al. Blood Leukocyte Counts in Alzheimer Disease. JAMA Network Open[J]. 2022 Oct; 5(10): e2235648.

［7］Vilella Martín C, García Vázquez P, Barrera García Y, et al. Psychosis as alzheimer disease debut: a case report European Psychiatry: the Journal of the Association of European Psychiatrists[J]. 2022 Sep; 65(Suppl 1): S883-S883.

第四节　帕金森病

帕金森病（PD）又称震颤麻痹，是主要发生于中老年人，由于中脑黑质纹状体变性引起以运动缓慢、静止性震颤、肌强直及姿势平衡障碍为主要临床特征的慢性进行性神经系统退行性疾病。发病年龄为 40 ～ 70 岁，50 ～ 60 岁为发病高峰。据我国的一项统计，55 岁以上 PD 发病率为 1%。国外的统计表明，PD 的患病率为 160/10 万，发病率为 20/10 万。随着年龄的增长，发病率和患病率均增加，70 岁以上人群分别达到 55/10 万和 120/10 万。帕金森病可不同程度地影响患者的工作和日常生活。

一、病因与分类

原发性帕金森病是一种多因素疾病，确切的病因尚不清楚，一般认为是下述 3 个因素相互作用所致。

（1）脑老化：本病主要发生于中老年人，且随增龄发病率增高，正常成人每 10 年有 13% 的黑质多巴胺能神经元死亡。疾病情况下，多巴胺神经元减少达 50%、多巴胺神经递质减少达 70% ～ 80% 时就可出现 PD 症状。

（2）遗传因素：有报道 15% 的 PD 患者其家族成员至少有一人患 PD。对双生子 PET 检查黑质纹状体多巴胺系统，发现发病的单卵双生子一致率高于异卵双生子，也有一部分家族性帕金森病呈常染色体显性遗传的报道。近年来发现细胞色素 $P450_2D_6$ 基因、谷胱甘肽转移酶基因、乙酰转移酶 2 基因等可能是 PD 的遗传易感性基因，α 突触核蛋白及 *Parkin* 基因突变可能与少数家族性 PD 的发病有关，提示遗传具有一定作用。在目前所发现的基因中，基因的研究较为深入。该基因在早发（发病年龄＜ 50 岁）及家族性 PD 患者中较易检出。近年来发现 *PARK8* 基因即 *LRRK2* 基因突变可能是最常见的基因突变类型，因为该基因突变不仅见于家族性 PD 也见于散发性 PD。据报道，在 2.8% ～ 6.6% 的常染色体显性遗传性 PD 家族中及 2% ～ 8% 的散发性 PD 患者中可检出 *LRRK2*、*G2019S* 突变。

（3）环境因素：大部分帕金森病患者为散发型，单用基因突变难以解释。一般认为 PD 是多因素所致，遗传可使患病的易感性增加，在老化及环境因素的共同作用下而起病。现发现一些外源性或内源性毒素可引起黑质纹状体神经元死亡，特别是在海洛因吸毒者中发现有帕金森病样症状。后来证实海洛因中含有神经毒素 1-甲基-4-苯基-1，2，3，6-四氢吡啶（MPTP），用 MPTP 可以制作帕金森病动物模型。此外，在合成含有类似 MPTP 成分的药厂（如除草剂厂）有 PD 流行，锰矿工人或长期饮用井水者均易患 PD。我国中山医科大学曾对医院为基础的病例进行回顾性分析，提出曾经工作或居住环境暴露于工业化学品厂、钢铁厂、印刷厂者患病率高，因此提示环境因素与本病发病有关。

临床上将帕金森病分为 4 大类：原发性、继发性、症状性和遗传变性性。继发性帕金森病可由脑炎，锰、CO 中毒，药物及脑动脉硬化引起，药物性帕金森综合征常由抗精神病药、止吐药、降血压药及部分钙拮抗剂引起（见下表）。

引起帕金森综合征的药物

类型	药物
抗精神病药	吩噻嗪类，如三氟桂嗪、奋乃静、氟奋乃静；丁酰苯类，如氟哌啶醇、达哌啶醇；硫杂蒽类
止吐药	甲氧氯普胺、甲哌氟甲嗪
降血压药	利血平、甲基多巴
钙拮抗剂	桂利嗪、氟桂利嗪

症状性帕金森病又称帕金森叠加综合征和非典型帕金森病，也是神经系统变性性疾病。其临床特征是强直少动症状多见，同时存在基底节以外的神经系统损害症状和体征，如自主神经、小脑、动眼神经或皮质功能的障碍。左旋多巴治疗疗效短暂或无效。遗传变性性疾病包括亨廷顿舞蹈病、Wilson 病、家族性橄榄桥小脑萎缩等。

二、病理

帕金森病的主要病理改变是中脑黑质致密部尤其是含色素神经元的变性丧失，肉眼可见黑质变得苍白，镜下可见神经细胞丧失，黑色素细胞内色素减少，伴有星形胶质细胞增生。残存的神经元内含有嗜伊红包涵体，外周为黯淡的晕圈，称为 Lewy 小体，是 PD 的病理标志。电镜下，Lewy 小体核心呈同心圆层状结构，小体周围的空晕有放射状排列的中间丝、电子致密颗粒及泡状结构。其成分主要是 α 突触核蛋白及泛素蛋白等。

三、临床表现

PD 主要有 4 大症状：静止性震颤、肌强直、运动迟缓、姿势和平衡障碍。起病缓慢，逐渐进展。首发症状可以是震颤，也可以是运动迟缓或肌强直。常从一侧上肢或上下肢起病，经过一段时间后再扩展到另一侧。少部分病例可从下肢起病，累及双侧肢体后，先发病的一侧肢体症状常常重于对侧。症状可以以肌强直和运动迟缓为主，震颤轻微，称为强直少动型；以震颤为突出者，常称为震颤型。

（一）静止性震颤

50% 的帕金森病患者首发症状为震颤，约 15% 的患者在整个病程中从不发生震颤。

静止性震颤是帕金森病的主要症状之一，呈节律性，震颤幅度较大，一般频率为4～6Hz，在静止状态下出现，是由于肢体的促动肌和拮抗肌连续发生节律性收缩与松弛所致。震颤首先从一侧上肢的远端开始，逐渐扩展到其他肢体。少数患者也可自下肢开始。下颌、口唇、舌和头部震颤在晚期才会出现。手指的节律性震颤使手部不断地做旋前旋后的动作，形成所谓"搓丸样动作"。在早期，静止性震颤较轻可能不易检出，在对侧肢体同时运动时才能检查出来。震颤在应激状态、兴奋或焦虑时加重，在主动运动和躯体肌肉完全放松时减轻或消失，在晚期患者震颤变为经常性，做随意运动时也并不减轻，睡眠和麻醉时震颤可完全终止。强烈的意志努力虽可暂时抑制震颤，但持续时间较短，且过后有加重趋势。静止性震颤对天气变化敏感，同时也是全身状况好坏的标志。老年帕金森病患者出现感染或肺炎时，静止性震颤可完全消失，随全身状况的恢复而再度出现。

尽管静止性震颤是帕金森病患者的典型震颤，但部分患者也可与姿势性震颤合并发生。不伴有帕金森病的其他体征，并且不能查到病因的姿势性震颤，常被诊为特发性震颤，但也可能是帕金森病的早期表现。特发性震颤在帕金森病患者的亲属中发病率较高。鉴别帕金森病的姿势性震颤和特发性震颤可以通过双上肢外展，观察患者的震颤重现的潜伏期。帕金森病患者一般在摆好姿势数秒至1分钟出现震颤，而特发性震颤患者则摆好姿势之后马上出现震颤。因为频率与静止性震颤相同，且对多巴胺能药物反应好，目前认为帕金森病姿势性震颤是静止性震颤的变异型。

（二）肌强直

肌强直是指锥体外系病变所导致的肌张力增高。表现促动肌和拮抗肌张力均增高，在关节被动运动时，增高的肌张力始终一致，而感到有均匀的阻力，类似弯曲铅管的感觉，称为铅管样强直。伴有震颤者在被动屈伸患者肢体时可感到在均匀增高的阻力基础上有断续的停顿，像齿轮的转动，故称为"齿轮样强直"。病情较轻的患者，可以让患者主动活动对侧肢体，同时被动活动患者的手腕或前臂也可以检查出齿轮样强直。肌强直可累及全身骨骼肌，以肩胛带肌和骨盆带肌的强直更为显著。肢体远端（如腕、踝部）也可受累。肌强直较重者平卧时头部常悬在半空持续数分钟，好像头下方有一个枕头，让患者肢体抬起再放松时患者常维持肢体在空中数分钟而难以放下。老年患者的上述肌强直可引起关节的疼痛，有时长期误诊为关节病。在疾病晚期于站立和行走时可出现髋关节疼痛，这是由于肌张力增高使关节的营养血管的血供受阻和肌力减退，关节受体重的压迫所致。"路标现象"是一个对帕金森病早期诊断有价值的体征，令患者将双肘搁于桌上，前臂和桌面垂直，要求其两臂及腕部的肌肉尽量放松。正常人腕关节与前臂约有90°的屈曲，而帕金森病患者则保持伸直位置，俨如公路上树立的路标。部分患者因下肢肌张力增高而感行动疲乏。在症状限于一侧肢体时，患者常主诉一侧肢体无力而常被误诊为脑血管病。但帕金森病患者的肌张力增高为铅管样，即屈肌和伸肌张力均匀增高，不同于脑血管病的折刀样肌张力增高，不伴有腱反射亢进和病理征阳性。此外，肌张力障碍在帕金森病患者中也较常见。"纹状体手"是典型的肌张力障碍表现：掌指关节屈曲，近端指间关节过伸，远端指间关节屈曲。

肌强直也可导致其他骨骼异常如脊柱侧弯、躯干前屈。有研究发现，帕金森病患者脊柱多弯向健侧，即右侧偏身帕金森病患者脊柱弯向左侧。主动运动、应激状态、焦虑都可能加重肌强直。

（三）动作迟缓或少动

动作迟缓或少动是帕金森病的一种特殊运动障碍。表现为患者随意动作减少，各种动作启动困难以及动作缓慢，如起床、翻身、转弯和行走困难。轮替动作幅度小，速度缓慢，并且运动过程停止也缓慢。同时完成两个动作或进行连贯动作困难，如不能一边回答问题一边写字，或安静时可以和人打招呼而活动时不能。行走步距变小而呈小步态，两足擦地行走。少动和多巴胺诱发的呼吸运动障碍也可影响呼吸肌而出现呼吸不畅。由于疾病使声带功能减退及吸气压力不够，而出现声音嘶哑、单调、低沉，难以听懂。少动引起的构音不全、重复语言及口吃，统称为本病的慌张言语。面部肌肉的少动表现为表情呆板、瞬目减少、双目瞪视，称为面具脸或扑克脸。执笔手的少动使得书写时字体越写越小，称为"小字征"。全身肌肉的少动使患者活动减少，日常生活中动作缓慢，如穿衣服、刷牙、洗脸、剃须等动作，严重时日常生活难以自理，坐下时不能站起，卧床时不能自行翻身等。口咽部肌肉少动使唾液吞咽困难，造成流涎，严重时吞咽困难。行走时上肢前后摆动减少，甚至消失。智力减退、思维缓慢与运动缓慢并不一致，可能与不同的生物化学机制参与有关。

少动受气候和昼夜时间的影响较大。干燥凉爽和气压较高的时候，患者感觉就比较好，因为在上述天气条件下，空气的阳离子较多，可以刺激儿茶酚胺能系统的活动；反之，在潮湿、闷热和气压低时，阴离子较多，则激活 5- 羟色胺能系统，使患者少动的症状加重。

（四）姿势和平衡障碍

在所有帕金森病症状中，姿势和平衡障碍可能是最不特异的表现，但该症状对生活的影响最重。姿势和平衡障碍多见于中晚期帕金森病患者。由于肌肉强直，患者出现特殊的姿势，头部前倾，躯干俯屈，上肢之肘关节屈曲，腕关节伸直，双手置于前方，下肢之髋关节及膝关节略为屈曲，由于躯干两侧肌张力增高的不平衡，患者可能出现躯干的侧弯。步态障碍也是 PD 的突出表现，走路时步态拖曳，起步困难，迈开步后就以极小的步伐向前冲去，越走越快，不能即时停步或转弯，称为慌张步态。转弯时需采取连续小步使躯干和头部一起转弯。因有平衡障碍，患者在行走时易于跌倒。

（五）其他非运动系统症状

（1）自主神经功能障碍：在本病中颇为常见。其病理基础有人认为是迷走神经受损所致，表现在如下 4 个方面。①消化道症状：患者常出现顽固性便秘，这是由于肠蠕动的运动徐缓所致。钡餐检查可显示大肠无张力，甚至形成巨结肠。还可以引起食管、胃及小肠的运动障碍，表现为食欲缺乏、恶心、呕吐。②膀胱症状：常见的症状有尿失禁、尿频和排尿不畅。这是由于无效的高反射性逼尿肌收缩和外括约肌功能障碍所致，也有一部分患者是由于前列腺肥大或服用抗胆碱能药物所致。③性功能障碍：超过一半的患者存在性功能障碍。性交次数减少和没有性生活，女性患者缺乏性高潮，男性患者阳痿、早泄等。④皮肤症状：有些患者大量出汗，可以只限于震颤一侧的肢体，故有人认为出汗可能是肌肉活动量增加所致。皮脂溢出在本病也颇常见，常见于患者的头面部，由于大量头顶部皮脂溢出，使很多患者出现脱发或秃顶。

（2）情绪障碍：有 1/3 的帕金森病患者在其疾病过程中会出现情绪障碍，其中以情绪低落即抑郁最为多见。轻者表现为心境恶劣，易哭泣、易疲劳、缺乏自信、悲观、注意力不集中、易怒、兴趣减退、快乐感消失等。重者出现明显的精神运动迟缓，意志活动减退，患者不愿参加各种活动和交往，对周围人持一种隔离态度。个别患者可出现强烈的消极观念。抑郁的原因可能有两个：①对躯体疾病的心因性反应；②中枢神经系统神经生化改变，主要是5-羟色胺功能的低下。

（3）认知功能障碍：痴呆可能是帕金森病运动症状以外又一常见的症状，发生于帕金森病病程一年以后。其发生率为10%～20%，有文献报道平均随访15年后痴呆高达48%左右。帕金森病痴呆的主要病理改变在额叶、颞叶。其临床特点是：①智能障碍，表现为思维能力下降，注意力、观察力、判断力、理解力、言语表达及综合能力均减退；②视觉空间障碍，表现为视觉记忆力、视觉分析能力和抽象空间综合技能的减退；③记忆力障碍，此症状较为常见，主要是健忘，提示常有助于回忆，到了中晚期，近期和远期记忆力均减退，出现"张冠李戴""片段思维"，人物、地点、时间常混淆不清，可有虚构。

（4）嗅觉障碍：嗅觉障碍可能是帕金森病最早出现的症状，甚至可见于在帕金森病运动症状出现之前。但以此作为主诉者罕见。

（5）快速动眼期睡眠行为障碍（RBD）：帕金森病患者常出现RBD。行为障碍出现于快速动眼睡眠期，主要表现为睡眠开始90分钟后出现面部及肢体的各种不自主运动，伴梦语或喊叫。动作常比较粗暴、猛烈而致伤，可坠床。患者能够回忆做了噩梦。

四、辅助检查

血、脑脊液一般检查均无异常，CT、MRI检查也无特征性改变，但下列检测项目对诊断可能有一定意义。

（1）生化检测：采用高效液相色谱（HPLC）可检测到脑脊液和尿中高香草酸（HVA）含量降低。

（2）基因检查：采用DNA印记技术、聚合酶链反应（PCR）、DNA序列分析等可能发现基因。

（3）功能显像检查：采用正电子发射断层扫描（PET）和单光子发射计算机断层扫描（SPECT）进行特定的放射性核素检测，可显示脑内多巴胺转运体功能显著降低，多巴胺递质合成减少以及D_2型多巴胺受体活性早期超敏、晚期低敏等，对早期诊断、鉴别诊断及病情监测有一定价值。

五、诊断

帕金森病生前诊断目前主要依赖临床。中华医学会神经病学分会运动障碍及帕金森病学组于2006年制订了我国的帕金森病诊断标准。

（一）符合帕金森病的诊断

（1）运动减少：启动随意运动的速度缓慢。疾病进展后，重复性动作的速度及幅度均降低。

（2）至少存在下列1项特征：①肌肉强直；②静止性震颤4～6Hz；③姿势不稳（非原发性视觉、前庭、小脑或本体感觉障碍造成）。

（二）支持诊断帕金森病必须具备下列3项或3项以上的特征

（1）单侧起病。

（2）静止性震颤。

（3）逐渐进展。

（4）发病后多为持续的不对称受累。

（5）对左旋多巴的治疗反应良好（70%～100%）。

（6）左旋多巴导致严重的异动症。

（7）左旋多巴疗效持续5年或5年以上。

（8）临床病程10年或10年以上。

（三）必须排除非帕金森病

下述症状和体征不支持帕金森病，可能为帕金森叠加综合征或继发性帕金森综合征：①反复的脑卒中发作史伴帕金森病特征的阶梯状进展；②反复脑损伤史；③明确的脑炎史和（或）非药物所致的动眼危象；④在症状出现时应用抗精神病类药和（或）多巴胺耗竭药；⑤一个以上的亲属发病；⑥CT扫描可见颅内肿瘤或交通性脑积水；⑦接触已知的神经毒类；⑧病情持续缓解或发展迅速；⑨用大剂量左旋多巴治疗无效（除外吸收障碍）；⑩发病三年后仍是严格的单侧受累；⑪出现其他神经系统症状和体征如垂直性凝视麻痹、共济失调，早期即有严重的自主神经受累，早期即有严重的痴呆，伴有记忆力、言语和执行功能障碍，锥体束征阳性等。

（四）诊断帕金森病需要随访观察

在疾病早期，由于症状不显著，常难以做出诊断，有时需要间隔数月做随访检查。患者早期出现痴呆，自主神经障碍或共济失调及锥体束征不支持PD的诊断。左旋多巴治疗是否有效也有助于做出或排除PD的诊断。

（五）PD的分期和严重程度评定

为确定PD患者的病情严重程度以及对疗效进行评定，常用一些量表。目前，国际上常用Webster量表、统一帕金森病评定量表（UPDRS）、Hoehn-Yahr分级等量表。我国也发展了自己的量表——帕金森病运动功能障碍评分量表。其中Hoehn-Yahr分级虽然简单但应用广泛。现将改良Hoehn-Yahr分级介绍如下。

0级：无疾病体征。

1级：单侧肢体受累。

1.5级：单侧症状，并影响到躯干的肌肉。

2级：双侧肢体症状，未影响到平衡。

2.5级：轻度双侧患病，患者站立做后拉试验时能维持平衡。

3级：轻至中度的双侧患病，有些姿势不稳定，仍能自我照顾。

4级：严重障碍，但尚能自己站立和行走。

5级：患者限制在轮椅或床上，需人照料。

六、治疗

对帕金森病应采取综合治疗措施，包括药物治疗、外科治疗、康复治疗和心理治疗。

（一）治疗原则

（1）综合治疗：对帕金森病的运动症状和非运动症状应采取综合治疗，包括药物治疗、手术治疗、康复治疗、心理治疗及护理等。药物治疗作为首选，是整个治疗过程中的主要治疗手段，而手术治疗则是药物治疗的一种有效补充手段。目前，应用的治疗手段，无论药物治疗还是手术治疗只能改善症状不能阻止病情的发展，更无法治愈。因此，治疗不能仅顾及眼前而不考虑将来。

（2）用药原则：以达到有效改善症状、提高生活质量为目标，坚持"剂量滴定""以最小剂量达到满意效果"和"细水长流，不求全效"。治疗既应遵循一般原则也应强调个体化特点，不同患者的用药选择不仅要考虑病情特点，还要考虑患者的年龄、就业状况、经济承受能力等因素。尽量避免或减少药物的不良反应和并发症，药物治疗特别是使用左旋多巴时不能突然停药，以免发生左旋多巴撤药恶性综合征。

（二）药物治疗

1. 保护性治疗

目的是延缓疾病的发展，改善患者的症状。原则上，帕金森病一旦被诊断就应及早予以保护性治疗。目前，临床上作为保护性治疗的药物主要是单胺氧化酶 B（MAO-B）抑制剂。曾报道司来吉兰＋维生素 E（DATATOP）治疗可延缓疾病发展（约 9 个月），推迟左旋多巴使用的时间。有多项临床试验提示，多巴胺受体（DR）激动剂可能有神经保护作用；大剂量泛癸利酮（辅酶 Q_{10}）的临床试验也被认为可能有神经保护作用，但需进一步证实。

2. 症状性治疗

（1）早期帕金森病治疗（Hoehn-Yahr Ⅰ～Ⅱ级）。

1）何时开始用药：疾病早期若病情未影响患者的生活和工作能力，应鼓励患者坚持工作，参与社会活动和适量体育运动，可暂缓给予症状性治疗用药；若疾病影响患者的日常生活和工作能力，则应开始症状性治疗。

2）首选药物原则：小于 65 岁且不伴智能减退的患者选择用药如下。①非麦角类多巴胺受体（DR）激动剂；② MAO-B 抑制剂或加用维生素 E；③金刚烷胺和（或）抗胆碱能药，若震颤明显而其他抗帕金森病药物效果不佳则可选用抗胆碱能药；④复方左旋多巴＋儿茶酚-O-甲基转移酶（COMT）抑制剂；⑤复方左旋多巴，一般在①、②、③方案治疗效果不佳时加用。首选药物并非完全按照以上顺序，需根据患者的不同情况，选择不同方案。若顺应美国、欧洲治疗指南，应首选①方案，也可首选②或④方案；若由于经济原因不能承受高价格的药物，则可首选③方案；若因特殊工作之需力求显著改善运动症状，或出现认知功能减退，则可首选④或⑤方案，或可小剂量应用①、②或③方案，同时小剂量合用⑤方案。

65 岁以上的患者或伴智能减退：首选复方左旋多巴，必要时可加用 DR 激动剂、MAO-B 或 COMT 抑制剂。苯海索因有较多不良反应尽可能不用，尤其是老年男性患者，除非有严重震颤并明显影响患者的日常生活能力。

3）治疗药物。①抗胆碱能药：主要有苯海索，用法 1～2mg，每日 3 次。主要适用于有震颤的患者，无震颤的患者一般不用，尤其是老年患者慎用，闭角型青光眼及前列腺肥大患者禁用。主要不良反应有口干、视物模糊、便秘、排尿困难，严重者有幻觉和妄想。②金刚烷胺：可促进神经末梢释放多巴胺和减少多巴胺的再摄取，对少动、强直、震颤均有改善作用，对伴异动症患者可能有帮助。适用于轻症患者。用法 50～100mg，每日 2～3 次，末次应在下午 4：00 时前服用。肾功能不全、癫痫、严重胃溃疡、肝病患者慎用，哺乳期妇女禁用。③复方左旋多巴，由左旋多巴和外周多巴胺脱羧酶抑制剂组成，它克服了左旋多巴的缺点，成为治疗帕金森病的最基本和最有效的药物，已完全取代了单一的左旋多巴制剂，治疗剂量仅为原来的1/4，而临床疗效相同且不良反应明显减少。主要有两种：多巴丝肼，由左旋多巴200mg和苄丝肼50mg组成，商品名为美多芭；卡左双多巴，由左旋多巴200mg和卡比多巴20mg组成，商品名为心宁美，又称息宁，开始小剂量服用，每次1/4片，逐渐增量至1/2片或1片，每日3次，每日总量（以左旋多巴计算）300～600mg已足够，少数患者每日总量可达800～1000mg。它们之间的换算关系约为125mg美多芭（左旋多巴100mg＋苄丝肼25mg）=110mg息宁（左旋多巴100mg＋卡比多巴10mg）＝左旋多巴500mg。复方左旋多巴又分为标准剂（普通剂）、控释剂和水溶剂三大类。其中标准剂应用最普遍，控释剂次之。标准剂每日2～3次，少数患者达每日4次以上。而控释剂如息宁控释片，每日2次即可。控释剂的优点是有效血药浓度稳定、作用持续时间较长、有利于控制症状波动、可减少服药次数，适用于早期轻症的患者或长期服药出现症状波动者。缺点是起效较慢，不适用于晨僵的患者，生物利用度相对较低，服用剂量应比标准剂增加25%左右。水溶剂为弥散型美多芭，吸收迅速，起效快，约30分钟即可改善症状，药效维持时间与标准剂基本相同，适用于清晨运动不能、吞咽片剂有困难者、需要缩短"关期"而迅速起效者或剂末肌张力障碍患者。④多巴胺受体激动剂：目前，大多推荐首选非麦角类多巴胺受体（DR）激动剂，尤其是用于年轻患者病程初期。因为这类长半衰期制剂能避免对纹状体突触后膜DR产生"脉冲"样刺激，从而预防或减少运动并发症的发生。激动剂均应从小剂量开始，渐增剂量至达满意疗效而不出现不良反应为止。不良反应与复方左旋多巴相似，不同之处是症状波动和异动症发生率低，而直立性低血压和精神症状发生率较高。多巴胺受体激动剂有两种类型：一类是麦角类，包括溴隐亭、培高利特、α－二氢麦角隐亭、卡麦角林和麦角乙脲；另一类是非麦角类，包括普拉克索、罗匹尼罗、吡贝地尔、罗替戈汀和阿扑吗啡。麦角类多巴胺受体激动剂会导致心脏瓣膜病变和肺胸膜纤维化，现已不主张使用，而培高利特（协良行）国内已停用。目前，尚未发现非麦角类多巴胺受体激动剂有与麦角类相同的不良反应。国内上市的非麦角类多巴胺受体激动剂有两种。①吡贝地尔缓释片（商品名为泰舒达）：该药单用或与左旋多巴合用可改善帕金森病的症状，对震颤的改善较为明显，对部分患者的抑郁症状也有改善作用，这可能与其D_2受体激动作用有关。初始剂量50mg，每日1次，易产生不良反应的患者可改为25mg，每日2次，第2周增至50mg，每日2次，有效剂量150mg/d，分3次口服，最大剂量不超过250mg/d；不良反应仍以恶心、呕吐最为常见，也可同服多潘立酮减轻呕吐症状。②普拉克索（商品名为森福罗）：为一新型多巴胺受体激动剂，可选择性作用于D_2受体，口服吸收迅速，每次0.125mg，每日3次，逐渐增至1.0mg，每日3次，一般有效剂量0.50～0.75mg，每日3次，最大不超过4.5mg/d。⑤单胺氧化酶B（MAO-B）抑制剂：为选择性MAO-B抑制剂，能阻止脑内多巴胺降解，增加多巴胺浓度。与复方左旋多巴合用可增强疗效，改善症状波动，单用有轻度的症状改善作用。目前，国内有司来吉兰，用法为2.5～5.0mg，每日2次，应早、中午服用，勿在傍晚或晚上使用，以免引起失眠，或与维生素E 2000U合用（DATATOP方案）；胃溃疡患者慎用，禁止与5-羟色胺再摄取抑制剂

（SSRI）合用。⑥儿茶酚–O–甲基转移酶 COMT 抑制剂：通过抑制左旋多巴在外周代谢，维持左旋多巴血浆浓度的稳定，加速通过血脑屏障，增加脑内纹状体多巴胺的含量而发挥治疗帕金森病的作用。该类药物单独使用无效，需与多巴丝肼或卡左双多巴等合用方可增强疗效。目前，有两种药物用于临床治疗。a. 托卡朋，又名答是美，该药透过血脑屏障，每次 100～200mg，每日 3 次，口服。每日最大剂量为 600mg。不良反应有腹泻、头痛、多汗、口干、氨基转移酶升高、腹痛、尿色变黄等。托卡朋有可能导致肝功能损害，须严密监测肝功能，尤其是在用药前 3 个月。b. 恩托卡朋，又名柯丹，与托卡朋一样，也是一种高选择性、可逆性的口服 COMT 抑制剂，但它很少透过血脑屏障，是一种外周 COMT，每次 200mg，每日 5 次。本药安全性好，不良反应短暂而轻，以运动障碍、恶心为主，其他不良反应有腹泻、食欲减退、尿液颜色加深等。

（2）中期帕金森病治疗（Hoehn–Yahr Ⅲ 级）：早期阶段首选多巴胺受体激动剂、MAO-B 抑制剂、金刚烷胺或抗胆碱能药治疗的患者，发展至中期阶段，则症状改善已不明显，此时应添加复方左旋多巴治疗；早期阶段首选低剂量复方左旋多巴治疗的患者，至中期阶段其症状改善也不显著，此时应适当加大剂量或添加 DR 激动剂 MAO-B 抑制剂、金刚烷胺或 COMT 抑制剂。中期阶段有些患者会产生运动并发症和（或）非运动症状，具体处理详见晚期帕金森病治疗。

（3）晚期帕金森病治疗（Hoehn–Yahr Ⅳ～Ⅴ 级）：晚期帕金森病的临床表现极其复杂，其中既有疾病本身的进展，也有药物不良反应或并发症的因素参与。需要强调的是，由于对晚期帕金森病治疗应对乏术，早期治疗对策尤显重要，临床医师应该在治疗初期即考虑长远效果。晚期帕金森病患者的治疗，一方面继续力求改善运动症状；另一方面处理一些可能产生的运动并发症和非运动症状。

1）运动并发症的治疗：运动并发症包括症状波动和异动症，是帕金森病晚期常见的症状，调整药物剂量及服药次数可能改善症状，手术治疗如脑深部电刺激术也有效。

①症状波动的治疗：主要有以下两种形式。a. 疗效减退或剂末恶化：每次用药有效时间缩短，症状随血药浓度发生规律性波动。针对此现象的处理方法如下。i. 不增加服用复方左旋多巴的每日总剂量，而适当增加每日服药次数，减少每次服药剂量（以仍能有效地改善运动症状为前提）或适当增加每日总剂量（原先剂量不大的情况下），每次服药剂量不变而增加服药次数。ii. 由标准片换用控释片以延长左旋多巴的作用时间，更适宜在早期出现剂末恶化，尤其是发生在夜间时为较佳选择，剂量需增加 20%～30%。iii. 加用长半衰期的多巴胺受体激动剂，如普拉克索、罗匹尼罗。iv. 加用对纹状体产生持续性多巴胺能刺激的 COMT 抑制剂，如恩托卡朋。v. 加用 MAO-B 抑制剂，如司来吉兰。vi. 避免饮食（含蛋白质）对左旋多巴吸收及通过血脑屏障的影响，宜在餐前 1 小时或餐后 1 小时 30 分钟服药，调整蛋白饮食可能有效。vii. 手术治疗，如脑深部电刺激丘脑底核。b. 开关现象：症状在突然缓解（开期）与加重（关期）间波动，开期常伴异动症。多见于病情较为严重的患者，其发生与患者服药时间、药物血浆浓度无关，故无法预测关期发生的时间。患者关期表现为严重的帕金森病症状，持续数秒或数分钟，然后又突然转为"开期"。这些患者在关期常伴有明显的无动症，而"开期"又出现明显的异动现象。对于"开关"现象的治疗比较困难，使用多巴胺受体激动剂或复方左旋多巴控释片可改善症状。②异动症的治疗：异动症又称运动障碍，表现为舞蹈

症或手足徐动样不自主运动、肌强直或肌阵挛，可累及头面部、四肢和躯干，有时表现单调刻板的不自主动作或肌张力障碍。主要有 3 种形式：剂峰运动障碍、双相运动障碍和肌张力障碍。a. 剂峰运动障碍：出现在用药 1～2 小时的血药浓度高峰期，与用药过量或多巴胺受体超敏有关。处理方法：ⅰ. 减少每次复方左旋多巴的剂量；ⅱ. 若患者单用复方左旋多巴，可适当减少剂量，同时加用多巴胺受体激动剂或加用 COMT 抑制剂；ⅲ. 加用金刚烷胺；ⅳ. 若在使用复方左旋多巴控释片，则应换用标准片，以避免控释片的累积效应。b. 双相运动障碍：剂初和剂末均可出现，机制不清。处理方法：ⅰ. 若患者在使用复方左旋多巴控释片应换用标准片，最好换用水溶剂，可以有效地缓解剂初运动障碍症；ⅱ. 加用长半衰期的多巴胺受体激动剂或加用延长左旋多巴血浆清除半衰期、增加曲线下面积的 COMT 抑制剂，可以缓解剂末运动障碍，也可能有助于改善剂初运动障碍。c. 肌张力障碍：多发生于清晨服药前，可在睡前服用复方左旋多巴控释片或多巴胺受体激动剂的控释片，或起床前服用弥散型复方左旋多巴。

2）姿势和平衡障碍的治疗：姿势和平衡障碍是帕金森病患者摔跤的最常见原因，易在变换体位如转身、起身和弯腰时发生，目前缺乏有效的治疗措施，调整药物剂量或添加药物偶尔奏效。主动调整身体重心、踏步走、大步走、听口令、听音乐、拍拍子行走或跨越物体（真实或假想的）等可能有益。必要时使用助行器，甚至轮椅，做好防护。

3）非运动症状的治疗：帕金森病的非运动症状包括精神障碍、自主神经功能障碍、睡眠障碍等，对其治疗必须遵循一定的原则。①精神障碍的治疗：首先考虑依次逐渐减少或停用如下抗帕金森病药物：抗胆碱能药、金刚烷胺、MAO-B 抑制剂、多巴胺受体激动剂。若采取以上措施患者仍有症状，则将左旋多巴逐步减量。如果药物调整效果不理想或必须以加重帕金森病症状为代价，就要考虑对症下药。对于认知功能障碍和痴呆，可应用胆碱酯酶抑制剂，如石杉碱甲、多奈派齐等。对于幻觉和谵妄，可选用氯氮平、喹硫平等，但应注意白细胞减少等不良反应。对于抑郁，可应用选择性 5- 羟色胺再摄取抑制剂，也可加用多巴胺受体激动剂，尤其是普拉克索，既可进一步改善运动症状，也可改善抑郁。对于易激惹状态，使用劳拉西泮和地西泮最有效。②自主神经功能障碍的治疗：最常见的自主神经功能障碍包括便秘、泌尿障碍和直立性低血压等。对于便秘，增加饮水量和高纤维含量的食物对大部分患者行之有效，可以考虑停用抗胆碱能药，乳果糖、麻仁丸、大黄片、番泻叶等治疗有效。对泌尿障碍中的尿频、尿急和急迫性尿失禁的治疗，可采用外周抗胆碱能药，如奥昔布宁、莨菪碱等；若出现尿潴留应采取间歇性清洁导尿，若由前列腺增生引起，严重者必要时可行手术治疗。直立性低血压应增加盐和水的摄入量，睡眠时抬高头位，不要平躺，可穿弹力裤，不要快速地从卧位起来，应用 α 肾上腺素能激动剂（如盐酸米多君）治疗有效。教育患者及其家属认识到食物、高温和用力会降低血压也是一项必要措施。③睡眠障碍的治疗：睡眠障碍主要包括失眠、不宁腿综合征和周期性肢动症。失眠如果与夜间的帕金森病症状相关，加用左旋多巴控释片、多巴胺受体激动剂或 COMT 抑制剂会有效。但如果是运动障碍引起的，需将睡前服用的抗帕金森病药物减量。如果正在服用司来吉兰或金刚烷胺，尤其是在傍晚服用，首先需纠正服药时间，司来吉兰需在早、中午服用，金刚烷胺需在下午 4 点前服用。若无改善，则需减量或选用短效的镇静安眠药，若仍无改善，则需考虑停药。对伴有不宁腿综合征和周期性肢动症的帕金森病患者，在入睡前 2 小时内选用多巴胺受体激动剂治疗十分有效，或使用复方左旋多巴也可奏效。

（三）康复与心理治疗

对改善帕金森病症状有一定作用，通过对患者进行语言、进食、走路及各种活动的训练和指导可改善患者生活质量。晚期卧床者应加强护理，减少并发症的发生。康复包括语音及语调锻炼，面部肌肉的锻炼，手部、四肢及躯干的锻炼，松弛呼吸肌的锻炼，步态平衡的锻炼及姿势恢复锻炼等。科普教育、心理疏导、营养保证和运动也是帕金森病治疗中不容忽视的重要措施。

（任　敏　陈　爽）

参考文献

［1］左琦，郑乾，焦玲，等.特发性震颤发展为帕金森病研究进展［J］.中国现代神经疾病杂志，2022，22（4）：237-242.

［2］沈诗婧，郭琪，王丽岩，等.体力活动对老年帕金森病预防的研究进展［J］.中国疗养医学，2021，30（7）：692-695.

［3］杨叔媛，万赢，干静，等.帕金森病生物节律紊乱的研究进展［J］.中华神经科杂志，2020，53（6）：465-469.

［4］何月月，刘思雨，尹安春，等.帕金森病患者姑息照护的研究进展［J］.中华护理杂志，2020，55（5）：786-790.

［5］蒋政，欧汝威，商慧芳，等.帕金森病靶向治疗研究进展［J］.中国现代神经疾病杂志，2019，19（11）：902-908.

［6］Erekat N S. Autophagy and Its Association with Genetic Mutations in Parkinson Disease. Medical Science Monitor: International Medical Journal of Experimental and Clinical Research[J]. 2022 Nov; 28: e938519.

［7］Gomez N G, Foreman K B, Hunt M, Merryweather A S. Upper-extremity kinematics and interlimb movement correlation in persons with Parkinson Disease on irregular terrain, cross-slope, and under dual-task condition[J]. Heliyon, 2022 Nov; 8(11) e11223.

第六章　老年呼吸系统疾病

第一节　老年呼吸系统的衰老变化

呼吸系统由鼻、咽、喉、气管、支气管和肺等器官组成，主要起呼吸、防御、代谢、神经和内分泌等功能。呼吸系统至 20 岁时才发育成熟，20～25 岁达到最佳功能状态，其后呼吸系统的组织结构随增龄而渐渐衰老。受到环境、免疫、营养、吸烟、睡眠等因素的作用，以及其他系统（如内分泌、神经、消化和心血管等）变化的影响，老年人常伴有呼吸系统的慢性损害。随着年龄的增长，呼吸系统结构与功能会逐渐发生衰老变化，从而使老年人在发生呼吸系统疾病和全身疾病时肺脏要比年轻人更容易受到损害，老年人在发生支气管哮喘、慢性阻塞性肺疾病、肺部感染等疾病时很容易发生呼吸衰竭，病死率较年轻患者明显增加。

一、鼻、喉和胸廓的衰老变化

（一）鼻

鼻是呼吸系统的门户，由外鼻、鼻腔和鼻窦等构成。鼻腔的内表面为黏膜，由上皮和固有层构成。黏膜深部与软骨膜、骨膜或骨骼肌相连。因增龄老年人出现鼻软骨弹性降低，鼻尖稍下垂，鼻腔变形、增宽；鼻甲萎缩，下鼻甲血管呈海绵体样变性，中、下鼻甲缩小；鼻黏膜萎缩变薄，颜色苍白或略带红色，纤毛传输速率减慢；上颌窦黏膜上皮细胞、黏液腺和血管壁有脂肪沉积；鼻前孔开口的方向由年轻时的向前水平开口变为向前下方开口。随着年龄的增长，老年人的鼻黏膜固有层内腺体萎缩，腺泡分泌功能减弱，分泌物减少。

（二）喉

喉是呼吸与发声的重要器官。老年人的喉软骨因增龄出现钙化或骨化，男性发生的时间比女性早，到 80 岁时几乎完全骨化；甲状软骨骨化；声带萎缩无光泽，声带的弹性纤维和肌纤维减少，胶原纤维增生，结构紊乱；喉黏膜变薄，上皮常有角化不全或过度角化，固有层水肿，脂肪减少；由于喉肌和喉部的弹性组织发生萎缩性变化，老年人发音响亮度减弱；杓状软骨的胶原纤维退变，导致两侧杓状软骨对合能力减弱。

（三）胸廓

胸廓由椎骨、肋骨、胸骨和肩胛骨围绕连接而成，随着年龄增长，椎骨和胸骨出现退行性变化，脊柱向后侧凸，椎间隙变狭窄，胸椎弯曲向背后凸起而胸骨前突；因骨质疏松导致的不完全性（楔形）和完全性（压缩性）椎体骨折可引起胸椎后突、胸廓前后径增大，使胸廓形态改变，易出现驼背。肋骨由年轻时的从后上方向前下方斜行变成从后向前平行走向，上部肋间隙变宽，肋软骨钙化，肋椎关节钙化僵硬，关节韧带硬化，弹性降低；老年人的胸廓前后径增加、左右径缩小，胸廓中上部增宽、下部变窄，由扁圆形变成桶状，被称为桶状胸，这是胸廓衰老的特征性表现。随增龄出现胸膜的纤维组织增生，胸膜增厚，胸膜壁层和脏层可部分粘连，甚至变薄、干燥、透明度降低以及钙化等。

随年龄增长，老年人因胸骨和脊椎骨退行性变化，关节韧带硬化，活动度降低，收缩力减弱，胸壁顺应性进行性降低，导致胸壁运动受限。胸廓出现僵化，从而导致膈肌和腹肌参与呼吸增加。随增龄出现的膈肌收缩力降低使老年患者呼吸肌容易疲劳，从而需要高的每分通气量。

二、气管、支气管和小气道的衰老变化

随着年龄的增长，气管、支气管和小气道出现退行性变化。老年人气管管腔扩张，内径增大，女性较男性明显；管壁的弹性组织减少，胶原纤维增多，并伴有透明变性。支气管管腔变窄，小气道管腔变窄，或伴有早期小气道萎陷或闭合，小气道（2mm 直径以下的细支气管）黏膜萎缩与管壁弹性减退等变化更加明显。气管和支气管黏膜上皮发生萎缩或局部增生，如黏膜受损，易发生鳞状上皮化生；黏膜细胞减少，纤毛逐渐脱落、倒伏与粘连。小气道杯状细胞增多。黏膜下平滑肌萎缩，淋巴细胞浸润。气管及支气管的黏膜腺体退行性改变。

老年人气管尤其是小气道管腔变窄，气流阻力增大，引起肺内含气量增多。黏膜细胞和纤毛逐渐脱落减少，纤毛的运动能力、排除异物能力以及防御能力减弱。小气道杯状细胞分泌亢进以致黏液在呼吸道内滞留。支气管淋巴细胞分泌免疫球蛋白的功能以及巨噬细胞的吞噬能力均降低，细菌容易在呼吸道内停留并繁殖，使老年人易患支气管炎。气管及支气管的黏膜腺体腺泡的分泌功能降低。分泌性免疫球蛋白 A（SIgA）生成减少，加上肾上腺皮质激素和性激素分泌水平降低，影响黏膜上皮纤毛的活动，降低了呼吸道的防御和净化功能。老年人支气管上皮细胞及浆细胞分泌的 IgA 量和肺 II 型上皮细胞分泌的肺表面活性物质（PS）量随增龄而减少，从而使得呼吸系统的防御功能渐渐降低。

三、呼吸肌的衰老变化

呼吸肌主要是指膈肌和肋间肌，而腹肌、胸肌、背部肌及颈部肌也能辅助呼吸运动。随着年龄的增长，胸肌减少，肋间肌和辅助呼吸肌均萎缩，在 50 岁以后人群，呼气肋间肌和吸气肋间肌的平均横截面面积分别萎缩接近 20% 和 7%。膈肌既没有出现萎缩也没有产生肌肉纤维类型的改变。

老年人总的呼吸肌力量可以用非创伤性地从口腔记录最大吸气压（MIP）和最大呼气压（MEP）来检测。呼吸肌力量随着年龄增长而下降。MIP 和 MEP 随增龄而降低，尤其是在年龄超过 55 岁的女性。

老年人呼吸肌功能易受损。膈肌是主要的呼吸肌，膈肌收缩时每下降 1cm，可增加肺容量 250mL。平静吸气时膈肌下降 1.5cm，可增加肺容量 370mL，相当于潮气量的 2/3。胸椎后突和胸廓前后径增大均随着年龄增长而加重，使膈肌动力作用下降。67 ～ 81 岁老年人膈肌力量较 21 ～ 40 岁青壮年明显下降，跨膈压在最大吸气时平均下降 13%。

老年人呼吸肌功能还受骨骼肌变化的影响，周围肌肉力量随着年龄增长而下降。老

年人骨骼肌力量和最大强直张力降低，其主要决定因素是肌肉体积减小（横截面纤维面积）、肌纤维数目（特别是Ⅱ型快速收缩纤维和运动单位）减少、神经肌肉接头异常、周围运动神经原丧失伴Ⅱ型肌纤维选择性去神经。

四、肺的衰老变化

（一）肺结构的衰老变化

肺是具有弹性的海绵状器官，类似圆锥形。上端为肺尖，下端为肺底，内侧称纵隔面，外侧称肋面。肺表面包有脏层胸膜，透过脏层胸膜可观察到多边形肺小叶的轮廓。肺衰老的典型特征是肺泡腔增大，肺泡壁变薄，呼吸膜内的基膜增厚，形成"老年肺"。"老年肺"由 Rappaport 和 Mayer 于1954年首先提出，是指肺结构老化，单纯因增龄而引起的肺衰老。"老年肺"的主要表现：①肺组织色泽灰黯；②触摸肺呈棉花样感；③肺实质减少，体积变小，重量减轻，质地松软，含气量增加；④呼吸性细支气管和肺泡管扩大；⑤肺泡壁变薄甚至断裂，致使肺泡壁中的毛细血管数量减少；⑥肺泡壁弹性纤维变性，数量减少或消失，胶原蛋白的交联增加，变异的弹性蛋白量增加，肺硬度增加；⑦肺泡壁断裂，肺泡相互融合，肺泡数量减少，肺泡腔扩大，残气量增加。

肺衰老的主要表现是肺萎缩。老年人的肺切面比年轻人粗糙，末端气腔轻度扩大，提示肺泡增大、肺泡壁变薄和毛细血管床大量丧失；肺总体结构仍然保持正常，肺干重改变甚微；肺泡管和终末细支气管增大，从而构成气腔增大的外观；随着肋骨矿物质脱失和放射对比度的减低，老年人肺外周纹理虽然加重，但肺内大小血管并无典型改变。小气道大小的变化，主要由结缔组织的改变引起。40岁以后细支气管直径会明显缩小。肺泡管、肺泡囊和肺泡腔随增龄而扩张，肺泡管直径增大，伴有肺泡囊形态学的改变，肺泡囊变浅。肺泡数目随增龄而减少，70～79岁老年人肺泡的总面积从30～39岁的 $70m^2$ 减少到约 $60m^2$，平均每10年递减 $2.5m^2$ 左右。肺弹性组织减少，胶原增加。通过老年 Lewis 大鼠的研究发现，肺的胶原含量和Ⅲ型胶原蛋白比例随年龄而增加，肺泡基膜增厚。

肺解剖学上的变化，加上弹性纤维的重整，导致肺出现衰老的生理学变化：①弹性回缩力下降；②肺顺应性增加；③氧弥散力减弱；④气道过早陷闭，导致通气/血流比值失调，肺泡—动脉氧分压差增大；⑤小气道塌陷致气体肺内潴留；⑥呼气流速降低。这些变化与肺气肿的症状非常相似。50岁以后，呼吸细支气管和肺泡区的一部分弹性纤维退化并且断裂和盘绕，这些变化在肺泡管周围最明显，导致肺泡管和肺泡腔扩大。这种扩大非常均一，与肺气肿时观察到的肺泡腔不规则扩大不同。肺气肿一般是指从终末性细支气管到肺泡均呈不可逆性扩张以及肺泡破坏。虽然肺衰老的这些变化在组织学上与肺气肿不同（无肺泡壁破坏），但对肺顺应性产生的影响相同，所以将肺泡过度扩张等变化称为老年性肺气肿。此外，即使老年人不吸烟，小气道也存在阻塞性变化，这种改变在老年人属正常现象。衰老肺和慢性阻塞性肺疾病（COPD）有着类似的生理学和免疫学变化，衰老肺中会出现 COPD 的表型，可称为老年性 COPD；同样 COPD 出现肺衰老表型，因此诞生了"加速衰老表型"的新概念。

（二）肺功能的衰老变化

1.肺容量（TLC）的衰老变化

TLC 是指用力吸气后肺内所含有的全部气体量，相当于潮气量（TV）+补吸气量

（IRV）+ 补呼气量（ERV）+ 残气量（RV）。人出生后随机体的生长，TLC 逐渐增加；成人期后，TLC 随不同的年龄段而变化；一般而言，老年人的 TLC 比年轻人降低，这与吸气肌力、胸廓顺应性和肺弹性回缩力等的降低有关。老年人休息时潮气量比年轻人降低；补吸气量随增龄而出现不同程度的减少；补呼气量代表呼气的储备能力，随增龄而逐渐减退。一般情况下，老年人补呼气量比补吸气量减退更加明显。

肺活量（VC）指用力吸气后所能呼出的最大气体量。肺活量由 TV、IRV 以及 ERV 3 部分组成。肺活量 30 岁时男性为 3500mL，女性为 2500mL，每年递减约 0.6%（15 ～ 21mL），至 45 岁后下降速度加快，70 岁老年人的肺活量降低到最大预计值的 75%。肺活量随增龄出现显著减少的原因主要有：胸廓硬度增加，肺弹性回缩力降低，呼吸肌推动力减少。

功能残气量（FRC）指在平静呼气后肺内残留的气体量，包括 ERV 和 RV 两部分。FRC 对稳定肺泡的气体分压具有缓冲作用，保证肺泡与肺毛细血管之间的气体交换能持续进行。随着年龄增长，肺内气体潴留增加。RV 指在用力呼气后肺内残留的气体量。FRC 和 RV 具有相似的生理意义，常用 RV/TLC（%）作为衡量肺泡内气体滞留的指标，年轻人是 20% ～ 25%，60 岁以后可增大至 40% 左右。成年后 FRC、RV 和 RV/TLC 均随增龄而增加。在 70 岁时 RV 增加约 50%，老年人 FRC 增加，导致老年人总是处于较高肺容量水平进行呼吸。FRC 的增加使老年人的肺部呈部分膨胀，并伴有胸壁弹性负荷增加而额外增加了呼吸肌的负担，60 岁男性在正常潮气呼吸时与呼吸有关的能量消耗比 20 岁的年轻人增加 20%。FRC 随增龄而增加，但由于胸廓硬度的抵消，其增加的水平并不高。

2. 气体交换功能的衰老变化

随着年龄的增长，肺换气的效能降低，动脉血氧分压（PaO_2）下降。换气功能降低和残气量增多，80 岁时的最大肺换气量降低到 20 岁时的 50% 左右。气体的弥散能力下降，气体分子通过肺泡—肺毛细血管壁（即呼吸膜）的量减少。气体弥散量与呼吸膜的有效面积、厚度及血容量和血红蛋白浓度等均有关。老年人呼吸膜的最大有效交换面积减少，如可从 30 岁时的约 $70m^2$ 减少到 70 岁时的 $60m^2$ 左右。通常男性的下降速度比女性更快，成人静息时的气体弥散量每 10 年可减少 5% ～ 8%。

肺和胸壁机械性能的改变可以引起老年人气体交换功能的变化。小气道提前关闭、细支气管和肺泡管变化所致的气流受限、肺泡壁胶原含量增加以及肺泡表面积减少均可导致通气 / 血流比值失调，肺泡—动脉氧分压差增大。无论是通气 / 血流比值高的区域（无效通气和生理无效腔效应）还是通气 / 血流比值低的区域（分流或静脉血混合效应），随着年龄增长通气 / 血流比值失调的程度均加重，这种变化导致老年人 PaO_2 降低。从 20 岁到 70 岁每增加 10 岁，氧的最大弥散功能下降 0.96μL（Pa·s）。无论运动还是休息时，PaO_2 均随着年龄增长而下降。老年人心排血量低、周围组织对氧摄取增加、静脉血氧饱和度下降等因素也可引起 PaO_2 下降。

（陈　果　杨秀梅）

参考文献

［1］周凯，陈龙，秦晓群，等.肺衰老在慢性呼吸系统疾病中的研究进展［J］.生理学报，2022，74（3）：479-488.

［2］曹开秀，李争，王先敏.慢性阻塞性肺疾病与衰老调控机制的研究进展［J］.中华老年医学杂志，2020，39（2）：241-244.

［3］何国忠，张剑青，Suresh Kumar.肺衰老及其干预研究［J］.老年医学与保健，2019，25（6）：692-694.

［4］汪琦，王桦，吴晓玲.衰老在慢性阻塞性肺疾病发病中的作用［J］.国际呼吸杂志，2016，36（9）：704-708.

［5］李彦霖，王思一，刘持.肺衰老与呼吸系统疾病发病关系的研究进展［J］.广东医学，2016，37（6）：925-928.

［6］Zhu M J, Liu B Y, Shi L, et al. mTOR-autophagy promotes pulmonary senescence through IMP1 in chronic toxicity of methamphetamine[J]. Journal of Cellular and Molecular Medicine, 2020 Oct; 24(20):12082-12093.

［7］Xiong J B, Duan J X, Jiang N, et al. TREM-1 exacerbates bleomycin-induced pulmonary fibrosis by aggravating alveolar epithelial cell senescence in mice[J]. International Immunopharmacology, 2022 Oct; 113(Pt A): 109339.

第二节　慢性阻塞性肺疾病

慢性阻塞性肺疾病（COPD）是一种以气流受限的不完全可逆为特征的慢性肺部疾病。它通常是指具有气流受限的慢性支气管炎（简称慢支）和（或）肺气肿。慢支或肺气肿可单独存在，但绝大多数情况下是合并存在，无论是单独或合并存在，发生气流受限时均可以成为COPD。慢性阻塞性肺疾病全球指南（GOLD）对其定义为：COPD是一种可以预防和治疗的疾病，以不完全可逆的气流受限为特征。气流受限呈进行性加重，多与肺部对有害的颗粒和气体的异常炎症反应有关。COPD的自然病程是可变的，且每个患者的病程都不一样，特别是当患者持续暴露于有害环境时；COPD对患者的影响不仅取决于气流受限的程度，还取决于症状（特别是气促和活动能力的下降）的严重程度，全身效应以及有无合并症。

一、流行病学

基于肺功能、临床或者影像学标准对COPD的不同定义，在评估全球的疾病负担时有重要的意义。只使用患者或者医师报告的诊断可能会低估COPD的发生率，超过50%的气道阻塞患者从没有被医疗单位诊断过COPD。在老年人中，诊断不足更常见，因为他们常常没有典型的症状，或者即使有症状也认为与其他的疾病有关。

最近，有些使用多种方法的研究，如肺功能和临床标准，来评估COPD的流行情况。在美国，国家健康和营养检查调查（NHANES）对 1988 ～ 1994 年 COPD 的流行情况进行了评估。调查显示，根据肺功能的结果，14.3% 的成年人或者 2420 万人都有气流受限。在这些人中，1.5% 的患者有中到重度的 COPD，$FEV_1 \leqslant 50\%$。但是，只有 2.9% 或者 480 万的成年人主诉有慢性支气管炎或者肺气肿的症状。

在 NHANES Ⅲ 调查中，气流阻塞的发生率随着年龄的增长而增高，而且在 65 ～ 85 岁发生率最高。除了 > 85 岁的患者可能是由于病死率或者致残率不同，从而无法进行肺功能检查以外，其他患者肺功能下降的发生率随着年龄的增长越来越高。这个调查同样强调了鉴别支气管哮喘和 COPD 的难度。超过 20% 的应答者认为他们目前同时患有支气管哮喘和慢性支气管炎，或者目前患有支气管哮喘和肺气肿。

在其他国家也得到了类似的调查结果。如日本的一个评估 COPD 发生率的流行病学研究显示，按照肺功能测定的标准，在 > 40 岁的人中，10.9% 为 COPD。在 Platino 研究中，调查了拉丁美洲的 5 个主要的城市（圣保罗、圣地亚哥、墨西哥城、蒙得维的亚、加拉加斯）的 > 40 岁的常住居民，发现 COPD 的发生率最低为墨西哥城的 7.8%，最高为蒙得维的亚的 18.7%。欧洲国家的研究也有类似的调查结果。

COPD 是世界上主要的疾病致死原因。2004 年，慢性下呼吸道疾病，包括慢性支气管炎和肺气肿，成为美国第 4 大致死原因，且有 6% 的人死于 COPD。COPD 的患者常常死于流感或者肺炎，而肺炎是美国第 6 位的死亡原因。这些结果都是在对 COPD 诊断不足的情况下得到的，所以目前对 COPD 病死率的评估可能被低估。

近 20 年来，COPD 病死率的增加已经出现惊人的趋势。美国 1979 ～ 1993 年 COPD 的病死率增加了 44%，病死率增加最多的主要是女性。这与心血管疾病和肿瘤疾病所导致的病死率的下降形成鲜明的对比。到 2020 年，COPD 已成为世界上第 3 大致死原因和第 5 位致残原因。

COPD 是重要的致残疾病之一，COPD 患者活动受限的平均天数非常多。在美国，COPD 是住院的主要原因之一。1998 年，将近 2% 的住院治疗是因为 COPD，7% 的住院患者患有 COPD。在所有 > 65 岁的住院患者中有近 20% 患有 COPD，而 COPD 可能作为住院的主要原因或者促进因素。由于对体力活动限制的影响，COPD 成为老年人功能减低和致残的重要原因。治疗 COPD 的费用巨大，尤其是对于那些严重的 COPD 需要花费更多的费用。

二、病因

COPD 的确切病因尚不清楚，所有与慢支和肺气肿发生有关的因素都可能参与 COPD 的发病。已经发现的危险因素可以分为外因（即环境因素）与内因（即个体易患因素）两类。

（一）外因

1. 吸烟

吸烟是目前公认的 COPD 已知危险因素中最重要者。国外较多流行病学研究结果表明，与不吸烟人群相比，吸烟人群肺功能异常的发生率明显升高，出现呼吸道症状的人数明显增多，肺功能检查中反映气道是否有阻塞的核心指标第一秒用力呼气容积（FEV_1）的年下降幅度明显增快。经过长期观察，目前已经明确吸烟量与 FEV_1 的下降速率之间存在剂量—效应关系，即吸烟量越大，FEV_1 下降越快。对于已经患有 COPD 者，吸烟的患者其病死率明显高于不吸烟的患者。在吸烟斗和吸雪茄的人群中 COPD 的发病率虽然比吸香烟的人群要低一些，但仍然显著高于不吸烟人群。国内研究结果与国外相似。一项 100 000 人的研究结果表明，COPD 患者中，其发病与吸烟有关者占 71.6%，虽然略低于国外 80% 左右的数据，但吸烟仍然是 COPD 发病最重要的危险因素。被动吸烟也可能导致呼吸道症状以及 COPD 的发生，孕妇吸烟可能会影响胎儿肺脏的生长。实验室研究结果表明，吸烟可以从多个环节促进 COPD 的发病，如能使支气管上皮纤毛变短，排列不规则，使纤毛运动发生障碍，降低气道局部的抵抗力；可以削弱肺泡吞噬细胞的吞噬功能；还可以引起支气管痉挛，增加气道阻力。尽管吸烟是引起 COPD 的最重要的环境因素，但是，并不是所有吸烟都会发生 COPD。事实上，吸烟人群中只有一部分人最终发生 COPD，提示个体易患性在 COPD 的发病中具有十分重要的作用。

2. 吸入职业粉尘和化学物质

纵向研究资料表明，煤矿工人、开凿硬岩石的工人、隧道施工工人和水泥生产工人的 FEV_1 年下降率因其职业粉尘接触增加而增大，粉尘接触严重的工人，其对肺功能的影响超过吸烟者。吸入烟尘、刺激性气体、某些颗粒性物质、棉尘和其他有机粉尘等也可以促进 COPD 的发病。动物实验也已经证明，矿物质粉尘、二氧化硫、煤尘等都可以在动物模型上引起与人类 COPD 相类似的病变。

3. 空气污染

长期生活在室外空气受到污染的区域可能是导致 COPD 发病的一个重要因素。对于已经患有 COPD 的患者，严重的城市空气污染可以使病情加重。室内空气污染在 COPD 发病中的作用颇受重视，国内已有流行病学研究资料表明，居室环境与 COPD 易患性之间存在联系。

4. 生物燃料

近年来国内外研究证明，在厨房通风条件不好的情况下，使用木柴、农作物秸秆以及煤等生物燃料作为生活燃料，可以增加 COPD 的患病风险。

5. 呼吸道感染

对于已经罹患 COPD 者，呼吸道感染是导致疾病急性发作的一个重要因素，可以加剧病情进展。但是，感染是否可以直接导致 COPD 发病目前尚不清楚。

6. 社会经济地位

社会经济地位与 COPD 的发病之间具有密切关系，社会经济地位较低的人群发生 COPD 的概率较大，可能与室内和室外空气污染、居室拥挤、营养较差以及其他与社会经济地位较低相关联的因素有关。

（二）内因

尽管吸烟是已知的最重要的 COPD 发病危险因素，但在吸烟人群中只有一部分人发生 COPD，说明吸烟人群中 COPD 的易患性存在着明显的个体差异。导致这种差异的原因还不清楚，但已明确下列原因（即个体易患性）具有重要意义。

1. 遗传因素

流行病学研究结果显示 COPD 易患性与基因有关，但 COPD 肯定不是一种单基因疾病，其易患性涉及多个基因。目前，唯一比较肯定的是不同程度的 α_1 抗胰蛋白酶缺乏可以增加 COPD 的发病风险。其他如谷胱甘肽 S 转移酶基因、基质金属蛋白酶组织抑制物 2 基因、血红素氧合酶 1 基因、肿瘤坏死因子 α 基因、白细胞介素（IL）13 基因、IL-10 基因等可能与 COPD 发病也有一定关系。

2. 气道高反应性

国内和国外的流行病学研究结果均表明，气道反应性增高患者其 COPD 的发病率也明显增高，两者关系密切。

3. 肺脏发育、生长不良

在怀孕期、新生儿期、婴儿期或儿童期由各种原因导致肺脏发育或生长不良的个体在成人后容易罹患 COPD。

三、发病机制

（一）已有认识

COPD 的发病机制尚未完全明了。目前，普遍认为 COPD 以气道、肺实质和肺血管的慢性炎症为特征，在肺的不同部位有肺泡巨噬细胞、T 淋巴细胞（尤其是 $CD8^+$）和中性粒细胞增加，部分患者有嗜酸性粒细胞增多。激活的炎症细胞释放多种递质，包括白三烯 B4（LTB4）、白细胞介素 8（IL-8）、肿瘤坏死因子 α（TNF-α）和其他递质。这些递质能破坏肺的结构和（或）促进中性粒细胞炎症反应。除炎症外，肺部的蛋白酶和抗蛋白酶失衡、氧化与抗氧化失衡以及自主神经系统功能紊乱（如胆碱能神经受体分布异常）等也在 COPD 发病中起重要作用。吸入有害颗粒或气体可导致肺部炎症；吸烟能诱导炎症并直接损害肺脏；COPD 的各种危险因素都可产生类似的炎症过程，从而导致 COPD 的发生。

（二）关于发病机制的新认识

T 细胞介导的炎症反应参与 COPD 和肺气肿的发生与发展过程，并与疾病的严重程度相关，提示免疫反应可能在其中起重要作用。

更有学者认为，COPD 是一种由吸烟引起的自身免疫性疾病。吸烟的 COPD 患者外周血中可检测到针对肺上皮细胞的 IgG 自身抗体。用弹力蛋白刺激吸烟的肺气肿患者外周血中 T 细胞，这些细胞分泌 γ 干扰素和 IL-10 的含量与肺气肿严重程度呈正相关，同时可检测到针对弹力蛋白的抗体，吸烟诱导的肺气肿可能是针对弹力蛋白片段的自身免疫反应。

这些均表明在 COPD 的发病中，自身免疫反应是重要机制。最新研究显示，COPD 患者有显著增高的抗内皮细胞抗体（AECA），AECA 的表达明显升高，这些发现提示 COPD 患者中存在自身免疫反应成分并伴有内皮细胞损害。

四、病理生理

（一）病理改变

慢性阻塞性肺疾病的病理改变主要是慢性支气管炎和肺气肿。急性加重期气管壁的炎症损伤和缓解期的修复过程反复发生，进而引起气管结构重塑、胶原含量增加及瘢痕组织形成，这些病理改变是慢性阻塞性肺疾病气流受限的主要病理基础之一。肺气肿的病理改变可见肺过度膨胀、弹性减退，肺外观呈灰白色或苍白色，表面有时可见多个大小不一的大泡。镜检可见肺泡壁变薄，肺泡腔扩大、破裂或形成大泡，血液供应减少，弹力纤维破坏。细支气管壁有炎性细胞浸润，管壁黏液腺及杯状细胞增生、肥大，纤毛破坏。细支气管的血管内膜可增厚或有管腔闭塞。有的管腔变窄或扭曲扩张，腔内可有痰液存留。

（二）病理生理改变

1. 肺内作用

在 COPD 的早期，由于在低肺容量下通气流速减低，呼气流速容量环曲线的呼气肢呈现下降的表现。随着疾病进展，整个肺容量的呼气流速下降。其他呼气流速下降的作用有肺组织的通气不均，即使在 COPD 的早期也能出现。通气不均可以导致通气—灌注不匹配，从而导致动脉氧分压下降。终末期 COPD 患者中也经常出现高碳酸血症。肺过度充气使胸廓和横膈肌运动不利，从而增加呼吸功。气流阻塞同样增加呼吸功。最终，肺实质的破坏加重通气—灌注不匹配，使高碳酸血症和低氧血症恶化。

2. 肺外作用

COPD 引起的全身性作用已经逐渐引起人们的注意。① COPD 患者活动量减少不仅是由于呼吸系统异常所致，有研究表明心血管和骨骼肌的改变同样也可能导致活动量减少。②大多数 COPD 患者并不死于肺部疾病，如心血管疾病和肿瘤。③ COPD 有着更高的体重质量指数（BMI）下降、骨质疏松和全身炎症标志物浓度增高的发生率。COPD 患者骨骼肌强度下降，常常保存着上肢的握力，而与年龄匹配的对照组相比，下肢股四头肌的力量下降。呼吸肌的强度同样下降，而且更常见，因为肺组织过度充气比肌肉的内在缺陷更多见。COPD 中骨骼肌力量强度的下降与 FEV_1 的下降成比例。在因 COPD 加重而住院的患者中，骨骼肌强度下降更明显，但是骨骼肌肉强度下降加重的长期后果仍不清楚。许多因素都可以造成骨骼肌强度下降，包括全身炎症标志物升高，特别是肿瘤坏死因子或者恶病质素和 IL-6 升高，以及失用性萎缩、性腺功能低下、营养不良和低氧。

COPD 也可引起身体成分的改变。这些患者有着更低的 BMI 和体重。但内脏的脂肪与年龄匹配的对照组人群相似。进展期的 COPD 由于吸烟，同时伴有维生素 D 缺乏，低 BMI，性腺功能低下，缺乏运动的生活方式，糖皮质激素的使用，有着更高的骨质疏松发生率。骨质疏松常常被忽视，直到发生骨折。

COPD 患者认知功能损害的发生率也很高。COPD 的认知功能损害与年龄、教育背景、抑郁、伤残、活动耐量和呼吸衰竭的持续时间有关。虽然它与低氧有关，但这些认知功能损害发生在非缺氧的 COPD 患者中。疲乏、抑郁和认知功能的关系尚不清楚。

五、临床表现

（一）病史采集

1. 吸烟史

多有长期较大量吸烟史。

2. 职业性或环境有害物质接触史

如较长期粉尘、烟雾、有害颗粒或有害气体接触史。

3. 家族史

COPD 有家族聚集倾向。

4. 发病年龄及好发季节

多于中年以后发病，好发于秋冬寒冷季节，常有反复呼吸道感染及急性加重史。随病情进展，急性加重日渐频繁。

5. 慢性肺源性心脏病史

COPD 后期出现低氧血症和（或）高碳酸血症，可并发慢性肺源性心脏病和右心衰竭。

（二）症状

1. 慢性咳嗽

通常为首发症状。初起咳嗽呈间歇性，早晨较重，以后早晚或整日均有咳嗽，但夜间咳嗽并不显著。少数病例咳嗽不伴咳痰。也有部分病例虽有明显气流受限但无咳嗽症状。

2. 咳痰

咳嗽后通常咳少量黏液性痰，部分患者在清晨较多；合并感染时痰量增多，常有脓性痰。

3. 气短或呼吸困难

这是 COPD 的标志性症状，是使患者焦虑不安的主要原因，早期仅于劳力时出现，后逐渐加重，以致日常活动甚至休息时也感气短。

4. 喘息和胸闷

不是 COPD 的特异性症状。部分患者特别是重度患者有喘息；胸部紧闷感通常于劳力后发生，与呼吸费力、肋间肌等容性收缩有关。

5. 全身性症状

在疾病的临床过程中，特别在较重患者，可能会发生全身性症状，如体重下降、食欲缺乏、外周肌肉萎缩和功能障碍、精神抑郁和（或）焦虑等。合并感染时可咳血痰或咯血。

（三）体征

COPD 早期体征可不明显。随疾病进展，常有以下体征。

1. 胸部视诊及触诊

胸廓形态异常，包括胸部过度膨胀、前后径增大、剑突下胸骨下角（腹上角）增宽及腹部膨凸等；常见呼吸变浅，频率增快，辅助呼吸肌如斜角肌及胸锁乳突肌参加呼吸运动，重症可见胸腹矛盾运动；患者不时采用缩唇呼吸以增加呼出气量；呼吸困难加重时常采取前倾坐位；低氧血症者可出现黏膜及皮肤发绀，伴右心衰竭者可见下肢水肿、肝脏增大。

2. 胸部叩诊

由于肺过度充气使心浊音界缩小，肝浊音界降低，肺叩诊可呈过度清音。

3. 胸部听诊

两肺呼吸音可减低，呼气相延长，平静呼吸时可闻及干啰音，两肺底或其他肺野可闻及湿啰音；心音遥远，剑突部心音较清晰响亮。

六、实验室检查和辅助检查

（一）肺功能测定

由于呼吸困难和肺功能减低常常出现在衰老或者其他共存的疾病中，所以对老年人 COPD 诊断不足或者误诊很常见。因此，当怀疑 COPD 时，应进行肺功能的检查。在部分患者中可进行完整的肺功能试验（PFT）检查，包括 FEV_1、FVC、肺容积和弥散量。

呼气峰流速（PEF）仪常常用来监测支气管哮喘。PEF 仪可测量大气道的气流阻塞。由于 COPD 的病理改变首先发生在小气道中，PEF 仪常常对 COPD 气道阻塞的严重程度表现不足。因此，不能用于疾病的诊断和监测。

在老年患者中进行肺功能检查的挑战在于对于操作过程的理解困难、配合问题和功能性的容量减少，这些问题常常导致肺功能检查结果质量不高，同时也是在老年人中不能进行肺功能检查的重要原因。简易的手提式的以诊室为基础的肺功能检查仪器已经变得更加可靠，并且可在门诊使用。这些仪器对使用者要求不高，容易使用，因此如果怀疑老年患者患 COPD 并需要进行诊断评估时很有价值。

肺量计是一种可通过用力呼气测量肺容量的仪器。通过测量第 1 秒呼气量的总量可以评估流速。根据各年龄、种族、性别和身高，已经有明确的正常范围。在 COPD 的诊断中，有 3 种常用的测量值：FEV_1 测量第 1 秒呼出气量，FVC 是用力呼气的最大气体容量，FEV_1/FVC 比值用百分数表示，是第 1 秒呼气量占总呼气量的比例。

只有在流速—容量曲线比较满意且连续时，肺功能的结果才有意义。在解读肺功能结果前，需要满足两个标准：第一，流速—容量曲线的轨迹具有可重复性，3 个 FEV_1 的测量数值至少 2 个的差别在 100mL 或者 5% 以内；第二，结果必须满足可接受的标准，即测量必须是持续到没有气体再被呼出。COPD 中呼气延长，因为呼气受到限制，并且可能持续 15 秒。可接受的标准可以检查容量—时间曲线，同时呼气必须持续至少 6 秒或者呼气平台持续 2 秒。肺功能检查中频繁咳嗽可能影响结果。

COPD 是根据 FEV_1/FVC 比值 < 70% 诊断的。但老年人，特别是那些年龄 > 70 岁的老年人，这个临界值可能会导致诊断过度。因此，应该选择调整的比值来诊断。对于大多数老年人来说，比值 < 60% 是异常的，提示阻塞性肺疾病。当诊断阻塞性肺疾病，还需要根据 FEV_1 的程度来评价病情的严重程度。FEV_1 下降，FEV_1/FVC 比值正常，提示限制性肺疾病，如特发性肺部纤维化。这些结果显示应该进行完整的 PFT 和肺部情况的评价。

在使用支气管扩张药后 FEV_1 改善，FEV_1 改善 12% 以及 FEV_1 的绝对值改善 200mL，称为支气管舒张试验阳性。虽然支气管舒张试验阳性提示支气管哮喘的可能，许多患有哮喘的老年人并不表现出对支气管扩张药有反应。在那些肺功能为阻塞性表现，而没有气道可逆的证据，需要选择其他的临床依据来鉴别哮喘和 COPD。但是，这种区别在老年人中常常比较困难。需要强调的是，肺功能表现为使用支气管扩张药后可逆，与临床上短效或者长效的支气管扩张药的治疗反应并不相关。

支气管或者气道高反应是指气道对非特异的激动剂如乙酰甲胆碱、高渗生理盐水、腺苷、活动和高通气表现出支气管收缩反应增强。虽然这是支气管哮喘的特征，但是也可以存在于一些 COPD 患者中，且与预后加重有关。目前，在老年人中进行常规的气道高反应评估在临床实践中价值有限。

（二）其他检查

在初始评估时进行胸部 X 线检查，可以除外其他诊断，如充血性心力衰竭或者明确是否有肺大泡，但是对诊断 COPD 作用很小。胸部 X 线片提示 COPD 的表现主要有低平的横膈，胸骨后间隙增加，泪珠样心脏，肺气肿时可看到肺动脉血管纹理呈残枝状，并可见肺大泡形成。当 COPD 的诊断不明确或者计划行肺减容手术时，需要进行胸部高分辨率 CT 检查。建议在 $FEV_1 < 50\%$ 预计值时进行动脉血气检查来确定高碳酸血症。在特殊情况下，可能需要进行其他的检查，如血常规、心脏超声、心肺运动试验。如在同时患有 COPD 和充血性心力衰竭的患者中进行心肺运动试验可以明确病因。

七、诊断及鉴别诊断

（一）全面采集病史进行评估

诊断 COPD 时，首先应全面采集病史，包括症状、既往史和系统回顾、接触史。症状包括慢性咳嗽、咳痰、气短。既往史和系统回顾应注意：出生时低体重，童年时期有无哮喘、变态反应性疾病、感染及其他呼吸道疾病史如结核病史；有无 COPD 和呼吸系统疾病家族史；有无 COPD 急性加重和住院治疗病史；有无相同危险因素（吸烟）的其他疾病，如心脏、外周血管和神经系统疾病；有无不能解释的体重下降；有无其他非特异性症状，如喘息、胸闷、胸痛和晨起头痛。注意吸烟史（以包年计算）及职业、环境有害物质接触史等。

（二）诊断

COPD 的诊断应根据临床表现、危险因素接触史、体征及实验室检查等资料综合分析确定。考虑 COPD 的主要症状为慢性咳嗽、咳痰和（或）呼吸困难及危险因素接触史，存在不完全可逆性气流受限是诊断 COPD 的必备条件。肺功能测定指标是诊断 COPD 的"金标准"。用支气管舒张剂后 $FEV_1/FVC < 70\%$ 可确定为不完全可逆性气流受限。凡具有吸烟史及（或）环境有害物质接触史及（或）咳嗽、咳痰或呼吸困难史者均应进行肺功能检查。COPD 早期轻度气流受限时可有或无临床症状。胸部 X 线检查有助于确定肺过度充气的程度及与其他肺部疾病相鉴别。

（三）鉴别诊断

COPD 应与支气管哮喘、支气管扩张、充血性心力衰竭、肺结核等鉴别。与支气管哮喘的鉴别有时存在一定困难，二者的鉴别要点如下。

（1）COPD 多于中年后起病，支气管哮喘则多在儿童或青少年期起病。

（2）COPD 症状缓慢进展，逐渐加重，支气管哮喘则症状起伏大。

（3）COPD 多有长期吸烟史和（或）有害气体、颗粒接触史，支气管哮喘则常伴过敏体质、过敏性鼻炎和（或）湿疹等，部分患者有哮喘家族史。

（4）COPD 时气流受限基本为不可逆性，支气管哮喘时则多为可逆性。

（5）部分病程长的支气管哮喘患者已发生气道重塑，气流受限不能完全逆转；而少数 COPD 患者伴有气道高反应性，气流受限部分可逆。此时应根据临床及实验室所见全面分析，必要时作支气管舒张试验和（或）PEF 昼夜变异率来进行鉴别。

在少部分患者中 COPD 与支气管哮喘可以重叠存在。

（四）COPD 严重程度分级

COPD 严重程度评估需根据患者的症状、肺功能异常、是否存在合并症（呼吸衰竭、心力衰竭）等确定，其中反映气流受限程度的 FEV_1 下降有重要参考意义。

Ⅰ级（轻度 COPD）：其特征为轻度气流受限（$FEV_1/FVC < 70\%$ 预计值），通常可伴有或不伴有咳嗽、咳痰。此时患者本人可能还没认识到自己的肺功能是异常的。

Ⅱ级（中度 COPD）：其特征为气流受限进一步恶化（$50\% \leqslant FEV_1 < 80\%$ 预计值）并有症状进展和气短，运动后气短更为明显。此时，由于呼吸困难或疾病加重，患者常

去医院就诊。

Ⅲ级（重度COPD）：其特征为气流受限进一步恶化（30% ≤ FEV_1 < 50%预计值），气短加剧，并且反复出现急性加重，影响患者的生活质量。

Ⅳ级（极重度COPD）：为严重的气流受限（FEV_1 < 30%预计值）或者合并有慢性呼吸衰竭。此时，患者的生活质量明显下降，如果出现急性加重则可能有生命危险。

虽然FEV_1百分比预计值对反映COPD严重程度、健康状况及病死率有用，但FEV_1并不能完全反映COPD复杂的严重情况，除FEV_1以外，已证明体质指数（BMI）和呼吸困难分级在预测COPD生存率等方面有意义。

BMI等于体重（kg）除以身高（m）的平方，BMI < $21kg/m^2$的COPD患者病死率增加。

功能性呼吸困难分级：可用呼吸困难量表来评价。0级：除非剧烈活动，无明显呼吸困难；1级：当快走或上缓坡时有气短；2级：由于呼吸困难比同龄人步行得慢，或者以自己的速度在平地上行走时需要停下来呼吸；3级：在平地上步行100m或数分钟后需要停下来呼吸；4级：明显的呼吸困难而不能离开房屋或者当穿脱衣服时气短。

如果将FEV_1作为反映气流阻塞的指标，呼吸困难分级作为症状的指标，BMI作为反映营养状况的指标，再加上6分钟步行距离作为运动耐力的指标，将这四方面综合起来建立一个多因素分级系统（BODE），被认为可比FEV_1更好地反映COPD的预后。

生活质量评估：广泛应用于评价COPD患者的病情严重程度、药物治疗的疗效、非药物治疗的疗效（如肺康复治疗、手术）和急性发作的影响等。

生活质量评估还可用于预测死亡风险，而与年龄、PEV_1及体质指数无关。常用的生活质量评估方法有圣乔治呼吸问卷（SGRQ）和治疗结果研究（SF-36）等。

此外，COPD急性加重次数也可作为COPD严重程度的一项监测指标。

COPD病程可分为急性加重期与稳定期。COPD急性加重期是指患者出现超越日常状况的持续恶化，并需改变基础COPD的常规用药者。通常在疾病过程中，患者短期内咳嗽、咳痰、气短和（或）喘息加重，痰量增多，呈脓性或黏脓性，可伴发热等炎症明显加重的表现。稳定期则指患者咳嗽、咳痰、气短等症状稳定或轻微。

八、治疗及注意事项

包括疾病的评价和监测，减少危险因素，稳定期的治疗，急性加重期的治疗。

（一）COPD治疗目标

（1）减轻症状，防止病情发展。

（2）缓解或阻止肺功能下降。

（3）改善运动能力，提高生活质量。

（4）预防和治疗并发症。

（5）防治急性加重，降低病死率。

（二）稳定期治疗

原则是根据病情严重程度不同选择治疗方法。

1.教育和管理

对稳定期COPD治疗总体原则是根据疾病严重程度进行分级治疗。通过教育与管理提高患者及有关护理人员对COPD的认识水平和患者自身处理疾病的能力，更好地配合治疗和加强预防措施，减少反复发作的次数，维持病情稳定，提高生活质量。主要内容有：①教育和督促患者戒烟；②使患者了解 COPD 的病理生理与临床基础知识；③掌握一般和某些特殊的治疗方法；④学会自我控制病情的技巧，如腹式呼吸及缩唇呼吸锻炼等；⑤了解赴医院就诊的时机；⑥社区医师定期随访和疾病管理。

2. 减少与有害物质接触

控制职业性或环境污染，避免或防止粉尘、烟雾及有害气体吸入。

3. 药物治疗

改善和预防症状，减少发作频率和严重程度，提高运动耐力和生活质量。

（1）支气管舒张剂：通过松弛支气管平滑肌使支气管舒张，缓解气流受限，是控制 COPD 症状的主要治疗措施，短期按需应用可缓解症状，长期规划应用可预防和减轻症状，增加运动耐力，但不能使所有患者的 FEV_1 得到改善。主要的支气管舒张剂有 β_2 受体激动剂、抗胆碱能药物和茶碱类药物。

1）β_2 受体激动剂：已知气道平滑肌和肥大细胞具有 β_2 受体，应用高选择性的 β_2 受体激动剂可减少血管的不良反应，尤其是吸入性的 β_2 受体激动剂应作为首选。短效 β_2 受体激动剂的雾化吸入剂有沙丁胺醇、特布他林等，吸入后数分钟开始起效，15～30 分钟达到峰值，疗效持续 4～5 小时，每次剂量 100～200μg（每喷 100μg），24 小时不超过 8～12 喷。主要用于缓解症状，按需使用。长效 β_2 受体激动剂的雾化吸入剂有沙美特罗与福英特罗等，作用持续 12 小时以上，有利于缓解夜间与清晨症状。

2）抗胆碱能药物：是一种抗 M 胆碱类平喘药，可以阻断节后迷走神经通路，降低迷走神经兴奋性。抗胆碱能药物可阻止乙酰胆碱和支气管平滑肌上的毒蕈碱受体相互作用引起的细胞内环鸟苷酸的增高，使支气管舒张。吸入性抗胆碱能药物有异丙托溴铵（溴化异丙托品），吸入后其作用只局限于肺部而扩张支气管，并不作用于全身，与 β_2 受体激动剂联合吸入治疗加强支气管舒张作用且持久。用法：间歇期长期治疗，爱全乐气雾剂（每喷 20μg），每次 2 喷，每日数次（平均为 3～4 次），最好每隔 4 小时吸 1 次。发作期治疗，每次需 2～3 喷，2 小时后可再吸 1 次。噻托溴铵为长效抗胆碱能药吸入剂，作用长达 24 小时以上，吸入剂量为 18μg，每日 1 次。对阿托品类药品过敏者禁用。前房角狭窄的青光眼，或患前列腺肥大而尿道梗阻的患者慎用。

3）茶碱类药物：能抑制磷酸二酯酶活性，提高平滑肌细胞内的 CAMP 浓度，解除气道平滑肌痉挛，改善心搏血量，扩张全身和肺血管，增加水盐排出，兴奋中枢神经系统，同时具有腺苷受体的拮抗作用，刺激肾上腺分泌肾上腺素，增加呼吸肌的收缩，增强气道纤毛清除功能和抗炎作用。缓释片或控释片，每日 1 次或 2 次口服，可达稳定的血浆浓度，对 COPD 有一定效果。血茶碱浓度＞5mg/L，即有治疗作用；当血茶碱浓度＞15mg/L 时不良反应明显增加，应注意监测血药浓度。吸烟可加速其在体内的清除，充血性心力衰竭、感染、发热可减慢此药在体内的清除。H_1 受体拮抗药、大环内酯类药物、氟喹诺酮类药物和口服避孕药等可使血茶碱浓度增加。

以上 3 类支气管舒张剂，要根据患者个体情况决定使用短效或是长效。短效剂型价格便宜，但不如长效制剂方便，不同作用机制的药物联合用药可增强支气管舒张作用，用量小，可减少不良反应。短效 β_2 受体激动剂与抗胆碱能药异丙托溴铵联合应用比各自单用使 FEV_1 获得较大与较持久的改善；β_2 受体激动剂、抗胆碱能药物和（或）茶碱类药物联合应用，肺功能与健康状况可获进一步改善。

（2）糖皮质激素：长期应用吸入性糖皮质激素并不能阻止 COPD 患者 FEV_1 的降低，长期吸入糖皮质激素仅适用于有症状的 COPD 且治疗后肺功能有改善者，对 $FEV_1 <$ 50% 预计值（Ⅱ级中度或Ⅲ级重度）的 COPD 患者及反复加重，要求抗生素或口服糖皮质激素治疗者可考虑使用，可进行 6 周至 3 个月激素吸入试验治疗。老年患者长期应用吸入性激素可增加患肺炎的风险，同时增加骨折的风险，应严格掌握适应证，根据治疗效果确定是否继续激素吸入治疗。对 COPD 患者，不推荐长期口服糖皮质激素治疗。

（3）其他药物。

1）祛痰药（黏液溶解剂）：常用的有盐酸氨溴索、乙酰半胱氨酸，对一部分痰液黏稠的患者有效。

2）抗氧化剂：N–乙酰半胱氨酸可降低疾病反复加重的频率。

3）免疫调节剂：对降低 COPD 急性加重程度可能具有一定的作用，但尚未得到确证，不推荐常规使用。

4）疫苗：流感疫苗可每年秋季给予一次，或秋、冬季各给一次，减少 COPD 患者的严重发作和死亡。

5）增强抗胰蛋白酶治疗，仅用于严重的遗传性抗胰蛋白酶缺乏的肺气肿患者。

6）中医治疗：COPD 在中医属"喘证"与"肺胀"范畴，中医辨证施治有利于患者的恢复。

4. 氧疗

COPD 稳定期进行长期家庭氧疗对慢性呼吸衰竭患者可提高其生存率。长期氧疗对血流动力学、血液学的特性、运动能力、肺生理和精神状态都会产生有益的影响。

Ⅲ级患者有以下指征应长期家庭氧疗：① $PaO_2 < 55mmHg$，或 $SaO_2 < 88\%$，伴或不伴高碳酸血症；② PaO_2 为 $55 \sim 60mmHg$ 或 $SaO_2 < 89\%$，且伴肺动脉高压、心力衰竭、水肿，或红细胞增多症（血细胞比容 $> 55\%$）。

长期氧疗的目标是使基础 PaO_2 增加至 $> 60mmHg$ 和（或） $SaO_2 > 90\%$，这样可维持重要器官的功能，保证周围组织氧供。家庭氧疗可经鼻导管吸入氧气，流量为 $1.0 \sim 2.0L/min$，每日吸氧持续时间 > 15 小时。

5. 康复治疗

主要目标是减轻症状，改善生活质量以及增加体力和积极投入日常活动。康复治疗包括呼吸生理治疗、肌肉训练、营养支持、精神治疗与教育等多方面措施。例如，协助叩背或改变体位，以促进患者排痰；指导患者正确的呼吸锻炼，包括用力呼气及避免快速浅表的呼吸、缩唇呼气和腹式呼吸等，以减轻患者二氧化碳潴留，减轻其呼吸困难症状。指导患者进行适合的运动（如步行、登楼梯、踏车等）与呼吸肌锻炼等。推荐患者适当的营养支持，达到营养均衡、热量适当，以维持理想的体重和体力等。

6. 外科治疗

有肺大泡切除术、肺减容术、肺移植术等，要根据患者胸部 CT、动脉血气、肺功能、耐受性、伴随症等全面分析，选择恰当的手术指征。

（三）加重期的治疗

治疗目标：使当前急性加重的危害最小化。

1. 确定 COPD 急性加重（AECOPD）的原因

引起 AECOPD 的常见原因是气道感染和空气污染，主要是细菌、病毒感染，但有 1/3 找不到原因。肺炎、充血性心力衰竭、气胸、胸腔积液、肺栓塞、心律失常等可以引起与 AECOPD 相似的症状，需加以鉴别。

2. 诊断和严重度评估

（1）气促加重是 AECOPD 的主要表现，常伴有喘息、胸闷、咳嗽加剧、痰量增多，痰的颜色和黏度发生改变以及发热等，同时也可出现失眠、嗜睡、疲乏、抑郁以及意识模糊。运动耐受力下降，发热和（或）胸部 X 线表现异常可能为 AECOPD 的征兆，痰量增加及出现脓性痰常提示细菌感染。

（2）评价 AECOPD 病情的严重度：将患者病情加重前的病史、症状、体征、肺功能测定、动脉血气分析以及其他实验室检查结果，与目前加重期的指标相比较。因为这些指标的急性改变值比绝对值更重要。对于严重 COPD 患者，患者意识的改变是病情恶化的重要指标，一旦出现需及时送医院诊治。

（3）肺功能检查：AECOPD 患者，肺功能检查难以配合完成。$FEV_1 < 1.0L$ 提示严重发作。

（4）动脉血气分析：对评价 AECOPD 严重程度很有必要，当 $PaO_2 < 60mmHg$ 和（或）$SaO_2 < 90\%$，提示呼吸衰竭；$PaO_2 < 50mmHg$、$PaCO_2 > 70mmHg$ 以及 $pH < 7.3$ 提示病情危重，需严密监护或转 ICU 行有创或无创机械通气治疗。

（5）心电图检查：有助于诊断右心室肥厚、心律失常以及心肌缺血。

（6）胸部影像学检查：胸部 X 线片有助于 COPD 加重与肺部疾病的鉴别。肺螺旋 CT 扫描和血管造影是诊断 COPD 合并肺栓塞的主要手段。

（7）实验室检查：血红蛋白测定可排除红细胞增多症或贫血；白细胞计数及分类，在部分患者合并感染时可有中性粒细胞核左移。COPD 加重并出现脓痰在经验抗菌治疗的同时做痰菌培养和细菌药敏试验，以指导临床抗生素治疗。血生化检查可了解肝肾功能和排除电解质紊乱（低钠、低钾、低氧等）、血糖异常、低清蛋白血症以及酸碱平衡失调等。测定血浆 D- 二聚体是诊断 COPD 合并肺栓塞的重要指标。

3. AECOPD 的治疗

（1）控制性氧疗：氧疗是 AECOPD 的基础治疗，在无严重并发症的 AECOPD 患者氧疗后较容易达到 $PaO_2 > 60mmHg$ 或 $SaO_2 > 90\%$，但有可能发生潜在的二氧化碳潴留。因此，开始氧疗 30 分钟后应查动脉血气分析，确保氧疗有效而无二氧化碳潴留或酸中毒的增加。

（2）使用抗生素：当患者呼吸困难和咳嗽加重，伴有痰量增多及脓痰时，应根据患者所在地常见病原菌类型及药物敏感性情况积极选用抗生素。由于多数 AECOPD 由细菌感染诱发，因而抗感染治疗很重要，但因 COPD 易反复发作，反复应用抗生素，老年人的机体免疫力低下，广谱抗生素的应用及糖皮质激素的应用极易继发真菌感染，造成二重感染，需要采取预防和抗真菌治疗措施，同时要考虑老年人的各器官功能低下，注意各脏器的保护，防止多脏器损伤及衰竭。

（3）支气管舒张剂治疗：在 AECOPD 通常选用短效吸入性 β_2 受体激动剂治疗，如疗效不显著则可加用抗胆碱能药物。对于较为严重的 AECOPD 者，可考虑静脉滴注茶碱类药物；监测血茶碱浓度对估计疗效和不良反应有一定意义。

（4）应用糖皮质激素：AECOPD 住院患者，宜在应用支气管舒张剂基础上加服或静脉使用糖皮质激素，但要权衡其疗效及安全性。建议口服泼尼松每日 30～40mg，连续 10～14 日，也可静脉给予甲泼尼龙。应注意，延长激素用药时间不能增加疗效，相反使不良反应增加。

（5）机械通气：AECXPD 患者可应用无创正压通气（NIPPV），以降低 $PaCO_2$，减轻呼吸困难，降低病死率。但在积极药物和无创性机械通气治疗后，患者呼吸衰竭仍进行性恶化，出现危及生命的酸碱平衡失调和（或）意识改变时，应及时、适时采用有创机械通气以挽救生命。

（6）其他治疗：注意出入水量及电解质平衡，营养支持治疗（肠内或静脉高营养）；对于卧床、红细胞增多症或脱水患者，注意防止血栓形成，可给予低分子肝素治疗；积极排痰治疗（如刺激咳嗽、叩击胸部、体位引流等方法）；老年人尤其是要注意伴随疾病，如糖尿病、冠心病、高血压及并发症（如休克，弥散性血管内凝血，上消化道出血，肝、肾功能不全等）的治疗。

（7）COPD 终末期患者姑息治疗和临终关怀：对晚期 COPD 患者非常重要。需考虑 COPD 患者的独特性，让患者及其家属知道疾病最严重的后果，临终时接受的监护以及由此带来的经济花销等。同时，让医护人员和患者家属充分了解患者意愿，目的是减少患者的痛楚，有尊严地走完人生最后的道路。

九、预防与保健

COPD 是老年人中发病率较高的疾病，针对这一特点应更加注意预防保健工作的开展。

（一）戒烟

吸烟是引起慢性阻塞性肺疾病的主要原因，烟雾中的有害物质可直接损伤呼吸道黏膜，使气道分泌物和渗出物增多，吸烟刺激气管平滑肌使之收缩，血液循环受阻而导致气道黏膜下的静脉丛瘀血，加重病情。所以，戒烟是慢性阻塞性肺疾病患者防范发作的必然选择。

（二）预防上呼吸道感染

上呼吸道感染易引起慢性阻塞性肺疾病急性发作。因慢性阻塞性肺疾病患者多体弱、抵抗力低，稍受寒冷刺激，上呼吸道黏膜血管产生反射性收缩，气道缺血，抵抗力下降，存在于上呼吸道黏膜的细菌或病毒便会乘机侵入黏膜上皮细胞而生长繁殖，产生毒素，引起上呼吸道感染症状，重者可引发肺部感染，使病情恶化。因此，慢性阻塞性肺疾病患者一年四季，特别是冬天和早春，要注意防止受凉，寒冷天气更要防寒保暖。在雨雪霏霏或多雾的天气，不要外出，可在室内活动。在冬春呼吸道传染病流行时，不要到人多拥挤的公共场所去，减少感染机会。室内要保持一定温湿度。

（三）要有良好的心情

医护人员患者和家属要倾注一片爱心，针对患者病情、体质、家庭状况、外界因素、精神状态及最大的顾虑和牵挂等问题，进行分析，排忧解难；对如何用药、使用氧疗，怎样加强营养支持和康复锻炼等方面，给予具体指导，这样可使患者保持良好的心境，树立战胜疾病的信心和勇气，积极配合治疗。患者更要注意自己的情绪，莫为鸡毛蒜皮之事去劳心费神，做到遇事乐观达观，宠辱不惊，淡泊超脱，对早日摆脱病魔威胁，可起到事半功倍的效果。

（陈　果　杨秀梅）

参考文献

［1］魏莉莉，刘海.慢性阻塞性肺疾病临床康复循证实践指南 [J]. 中国康复理论与实践，2021，27（1）：15-26.

［2］陈亚红.2021 年 GOLD 慢性阻塞性肺疾病诊断、治疗及预防全球策略解读 [J]. 中国医学前沿杂志（电子版），2021，13（1）：16-37.

［3］李凡，孙惠芬，段静，等 . 从 GOLD 指南的演变看慢性阻塞性肺疾病的防治 [J]. 中国全科医学，2019，22（27）：3275-3280.

［4］陈亚红.2018 年 GOLD 慢性阻塞性肺疾病诊断、治疗及预防全球策略解读 [J]. 中国医学前沿杂志（电子版），2017，9（12）：15-22.

［5］王蕾，杨汀，王辰 .2017 年版慢性阻塞性肺疾病诊断、处理和预防全球策略解读 [J]. 中国临床医生杂志，2017，45（1）：104-108.

［6］JIA X, ZHOU S, LUO D, et al. Effect of pharmacist-led interventions on medication adherence and inhalation technique in adult patients with asthma or COPD: A systematic review and meta-analysis[J]. J Clin Pharm Ther, 2020, 45(5): 904-917.

［7］WILLARDGRACE R, CHIRINOS C, WOLF J, et al. Lay Health Coaching to Increase Appropriate Inhaler Use in COPD: A Randomized Controlled Trial[J]. Ann Fam Med, 2020, 18(1): 5-14.

［8］NONOYAMA M L, BROOKS D, LACASSE Y, et al. Oxygen therapy during exercise training in chronic obstructive pulmonary disease[J]. Cochrane Database Syst Rev, 2007(2): CD005372.

第三节　支气管哮喘

一、概述

支气管哮喘（以下简称哮喘）是由多种细胞（如嗜酸性粒细胞、肥大细胞、T淋巴细胞、中性粒细胞、气道上皮细胞等）和细胞组分参与的气道慢性炎症性疾病。这种慢性炎症导致气道反应性增加，通常出现广泛多变的可逆性气流受限，并引起反复发作性喘息、气急、胸闷或咳嗽等症状，常在夜间和（或）清晨发作、加剧，多数患者可自行缓解或经治疗后缓解。老年哮喘根据发病时间分为早发性和晚发性老年哮喘两类。早发性老年哮喘指青少年期发病迁延至老年期，晚发性老年哮喘指 60 岁以后新发的哮喘。与年轻人相比，老年哮喘的病死率明显升高。老年人基础肺功能的降低及伴发的慢性心肺疾病对平喘药物的选择和疗效有重要影响。哮喘的发病率有逐年增高的趋势，但其病因和发病机制尚不完全清楚。哮喘的诊断以可逆性气流受限和(或)气道高反应性（AHR）

为依据，治疗上涵盖控制和预防哮喘发作、缓解哮喘发作。哮喘教育与管理是提高疗效、减少复发、提高患者生活质量不可或缺的重要措施。由世界各国的哮喘防治专家共同起草，并不断更新的全球哮喘防治倡议（GINA）是目前哮喘防治的重要指南。

二、流行病学

我国现有流行病学调查结果显示，哮喘患病率为 0.31% ～ 3.38%。2002 年我国北方地区调查显示老年哮喘总患病率为 5.17%。总体上，哮喘的患病率和病死率呈不断上升趋势，儿童发病率高于青壮年，老年人群的患病率有增高趋势。成人男女患病率大致相同，发达国家高于发展中国家，城市高于农村。

三、病因和发病机制

哮喘的病因和发病机制尚不完全清楚。

患者个体过敏体质及外界环境的影响是哮喘发病的危险因素，其发病受遗传因素和环境因素双重影响。

发病机制主要包括气道炎症机制、免疫—变态反应机制、神经机制和气道高反应性及其相互作用。慢性气道炎症是哮喘的本质，气道高反应性是哮喘患者的共同病理生理特征。

四、临床表现

哮喘典型表现是发作性伴哮鸣音的呼气性呼吸困难，严重者被迫采取坐位或端坐呼吸，干咳或有大量白色泡沫痰，甚至发绀等。症状可在数分钟内发作，持续数小时至数天，用支气管扩张药或自行缓解。早期或轻症以发作性咳嗽和胸闷为主。其特征表现在：发作性，诱发因素可加重其发作；时间节律性，常在夜间及凌晨发作或加重；季节性，常在秋冬季发作或加重；可逆性，平喘药能缓解症状，可有明显缓解期。

五、辅助检查

（一）呼吸功能检查

1.通气功能检测

支气管哮喘急性发作期呈不同程度的阻塞性通气功能障碍，主要表现为 FEV_1、FEV_1/FVC、PEF 均减少。缓解期上述通气功能指标可逐渐恢复。

2.支气管激发试验

临床上常用药物有乙酰胆碱、组胺等。主要观察指标包括 FEV_1、PEF，通常以 FEV_1 下降 20% 的累计吸入激发剂量（$PD_{20}FEV_1$）或（$PC_{20}FEV_1$）来表示。在临床上主要应用于支气管哮喘的诊断、AHR 测定、疗效评估。

3.支气管舒张试验

用于评价气流阻塞的可逆性程度。FEV_1 较用药前增加 12% 或 12% 以上，且其绝对值增加 200mL 或 200mL 以上；PEF 较治疗前增加 60L/min 或增加 > 20% 即可判断为支气管舒张试验阳性。

4.PEF 变异率

有助于诊断哮喘。

（二）痰嗜酸性粒细胞和中性粒细胞检测

痰中嗜酸性粒细胞及中性粒细胞计数可用于评估气道炎症。

（三）血气分析

轻中度哮喘发作者 PaO_2 和 SaO_2 降低，$PaCO_2$ 下降，pH 上升，表现为呼吸性碱中毒。

重症哮喘可有缺氧及 CO_2 潴留、呼吸性酸中毒，甚至代谢性酸中毒。

（四）胸部影像学检查

支气管哮喘发作时主要表现为肺过度通气状态。但需警惕肺炎、肺不张、气胸等并存症和并发症的发生。

（五）变应性指标检查

结合病史测定变应原，有助于对患者的病因诊断和脱离致敏因素的接触。包括血清总 IgE 和特异性 IgE 测定。

六、诊断

根据临床表现和白细胞数、痰涂片、部分血清 IgE 增多和 X 线检查（肺气肿及肺纹理增深）不难做出诊断。

1. 诊断依据

（1）反复发作的喘息、气急、胸闷或咳嗽，多与接触变应原、冷空气、物理、化学性刺激、病毒性上呼吸道感染、运动等有关。

（2）发作时双肺可闻及散在或弥散性、以呼气相为主的哮鸣音，呼气音延长。

（3）上述症状可经治疗缓解或自行缓解。

（4）除外其他疾病引起的喘息、气急、胸闷和咳嗽。

（5）不典型者应有下列至少一项阳性：支气管激发试验或运动试验阳性；支气管舒张试验阳性；昼夜 PEF 变异率＞20%。

符合（1）～（4）或（4）、（5）者可做出诊断。

2. 体格检查

缓解期可无异常体征，发作期胸廓膨隆，叩诊过清音，多数有广泛呼气相为主的哮鸣音，呼气音延长。严重者有呼吸费力、大汗淋漓、发绀、胸腹反常运动、心率增快、奇脉等体征。

3. 实验室检查和其他检查

包括血常规检查、痰液检查、肺功能检查、胸部 X 线检查、特异性过敏原检测等。

七、鉴别诊断

临床表现喘息、胸闷和咳嗽的其他疾病有心源性哮喘、支气管肺癌、气管内膜病变、变态反应性肺浸润，应注意鉴别。

八、并发症

哮喘急性发作期可并发气胸、纵隔气肿、肺不张、呼吸衰竭等；若反复发作，病情迁延，可并发肺气肿、支气管扩张、肺间质纤维化、慢性肺源性心脏病等。

九、难治性哮喘

使用吸入性激素和长效 β_2 受体激动剂等两种或更多种的控制哮喘药物规范治疗至少 3～6 个月仍不能达到良好控制的哮喘被定义为难治性哮喘。在老年人中多见，往往需与变应性支气管肺曲霉病（ABPA）、变应性肉芽肿性血管炎（CSS）、慢性心功能不全、肺血栓栓塞等鉴别。难治性哮喘患者常需要同时给予大剂量吸入性糖皮质激素和口服激素治疗，必要时可联合使用白三烯受体调节剂，对于部分患者可选用抗 IgE 抗体、支气管热成形术等方法。

十、支气管哮喘—慢性阻塞性肺疾病重叠综合征

2014 全球哮喘倡议（GINA）首次提出，气流阻塞持续存在的患者，如果同时具备支气管哮喘和慢性阻塞性肺疾病的特征，可被诊断为支气管哮喘—慢性阻塞性肺疾病重叠综合征（ACOS）。支气管哮喘—慢性阻塞性肺疾病重叠综合征发病年龄往往 > 40 岁，但常在幼年及青壮年时期有症状出现；气流受限不完全可逆，但变异率较大；气流阻塞常持续存在；曾多次被医师诊断为支气管哮喘，常有过敏史及支气管哮喘家族史；临床症状经治疗后可部分或明显缓解，但病情容易进展；急性加重往往较 COPD 频繁；痰中可见嗜酸性粒细胞和（或）中性粒细胞。

十一、治疗

目前，经过长期、有效、规范的治疗，哮喘的症状可以得到良好控制，减少发作，甚至不发作。

（一）脱离过敏原

哮喘的发作多与接触过敏原有关。一旦怀疑或确定过敏原，应立即脱离过敏原。

（二）药物治疗

1. 控制或预防哮喘发作的药物

（1）糖皮质激素：是最有效的控制气道炎症的药物。主要作用机制是抑制炎症细胞的迁移和活化；抑制细胞因子的生成；抑制炎症递质的释放，增强平滑肌 β_2 受体的反应性。给药途径包括吸入、口服和静脉应用等，吸入为首选途径，具体又分为以下两种。①速效制剂：具体包括短效的沙丁胺醇吸入剂、特布他林吸入剂和长效的福莫特罗吸入剂。②慢效制剂：包括非诺特罗吸入剂和沙美特罗吸入剂。口服糖皮质激素有泼尼松、泼尼松龙等。静脉应用糖皮质激素包括氢化可的松、甲泼尼龙等。

（2）白三烯调节剂：尤其适用于阿司匹林引起的哮喘、运动性哮喘和伴有过敏性鼻炎哮喘患者的治疗。临床常用药物包括孟鲁司特、扎鲁司特等。

（3）其他药物：主要包括酮替酚和新一代组胺 H_1 受体拮抗剂，如阿司咪唑、氯雷他定等。

2. 缓解哮喘发作的药物

是指按需使用的药物。这些药物通过迅速解除支气管痉挛，从而缓解哮喘症状，其中包括 β_2 受体激动剂、抗胆碱能药物、茶碱类药物等。

（1）β_2 受体激动剂：通过对气道平滑肌和肥大细胞等细胞膜表面的 β_2 受体的作用，舒张气道平滑肌，减少肥大细胞和嗜碱性粒细胞脱颗粒和递质释放，降低微血管通透性，增加气道上皮纤毛摆动等，缓解哮喘症状（见下表）。

β_2 受体激动剂的具体药物和剂量

药物	低剂量（μg）	中剂量（μg）	高剂量（μg）
二丙酸倍氯米松	200 ～ 500	500 ～ 1000	> 1000 ～ 2000
布地奈德	200 ～ 400	400 ～ 800	> 800 ～ 1600
丙酸氟替卡松	100 ～ 250	250 ～ 500	> 500 ～ 1000
环索奈德	80 ～ 160	160 ～ 320	> 320 ～ 1280

（2）抗胆碱能药物：可阻断节后迷走神经传出支，通过降低迷走神经张力而舒张支气管。舒张支气管的作用比 β$_2$ 受体激动剂弱，起效也较慢，但长期应用不易产生耐药，对老年人的疗效不低于年轻人。主要包括异丙托溴铵、噻托溴铵等。

（3）茶碱类药物：茶碱类药物除能抑制磷酸二酯酶活性、提高平滑肌细胞内的 cAMP 浓度外，还能拮抗腺苷受体；刺激肾上腺分泌肾上腺素，增强呼吸肌收缩；增强气道纤毛清除功能和抗炎作用。主要不良反应为胃肠道症状、心血管症状（心动过速等心律失常，血压下降等）。老年患者，尤其是合并心律失常者使用时需谨慎。

3. 慢性持续期的治疗

根据 GINA 初始诊断的哮喘应从 2 级开始治疗，但病情重者可从 3 级开始治疗。当哮喘达控制水平至少持续 3 个月后，治疗方案可以降级，否则升级。

4. 急性发作期的治疗

（1）使用缓解哮喘发作药物，也可联合哮喘控制药物。必要时可行无创及有创呼吸机辅助通气治疗。

（2）使用抗生素。对于咳嗽、咳脓痰，伴发热，合并肺炎者，需给予抗生素治疗。

5. 免疫疗法

主要包括变应原特异性免疫疗法（SIT）和抗 IgE 治疗。

6. 靶向治疗

阻断气道炎症过程的某些环节的治疗方法，称为哮喘的靶向治疗。主要包括抗细胞因子抗体，如可溶性 IL-4 受体、抗 IL-5 抗体、抗 IL-13 抗体、抗 TNF-α 抗体等。抗 IgE 抗体奥马珠单抗，适用于皮肤过敏原试验阳性的中重度持续性哮喘患者，也适用于吸入性糖皮质激素疗效不佳的患者。另外还有 Toll 样受体 9ITLR9 激动剂，以及转录因子抗体等。

十二、教育管理

教育管理应贯穿于哮喘诊治的整个过程。包括让患者了解哮喘发病原因和发病机制、自我监测和管理、掌握药物的正确使用方法、记录哮喘日记、病情评估等。

（陈　果　夏玉兰）

参考文献

［1］何权瀛. 支气管哮喘临床诊治：现状与未来 [J]. 中国呼吸与危重监护杂志，2019，18（1）：1-4.

［2］尹硕淼，陈远彬，郑燕婵，等. 不同肺功能检查方式在支气管哮喘指南中的诊断价值比较 [J]. 中国全科医学，2018，21（32）：3911-3914.

［3］华雯，黄华琼，沈华浩.《支气管哮喘防治指南（2016 年版）》解读 [J]. 浙江大学学报（医学版），2016，45（5）：447-452.

［4］林江涛，祝墡珠，王家骥，等. 中国支气管哮喘防治指南（基层版）[J]. 中国实用内科杂志，2013，33（8）：615-622.

［5］2017 GINA Report, Global strategy for asthma managementand prevention[J]. Global initiative for asthma[EB/OL].(2017-01-20) [2018-02-07].

第四节 呼吸衰竭

呼吸衰竭是因呼吸系统疾病或其他疾病、创伤、药物中毒等导致肺通气和（或）换气功能障碍，引起缺氧或合并二氧化碳潴留，进而引起机体系列生理功能紊乱和代谢异常的临床综合征。老年人呼吸衰竭病因与发病机制与非老年人基本一致，但由于老年人有增龄性各脏器功能的减退，人体各系统的器官会发生相应的老化，呼吸系统也不例外，且老年人易患肺部感染、心脏疾病、创伤、感染性休克和多脏器衰竭，呼吸储备功能下降，易导致呼吸衰竭。呼吸衰竭是老年人多发的危重症，其发病率和病死率有增龄性增高趋势。据不完全统计，重症监护病房中，有 50% 以上的患者年龄大于 60 岁，而且有 20% ～ 30% 的患者需长期或间歇机械通气，老年患者呼吸衰竭的治疗有其独特之处，也是目前临床医学需要探索的问题。

一、发病机制

（一）通气功能障碍

在静息呼吸空气时，总肺泡通气量约为 4L/min，才能维持正常的肺泡氧分压和二氧化碳分压。肺泡通气量减少，则肺泡氧分压下降、二氧化碳分压上升。呼吸空气条件下吸入氧浓度为 20.93%，二氧化碳接近 0。

（二）通气 / 血流比例失调

肺泡的通气与灌注周围毛细血管血流的比例必须协调，才能保证有效的气体交换。正常每分钟肺泡通气量（VA）4L，肺毛细血管血流量（Q）5L，两者之比，即 V/Q 为 0.8，在这一比例下机体进行有效的气体交换。如肺泡通气量在比率上大于血流量（V/Q > 0.8），则形成生理无效腔增加，即为无效腔效应；肺泡通气量在比率上小于血流量（V/Q < 0.8），使肺动脉的混合静脉血未经充分氧合进入肺静脉，则形成动—静脉样分流。通气 / 血流比例失调，产生缺氧，而无二氧化碳潴留，此因混合静脉血与动脉血的氧分压差要比二氧化碳分压差大得多，前者为 7.98kPa，而后者仅 0.79kPa，相差 10 倍。故可借健全的肺泡过度通气，排出较多的二氧化碳，以代偿通气不足肺泡潴留的二氧化碳，甚至可排出更多的二氧化碳，发生呼吸性碱中毒。由于血红蛋白氧离解曲线的特性，正常肺泡毛细血管血氧饱和度已处于平坦段，即使增加通气量，吸空气时，肺泡氧分压虽有所增加，但血氧饱和度上升甚少，因此借健全的通气过度的肺泡不能代偿通气不足的肺泡所致的摄氧不足，因而发生缺氧。

（三）弥散功能障碍

肺泡气与肺毛细血管血流的气体分子通过肺泡肺毛细血管壁的过程称为弥散。弥散过程受肺泡肺毛细血管膜的厚度、弥散面积、弥散膜两侧的气体分压差、弥散系数和气体与血流流经时间等因素影响。氧弥散能力仅为二氧化碳的 1/20，故在弥散功能障碍时，产生单纯缺氧。肺泡肺毛细血管膜增厚，可导致弥散功能障碍，低氧血症。当弥散面积减少 1/3 以上时可以出现呼吸困难。正常情况下，每 0.7 秒完成 1 次气体交换。休克或心力衰竭患者血流缓慢，而贫血、甲状腺功能亢进患者血流过速，均可以影响气体交换而导致缺氧。

（四）呼吸肌疲劳

完成肺通气功能的原动力是通气"泵"作用。除神经中枢和传导部分以外，"泵"作用主要依靠胸壁和呼吸肌完成，尤其是后者起着极为重要的作用。呼吸肌疲劳是发生通气泵衰竭的原因，可导致缺氧和二氧化碳潴留。

（五）氧耗量增加

氧耗量增加是加重缺氧的原因之一，发热、寒战、呼吸困难和抽搐均会增加氧耗量。寒战耗氧量可达 500mL/min，严重哮喘，随着呼吸功的增加，氧耗量可为正常的十几倍。氧耗量增加，肺泡氧分压下降，正常人借助增加通气量以防止缺氧。

二、病理生理

老年人呼吸系统随年龄增长出现一系列解剖结构和生理变化，是老年人容易罹患呼吸衰竭的重要原因。衰老对呼吸系统结构和功能均产生显著影响。

（一）老年呼吸系统结构变化

随着年龄的增长，老年人的鼻黏膜逐渐萎缩，腺体分泌减少，咽黏膜和淋巴组织萎缩，腭扁桃体萎缩尤为明显，这些改变导致上呼吸道对感染的防御能力降低。气管支气管的黏膜和黏液腺均发生退行性改变：纤毛倒伏伴运动减弱；黏膜弹性组织减少、纤维组织增生；黏膜下腺体和平滑肌萎缩；支气管分泌型 IgA 产生减少。这些改变导致下呼吸道局部防御功能降低。此外，小气道黏膜萎缩、管壁弹性减弱、周围组织的弹性纤维减少，对小气道的牵拉作用减弱，使细支气管腔狭窄，气道阻力增加，并且影响分泌物的排出；小气道杯状细胞数量增多，分泌亢进，黏液潴留，容易形成黏液栓。

老年人胸骨与肋骨逐渐出现脱钙、骨质疏松，胸椎椎体塌陷，脊柱弯曲后凸，肋软骨钙化，肋间肌萎缩。膈肌萎缩，健康老人与年轻人比较膈肌力量减弱 10% ～ 20%，膈运动能力也随之减弱。这些变化导致呼吸肌做功增加，容易引起呼吸肌疲劳。

（二）老年呼吸系统功能变化

上述老年人呼吸系统结构变化导致肺弹性回缩力下降，通气阻力增加，从而引起肺通气功能下降。此外，老年人随年龄增长肺毛细血管床减少，而肺泡囊、肺泡管扩张，肺泡因其表面张力增高而缩小，致使老年呼吸膜的有效面积减少（30 岁正常成人的呼吸膜面积约为 $75m^2$，70 岁时下降到 $40m^2$）。同时，老年肺毛细血管与肺泡上皮间胶原纤维增多造成老年人的呼吸膜厚度增厚、气体弥散距离增加，这些变化使老年人的肺换气功能下降。随年龄增长，老年人肺总量通常不变，但功能残气量和残气量均增加，潮气量相应减少。总之，衰老导致老年人呼吸储备功能下降，一旦发生疾病，容易导致呼吸衰竭。

三、临床特点

老年人呼吸衰竭与其他人群在临床症状和体征上相似，但老年人呼吸衰竭症状的主次和程度上具有其自身的特点。

（1）从原发病进展至呼吸衰竭的速度快。老年人往往存在多种基础疾病，各器官储备功能下降，对低氧和（或）二氧化碳潴留的耐受性下降，因而从原发病进展至呼吸衰竭的速度明显快于中青年患者。

（2）主诉呼吸困难较少，咳嗽较轻，神经及精神症状出现早而明显。老年呼吸衰竭患者早期主诉呼吸困难较少，而中青年患者常常以呼吸困难为最重要的主诉，并进行性加重。随着年龄增大，患者对呼吸困难反应迟钝，低氧后反射性心搏加速的自主神经反射能力也下降，出现意识水平障碍时患者对外的沟通能力也下降，这些都导致呼吸困难主诉较少。同时，由于老年人咳嗽反射减弱，与中青年比较咳嗽症状较轻，而中枢神经系统对缺氧和（或）二氧化碳潴留的耐受性差，神经及精神症状出现早而明显。

（3）Ⅱ型呼吸衰竭更多见。呼吸衰竭中，Ⅰ型和Ⅱ型发生率相似。而老年呼吸衰竭中，Ⅱ型呼吸衰竭比例显著增加。国外研究显示，急诊的老年呼吸衰竭病例中，Ⅰ型占34.3%，Ⅱ型占65.7%。另一项基于 ICU 的大型队列研究显示，需要机械通气的老年呼吸衰竭患者中，Ⅰ型仅占2.38%。

（4）并发症较多。老年人往往多种疾病集于一身，除引起呼吸衰竭的原发病外，还经常合并高血压、糖尿病、冠心病、脑梗死、肾功能不全等疾病。因此，一旦出现呼吸衰竭，常诱发多器官功能不全，病死率明显高于中青年人群。

1）肺性脑病：老年呼吸衰竭并发肺性脑病多见，其主要机制是高碳酸血症所致的脑组织酸中毒。是否出现肺性脑病与 $PaCO_2$ 上升速度、程度和 pH 有关。$PaCO_2$ 急速升高至 80mmHg 即可引起昏迷，而缓慢进展者 $PaCO_2$ 即使高达 120mmHg 仍可保持意识清醒。老年患者的意识改变常被临床医师考虑为其他内科急症，而忽略了呼吸衰竭的可能性，尤其是当患者同时合并老年痴呆或脑卒中时更难鉴别。有时，老年呼吸衰竭患者以昏迷为首发症状，而其他临床症状不明显，更容易误诊或漏诊。

2）内环境紊乱：老年呼吸衰竭容易导致多重酸碱平衡失调和电解质紊乱，常见为高碳酸血症引起的呼吸性酸中毒，其后往往由于医源性因素（如过度利尿、糖皮质激素等）继发代谢性碱中毒及低钾、低镁、低氯等电解质紊乱。这些因素互相影响而使临床表现错综复杂，出现精神神经、心血管、消化道、肌肉等多系统症状。

3）心律失常：老年呼吸衰竭容易并发心律失常，而且往往在疾病早期即出现。最常见为房性心律失常，如房性期前收缩或心房颤动。

4）心功能不全：呼吸衰竭引起的严重缺氧和二氧化碳潴留引起肺动脉高压，诱发或加重右侧心力衰竭。晚期由于严重缺氧、酸中毒引起心肌损害，继发左心功能不全。

5）肾功能不全：老年人随增龄出现肾储备功能下降，缺氧和二氧化碳潴留易使肾血管收缩、肾血流量减少，发生急性肾衰竭，临床上出现少尿、血尿素氮和肌酐升高、蛋白尿等。

6）消化道出血：老年人胃肠道黏膜对缺氧耐受性差，容易发生急性胃黏膜病变或应激性溃疡，引起消化道出血。

（5）需机械通气者多。由于老年人呼吸储备功能下降，呼吸衰竭并发症多，一旦发生呼吸衰竭需要机械通气的比例远大于中青年人群。

（6）预后差，病死率高，复发率高。老年呼吸衰竭患者与其他人群比较往往预后较差，病死率高，这与患者的原发疾病、并发症以及基础心肺功能有关。老年呼吸衰竭患者的原发疾病往往难以根治，由于疾病的持续进展，到疾病晚期，肺功能常有严重的不可逆损伤，容易在多种诱因的作用下反复发生呼吸衰竭。

四、诊断

根据病史、缺氧和二氧化碳潴留的临床表现和相应体征，以及动脉血氧分压和二氧化碳分压的检测，诊断可以确立。

具体诊断应包括以下五方面：①根据血气分析结果，参考 K^+、Na^+、Cl^- 等电解质，做呼吸衰竭及酸碱平衡失调类型的诊断；②结合心排量、血红蛋白对氧气运输的情况进行评价；③呼吸衰竭的严重程度；④呼吸衰竭的主要病因；⑤呼吸衰竭的合并症。

五、治疗

（一）一般支持治疗

老年慢性呼吸衰竭的患者多数存在一定程度的营养不良、低蛋白血症，营养支持治疗非常重要。营养尽可能通过胃肠道补充，对有吞咽功能障碍的患者应及时插胃管，经胃管补充营养液，可以达到补充营养、减少误吸的双重目的；对因各种原因不能通过胃肠道补充的患者也可经肠外途径补充营养；部分胃肠功能不良的患者可采用胃肠道营养与肠外补充营养相结合的方式进行，这样既可以保持胃肠功能，减少肠道菌群失调，又可以减少因大量补液导致的心脏负荷过重的风险。患者每日的基础能量消耗（BEE）是根据患者的性别、年龄、身高、体重计算进行评估的：

男 BEE（kJ）=［66.47+5.0× 身高（cm）+13/75× 体重（kg）— 6.76× 年龄（岁）］× 4.184

女 BEE（kJ）=［65.51+4.9× 身高（cm）+9.56× 体重（kg）— 4.68× 年龄（岁）］× 4.184

当患者存在明显营养不良，呼吸衰竭、发热会使机体能量需求增加，应相应增加能量的供给，老年人因 COPD 急性加重引起的呼吸衰竭占较大比例，COPD 患者每日能量需求（kJ）=BEE×C×1.1×1.3，C 为校正系数，男性为 1.16，女性为 1.19，1.1 是使 COPD 患者体重减轻得到纠正，增加了 10%BEE，1.3 为轻度活动系数，卧床状态为 1.2，中度活动系数为 1.5，剧烈活动系数为 1.75。能量供给葡萄糖、蛋白质及脂肪应按比例进行，糖按总能量的 50% 供给，进食或输注过多的糖可产生二氧化碳，呼吸熵增大，加重通气负担。蛋白质至少每日每千克体重供给优质蛋白 1g 以上，热比为 15% ～ 20%，经过合理有效的营养支持，血清总蛋白和清蛋白升高，低蛋白血症得以纠正，机体的抵抗力和免疫力能有所提高。同时，注意补充维生素、多种微量元素及电解质。

（二）保持呼吸道通畅

呼吸道阻塞是引起或加重老年人呼吸衰竭的主要原因，故保持呼吸道通畅是抢救和治疗的关键，同其他治疗相比有时需要争分夺秒，紧急解除老年人呼吸道阻塞的部分情况会起到立竿见影的效果。

老年人因呼吸肌无力、脑血管疾病致延髓麻痹、咳嗽反射差等原因会突发大量胃内容物进入呼吸道或大块痰液阻塞呼吸道的情况，这种情况最有效的治疗即紧急床旁纤维支气管镜吸出胃内容物或痰液，也可紧急气管插管建立人工气道经吸痰管清除胃内容物或痰液。对那些咳嗽发射差、长期存在误吸可能、反复发生呼吸衰竭的老年患者需行气管切开。在病情许可的情况下尽量鼓励患者床旁轻微活动以较少痰液聚积，无法下床活动的患者应减少长期卧床，加强叩背排痰，对有意识障碍而反复误吸的患者应抬高床头减少误吸的发生。痰液黏稠难以咳出时，应进行雾化吸入治疗，有人工气道者每天根据痰液的黏稠度滴入一定量的生理盐水。存在气道痉挛者应给予平喘解痉药物。

（三）抗感染

感染引起的老年人呼吸衰竭应尽快进行抗感染治疗，研究表明对重症感染患者推迟抗感染治疗会导致患者病死率明显增加，故对感染的病原菌明确的患者应根据病原微生物结果进行抗感染治疗，对那些感染病原微生物不明的患者应在取病原微生物培养标本后即刻进行经验性抗感染治疗。

经验性抗感染治疗是根据感染发生的地点、当地病原微生物的构成及抗生素的药敏结果确定。我国社区获得性肺炎（CAP）的常见病原菌为肺炎链球菌、流感嗜血杆菌、卡他莫拉菌、支原体、衣原体、军团菌及病毒等，老年人社区获得性肺炎（SCAP）厌氧菌及革兰阴性杆菌比例增加。对于存在呼吸衰竭的重症肺炎患者来讲，常见的病原菌为肺炎链球菌、流感嗜血杆菌、金黄色葡萄球菌、军团菌及肠杆菌属的细菌，特别是大肠埃希菌、肺炎克雷伯杆菌及铜绿假单胞菌，与非重症者相比混合感染多见。如果患者没有铜绿假单胞菌的危险因素，可选用 P- 内酰胺类药物（包括头孢噻肟、头孢曲松或哌拉西林／三唑巴坦）加大环内酯类药物或单用氟喹诺酮类的左氧氟沙星（750mg 剂量）或莫西沙星，静脉使用；有铜绿假单胞菌危险因素的患者静脉使用抗肺炎球菌、假单胞菌的 P- 内酰胺类药物（哌拉西林／三唑巴坦、头孢吡肟或美罗培南）加环丙沙星或左氧氟沙星。有误吸因素存在的患者应注意针对厌氧菌的治疗。

我国医院获得性肺炎（HAP）的常见病原菌为鲍曼不动杆菌、大肠埃希菌、肺炎克雷伯杆菌、铜绿假单胞菌及耐甲氧西林金黄色葡萄球菌等，全国的流行病学调查结果显示鲍曼不动杆菌已成为我国医院获得性肺炎的首位致病菌。鲍曼不动杆菌的耐药率很高，很多常用抗生素的敏感性不到 50%，近年来多家医院出现了广泛耐药，甚至全耐药菌株。对鲍曼不动杆菌最有效的药物为含舒巴坦的药物、碳青霉烯类、多黏菌素及替甲环素，针对广泛耐药甚至全耐药菌株需选用以上类型抗生素加大剂量联合使用。耐甲氧西林金黄色葡萄球菌感染可选用万古霉素及利奈唑胺等，万古霉素有一定肾毒性，老年人使用要注意该方面的不良反应；利奈唑胺治疗耐甲氧西林金黄色葡萄球菌至少与万古霉素同样有效，但可引起血小板和全血常规减少。替甲环素对耐甲氧西林金黄色葡萄球菌也有效。

（四）氧疗

吸氧也是呼吸衰竭治疗的重要措施，特别是急性呼吸衰竭患者不及时纠正严重缺氧会危及重要器官的功能甚至会危及生命。Ⅰ型呼吸衰竭可给予吸入较高浓度氧（35%～50%）或高浓度氧（大于 50%），目的在于增加氧的弥散，提高患者的血氧浓度，缓解通气过度症状。可采用鼻导管吸氧或面罩吸氧。Ⅱ型呼吸衰竭氧疗原则为吸入低浓度氧（小于 35%），采用鼻导管吸氧，使血氧饱和度（SaO_2）达 90% 即可，这类患者氧疗过程中要密切观察，临床上有些患者即使吸入低浓度氧，血氧分压也可以达到较高水平，缺氧纠正后二氧化碳潴留加重，患者则由氧疗前神志清楚变为神志不清。COPD 患者慢性呼吸衰竭符合以下条件时应行长期家庭氧疗：①慢性呼吸衰竭稳定期经过戒烟、胸部物理疗法和药物治疗后稳定状态的 COPD 患者，休息状态下存在动脉低氧血症，即呼吸室内空气时，其动脉血氧分压（PaO_2）< 7.3kPa（55mmHg）或动脉血氧饱和度（SaO_2）< 88%，这是长期氧疗最主要的适应证；② COPD 患者其 PaO_2 为 7.3～8.0kPa（55～60mmHg）或 SaO_2 为 88%，伴有继发性红细胞增多症（血细胞比容 > 0.55）、肺源性心脏病心力衰竭的临床表现及肺动脉高压，也应进行长期氧疗。家庭氧疗每天要超过 15 小时，SaO_2 达 88% ～ 92%。

（五）机械通气治疗

机械通气的目的在于：①改善气体交换，提高氧合，纠正组织缺氧，纠正酸中毒，保护人体重要器官功能免受损害；②辅助或代替患者呼吸做功，缓解患者呼吸肌疲劳；③气管插管或气管切开的患者可利用良好的湿化功能，防止痰液干结，便于分泌物的引流，加强廓清，保持呼吸道通畅。老年人机械通气治疗的目的与年轻人并无差别，只是老年患者大多存在营养不良、呼吸肌疲劳、咳嗽反射差、咳嗽少而无力、电解质紊乱等状况，发生呼吸衰竭时机械通气治疗要比年轻人高得多。

1. 无创正压通气（NPPV）

随着医师临床经验的积累及机械通气技术的进步，无创通气近年来越来越多得到专家的认可，它不需要气管插管或气管切开，老年患者本人及其家属容易接受该治疗方法，可以避免建立人工气道的各种并发症；患者仍可以吃饭和讲话。因此，对于有自主呼吸、神志清楚、治疗合作、血流动力学稳定、没有误吸风险及气道分泌物过多且排痰困难、无消化道大出血等的老年呼吸衰竭患者，首选无创机械通气治疗。

NPPV 主要适合于轻中度呼吸衰竭的患者。在急性呼吸衰竭中，其参考的应用指征如下。①疾病诊断和病情的可逆性评价适合使用 NPPV。②有需要辅助通气的指标：中至重度的呼吸困难，表现为呼吸急促（COPD 患者的呼吸频率＞ 24 次 / 分、充血性心力衰竭患者的呼吸频率＞ 30 次 / 分）；动用辅助呼吸肌或胸腹矛盾运动；血气异常［pH ＜ 7.35，$PaCO_2$ ＞ 45mmHg（1mmHg=0.133kPa），或氧合指数＜ 200mmHg（氧合指数：动脉血氧分压 / 吸入氧浓度）］。③排除有应用 NPPV 的禁忌证。老年人呼吸衰竭主要用于 COPD 稳定期伴有二氧化碳潴留的通气功能支持治疗；COPD 急性加重导致的呼吸衰竭早期；危重急性呼吸衰竭的快速救治；逐渐发展的急性呼吸衰竭；呼吸衰竭经有创机械通气治疗得到一定缓解，达到"肺部感染控制窗"时，脱机拔管后的序贯治疗。老年人往往因咳嗽反射差、咳嗽无力、气道保护及廓清能力不足等原因导致大量痰液阻塞呼吸道，呼吸驱动低下使用无创通气后会使患者呼吸节律不整，限制了无创通气的使用。

无创通气治疗通常会选用双水平气道正压通气（BIPAP），使用前先设定好通气参数，最初的高压水平设置为 6 ～ 8cmH₂O，低压水平为 4cmH₂O。患者对治疗的配合是 NPPV 治疗成功的关键，故 NPPV 治疗前要对患者进行教育，教育的内容包括：①讲述治疗的作用和目的（缓解症状、帮助康复）；②连接和拆除的方法；③讲解在治疗过程中可能出现的各种感觉，帮助患者正确区分和客观评价所出现的症状；④ NPPV 治理过程中可能出现的问题及相应措施，如鼻 / 面罩可能使面部有不适感，使用鼻罩时要闭口呼吸以及注意咳痰和减少漏气等；⑤指导患者有规律地放松呼吸，以便与呼吸机协调；⑥鼓励主动排痰和指导吐痰的方法；⑦嘱咐患者（或其家人）有不适时及时通知医务人员等。通过患者教育可以消除恐惧，争取配合，提高依从性。在紧急情况下（如咳嗽、咳痰或呕吐时）患者能够迅速拆除连接，提高安全性。选用合适的鼻罩、口鼻面罩或全面罩可以提高患者的舒适性，通常轻症患者可先试用鼻罩、鼻囊管或接口器；呼吸衰竭比较严重，尤其是有张口呼吸者，初始治疗时应选用口鼻面罩；老年或无牙患者口腔支撑能力较差，主张用面罩。

经过 20 ～ 30 分钟的治疗，患者适应后可逐渐增加吸气压力水平，直至达到辅助通气效果。当然，整个 NPPV 治疗过程还需要监测患者一些重要指标和参数的变化，根据患者病情的变化随时调整通气参数。需监测的指标或参数如下。①一般状况：神志、面部压迫程度、胃肠张力、自主排痰能力等；②循环指征：心率、血压等；③呼吸系统症状体征：呼吸困难程度、辅助呼吸肌活动、人机同步性、呼吸音、胸腹矛盾运动、经皮血氧饱和度等；④呼吸机参数：气道压力、潮气量、呼吸频率、吸气时间等；⑤血气分析。最终达到缓解气促、减慢呼吸频率、增加潮气量和改善动脉血气的目的。如果达不到以上目的，经 BIPAP 治疗后患者呼吸困难无改善，血气分析无好转甚至恶化，患者出现烦躁或肺性脑病加重，气道分泌物不能自主排出等提示无创通气治疗无效，需建立人工气道进行有创机械通气。

2. 有创正压通气

老年呼吸衰竭患者有机械通气的适应证，但存在 NPPV 的禁忌证或经 NPPV 治疗后失败应尽早进行气管插管有创正压通气治疗。随着人体的老化，同其他系统一样，老年人呼吸系统有其特有的生理特征，在机械通气模式的选择及呼吸机参数的调整方面要充分考虑老年人呼吸系统的生理特征。

（1）通气模式：为了减少老年人机械通气时间、降低并发症、减少呼吸机依赖，考虑老年人气道阻力和闭合气量增加等原因，机械通气过程中尽量减少镇静剂及肌松剂的使用，保持患者自主呼吸。通气模式可选用同步间歇指令通气（SIMV）、压力支持通气（PSV）、BiPAP、容量保证压力支持通气（VAPSV）、容量支持通气（VSV）等模式。

（2）潮气量：老年人肺顺应性降低，气道阻力增加，且常合并心血管疾病，为了减少气压伤，降低机械通气对心血管系统的影响，采取低潮气量的通气模式，即潮气量 5 ～ 8mL/kg。在压力控制通气模式时，潮气量主要由预设的压力、吸气时间、呼吸系统阻力及顺应性决定。一般避免气道平台压超过 30 ～ 35cmH$_2$O 为宜。

（3）呼气末正压（PEEP）：PEEP 可起到保持肺泡开放、使萎陷的肺泡复张、减少呼吸时肺泡的反复开放和关闭而引起的牵拉伤、增加平均气道压、改善氧合等作用，但它同时会影响回心血量及左心室后负荷，克服内源性 PEEP（PEEPi）引起的呼吸功增加。合理适当的 PEEP 既可以发挥其治疗作用，又可以减少不良反应的发生，老年人常因各种疾病存在 PEEPi，外源性 PEEP 的设定水平为 PEEPi 的 80%。P—V 曲线也可以作为设定 PEEP 的参考，PEEP 的下限通常在 P—V 曲线的低拐点（LIP）或 LIP 之上 2cmH$_2$O。以不增加总 PEEP 为原则。

（4）撤机时机：撤机时机的掌握是临床上的难题，特别是对于老年患者，过早撤离呼吸机可增加再插管率和病死率；延迟撤机将增加机械通气的并发症，增加老年人长期机械通气的概率。一般情况下，当导致呼吸衰竭的病因好转后，应尽快开始撤机。撤机前应评估导致机械通气的病因好转或去除、氧合指标是否明显好转、血流动力学是否稳定及有无自主呼吸的能力等。这些参考指标大多数来源于年轻患者，是否适合老年人值得探讨。对于老年人撤机时机的选择，临床经验非常重要，对患者临床指标的综合判断及病情的细心观察也必不可少。机械通气时间短的老年人病情好转后可直接停机观察。有创正压通气撤离后序贯进行 NPPV 可明显增加撤机患者的比例。

3. 无创与有创正压通气相结合

机械通气可采用无创通气和有创通气相结合的方式进行，两者的互补和配合应用可最大限度地提高机械通气的效果并减少其不良反应。一方面，呼吸衰竭早期使用无创正压通气可减少患者行有创正压通气的比例；另一方面，有创正压通气撤离后进行无创通气可大大降低患者再插管的比例，增加撤机的成功率。

六、预后

虽然有调查发现年龄与 ICU 的病死率有一定影响，但年龄并非呼吸衰竭患者病死率的独立危险因素。原发病情的严重程度和起病时已经存在的合并症往往对预后的影响更大。临床医师往往主观认为，老年患者即使抢救成功后其生活质量也极差。而研究证实，在 ICU 出院后的不同年龄组的患者中，对生活质量的影响并没有差别。因此，对于老年患者，仅从年龄角度决定是否进一步积极治疗是不恰当的。应从多方面因素考虑，如结合患者本身的病情和患者及其家属的意愿等，最终确定最佳的治疗方案。

（陈　果　夏玉兰）

参考文献

［1］陈军，彭亚，毛锦娟，等. 慢性阻塞性肺疾病患者继发呼吸衰竭的危险因素的系统评价 [J]. 华西医学，2021，36（11）：1563-1569.

［2］孙金英，刘睿超，王潇，等. 经鼻高流量氧疗治疗急性呼吸衰竭的研究进展 [J]. 医学综述，2021，27（6）：1151-1156.

［3］王健，马新华，李莉，等. 经鼻高流量氧疗治疗 I 型呼吸衰竭的疗效分析 [J]. 中国现代医学杂志，2018，28（14）：65-70.

［4］季华庆，石建国. 国内重症监护病房应用无创呼吸机治疗急性心力衰竭合并呼吸衰竭疗效的 Meta 分析 [J]. 中国现代医学杂志，2016，26（7）：33-39.

［5］秦北宁，宋永辉，刘新颖，等. 慢性阻塞性肺疾病患者呼吸衰竭有创机械通气治疗研究 [J]. 中华医院感染学杂志，2015，25（4）：849-850.

［6］何山，蔡萍. BiPAP 无创呼吸机辅助通气治疗 COPD 急性加重期合并呼吸衰竭患者的护理观察 [J]. 护士进修杂志，2014，29（21）：1979-1981.

［7］Truyers C, Buntinx F, De Lepeleire J, et al. Incident somatic comorbidity after psychosis: results from a retrospective cohort studybased on Flemish general practice data[J]. BMC Fam Pract, 2011, 12: 132.

［8］Schultz N A, Johansen J S. YKL-40-A protein in the field of translational medicine: a role as a biomarker in cancer patients[J]. Cancers(Basel), 2010, 2(3): 1453-1491.